Maren Schauerte

Schluss mit dem Schimmel

MAREN
SCHAUERTE

SCHLUSS MIT DEM SCHIMMEL

Alles über die
versteckte Gefahr
und wie wir
gesünder wohnen

LÜBBE

MIX
Papier aus verantwortungsvollen Quellen
FSC® C019821
FSC
www.fsc.org

Dieser Titel ist auch als E-Book erschienen

Originalausgabe

Textredaktion: Swantje Steinbrink
Grafiken Innenteil: Maren Schauerte, Mira Schmidt
Fotos Innenteil S. 139, Bild Nr. 1, 3-6: Dr. Lorenz Institut für Innenraumdiagnostik, Bild Nr. 2: Maren Schauerte
Umschlaggestaltung: ZERO Werbeagentur, München
unter Verwendung von Illustrationen von Maren Schauerte
Satz: hanseatenSatz-bremen, Bremen
Gesetzt aus der Adobe Caslon Pro
Druck und Einband: C. H. Beck, Nördlingen

Printed in Germany
ISBN 978-3-431-04134-7

5 4 3 2 1

Sie finden uns im Internet unter: www.luebbe.de
Bitte beachten Sie auch: www.lesejury.de

Wenn in diesem Buch mehrheitlich die maskuline Form verwendet wird, so nur um der besseren Lesbarkeit willen. Ist von Bewohnern, Experten, Patienten etc. die Rede, sind damit natürlich immer auch Bewohnerinnen, Expertinnen und Patientinnen gemeint, sofern nichts anderes aus dem Kontext hervorgeht.

Inhalt

»Schimmel, Arsch und Zwirn!«

Ein Buch über *Schimmel*? Wer interessiert sich denn für so ekligen Kram? Außerdem denken die allermeisten doch eh: »Wir haben keinen Schimmel zu Hause, bei uns ist es schließlich sauber!« Darum wurde ich als Autorin eines solchen »Schmuddelbuches« nicht selten gefragt, ob ich einen Lattenschuss hätte. Aber mitnichten. Ich habe schlicht und ergreifend die Faxen dicke! Warum? Ich erklär's Ihnen gerne:

Mit schöner Regelmäßigkeit nistete sich Schimmel in meinem Leben ein und machte mir eine Menge Ärger. Zugegeben, so viel Pech wie ich Schimmelseuchenvogel haben nur wenige Menschen. Andererseits wissen sehr viele Menschen gar nicht, dass sie mit Schimmel in einer Wohngemeinschaft leben. Und so gibt es leider unzählige – wirklich sehr saubere – Haushalte mit eklatanten (versteckten!) Schimmelproblemen und gänzlich ahnungslosen Bewohnern.

Mein persönliches Drama in viel zu vielen Akten begann mit einer vermeintlich harmlosen Unglücksserie (erster Akt): Leitungswasserschaden, defekter Kaminanschluss auf dem Dach, vom Sturm abgerissenes Zinkblech an der Dachgaube – natürlich inklusive extremer Durchfeuchtung der Bausubstanz und Schimmelbefall. Doch dass eine durchfeuchtete Baukonstruktion zum Paradies für versteckten Schimmel wird, wenn man nicht schnell und umfassend saniert, war mir damals noch nicht klar. Meine Gesundheit wurde zwar immer schlechter, auf versteckten Schimmel als Übeltäter kam ich allerdings nicht.

Zweiter Akt: Nach meinem Umzug in eine neue Stadt geriet ich an eine Wohnung mit verborgenem Alt-Befall in der Fußbodenkonstruktion. Entdeckt wurde das bauliche Dilemma erst nach einem wütenden Sturmtief, welches das halbe Ruhrgebiet unter Wasser setzte und auch dieses unzureichend abgedichtete

Haus erneut flutete. Wegen massiver Wasserschäden und der monatelangen Sanierung musste ich abermals umziehen.

Dritter Akt: In meiner neuen Mietwohnung wurde nach ein paar Wochen ein Dachfenster ausgetauscht, wobei der Handwerker ein fatales Loch im Dach hinterließ. Sie ahnen es schon: wieder ein Starkregen. Wieder ein Schaden. Lediglich die sichtbar durchfeuchtete Wand wurde neu tapeziert, auf eine notwendige umfangreiche Sanierung der durchnässten Bausubstanz wurde jedoch verzichtet, so dass perfekte Bedingungen für ein Schimmel-Eldorado zurückblieben. Ich blieb nicht. Denn mittlerweile wusste ich Bescheid über die versteckte Gefahr für meine Gesundheit: Auszug!

Vierter Akt: Die nächste Schimmel-Attacke erwischte mich zur Abwechslung auf der Arbeit. Nach einem Leitungsschaden gab es in dem Gebäude eine offensichtlich durchnässte Innenwand, mein inzwischen stark sensibilisierter Körper signalisierte allerdings für fast das gesamte Gebäude überdeutlich: Schimmelalarm! Können die Biester sich wirklich versteckt halten, ganz ohne erkennbaren Feuchtigkeitsschaden? Sie können! Bedauerlicherweise wurde die Sache erst viele Monate später untersucht und der miese Übeltäter endlich entdeckt: Auf fast allen Etagen war die Raumluftkonzentration eines der gefährlichsten Schimmelpilze extrem hoch. Indem dieser Bösewicht seine Stoffwechselprodukte in die Raumluft abgab, zeigte er uns Mitarbeitern jeden Tag den Stinkefinger. Plötzlich galt das Gebäude als hochkontaminierte Zone: Zugang nur mit Atemschutz und Schutzanzügen erlaubt. Und ich erhielt aufgrund meiner gesundheitlichen Beschwerden striktes »Hausverbot«.

Fünfter Akt: Sturm Ela zog über Nordrhein-Westfalen hinweg, machte nicht nur zahlreiche Bäume im Rheinland platt, sondern offenbarte auch die baulichen Mängel meiner aktuellen Mietwohnung. Ein immer stärker werdender moderiger

Geruch und meine sich wieder mal verschlechternde Gesundheit ließen sämtliche Alarmlampen bei mir leuchten. Immer der Nase nach gehend fand ich irgendwann den gut versteckten Schimmel – verursacht durch die starke Durchfeuchtung der Bausubstanz. Als statt der erforderlichen Sanierung seitens des Vermieters nur die »Das-trocknet-von-selbst«-Taktik ausgerufen wurde, ergriff ich im Hinblick auf meine malträtierte Gesundheit kurzerhand die Flucht.

Sechster Akt: In der leider viel zu fix ausgesuchten neuen Mietwohnung war der Schimmel jedoch abermals vor mir am Start. Mein Problem: bei der Besichtigung optisch alles tipptopp, keine allergischen Reaktionen. Daumen hoch? Von wegen! Schon kurz nach Einzug ging es meinem Körper beschissen, und als mir einige Zeit später ein leichter Schimmelgeruch in die Nase stieg, fiel der Groschen. Was aber war als Schimmelursache naheliegend? Restbaufeuchte. Und tatsächlich: Hinter den Fußleisten streckte mir der Schimmel mal wieder frech die Zunge raus. Jetzt war glasklar, dass es so nicht weitergehen konnte und ich bei der Wohnungssuche Experten-Hilfe brauchte. Dieser Experte hatte eine trainierte Supernase und war von dem Mist, der mir den Boden unter den Füßen wegzog, total zu begeistern: versteckter Schimmel! Mein neuer Freund war ein Schimmelspürhund, der mir ab sofort bei der Suche nach einer Wohnung half. Ich besichtigte eine Menge Objekte, häufte nebenbei immer mehr Wissen über versteckte Schäden an und musste feststellen, dass die meisten Buden so schadhaft waren, dass ich mir eine Spürhundbegehung sparen konnte. Leider musste ich aber auch bei den untersuchten Wohnungen zunehmend zerknirscht mit ansehen, wie sich mein vierbeiniger Kumpel höllisch über perfekt versteckten Schimmel freute. Als die erschreckend aufwendige Wohnungssuche endlich ein gutes Ende gefunden hatte, war ich natürlich erleichtert, aber auch total baff. Zum einen über die unfassbare Fülle möglicher

Ursachen für versteckten Schimmelbefall in Innenräumen, zum anderen über das Ausmaß der Misere.

Da sich Schimmel schicksalhaft in meinem Leben festgetackert zu haben schien, war mein Kampfgeist geweckt. Dieser unverfrorenen Mikroorganismen-Bande würde ich es zeigen! Ich hatte begriffen, dass offenbar zu wenig Menschen einen Schimmer von Schimmel haben, weshalb viele Schäden nicht fachgerecht saniert werden. Doch das Schlimmste: Die meisten unsichtbaren Schimmelschäden bleiben nun mal unentdeckt – und so leben in viel zu vielen Häusern hinter den Kulissen ungebetene mikrobielle Gäste in gesundheitlich bedenklicher Truppenstärke.

Warum ist das so? Was lässt sich dagegen tun? Wie können wir vorbeugen? Und wie gefährlich ist Schimmel überhaupt? In diesem Buch beantworte ich alle wichtigen Fragen rund um das Schimmelgewimmel, skizziere wissenswerte Grundlagen und gebe Ihnen Rüstzeug gegen die Invasion in unseren eigenen vier Wänden an die Hand. Denn es ist an der Zeit, dass wir Menschen den mikrobiellen Stinkstiefeln endlich striktes Hausverbot erteilen.

1

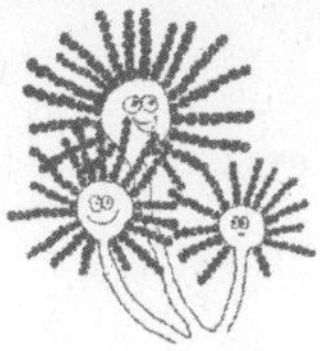

Wenn man durchs Mikroskop guckt ... Im Reich der Mikroorganismen

Hallöchen, wir sind's, eure mickrigen Mitbewohner!

Landauf, landab gibt es Aufklärungsbedarf, so viel steht fest. Den Begriff »Schimmel« kennt vermutlich jeder, doch was genau verbirgt sich dahinter? So manches, wie wir noch sehen werden. Die imponierendste Version von Schimmel ist vermutlich das weiße Pferd. Genaugenommen handelt es sich dabei um ein Pferd mit irgendeiner Grundfarbe, das mit der Zeit ausschimmelt. Keine Sorge, das bedeutet nicht, dass das Pferd bei lebendigem Leib verrottet, sondern dass es beginnt, weiße – oder eher farblose – Haare auszubilden. Moment mal, das mit den weißen Haaren kennen wir doch von ... Genau! ... uns Menschen. Nennen wir weißhaarige Senioren also fortan auch Schimmel? Oder teilen wir unseren Mitmenschen mit ersten sichtbaren weißen Haaren höflich mit, dass sie anfangen auszuschimmeln? Mal abgesehen davon, dass die Farbveränderung der Haare bei Mensch und Pferd nicht vergleichbar ist, wäre das wohl ein echter Eklat, denn das Wort Schimmel ist in unserer Gesellschaft ziemlich negativ belegt. Die meisten denken dabei nämlich nicht an das edle Tier auf der Weide, sondern an die eklige Sauerei an der Wand. Schließlich ist Schimmel auch die unerwünschte Schweinebacke in der Raumecke, der Horror jedes Hausbewohners und in vielen Köpfen als hygienische Vollkatastrophe verankert. Das Pferd ist da entspannter. Es fühlt sich pudelwohl, wenn es ausschaut wie eine mit Schimmel gesprenkelte, ehemals weiße Wand und sprachlich mit dem fiesen Flaum auf Lebensmitteln verglichen wird.

Aber was ist das denn nun genau, dieses Zeug, das uns so anwidert?

Nun ja, meist tummeln sich faserige Schimmelpilze, schleimige Bakterien sowie mitunter noch weitere unliebsame, winzige Organismen wie Protozoen und Hefepilze in einem »Schimmelschaden«. Deshalb spricht man in Fachkreisen eher von »mikrobiellem Schaden«, wenn sich ein derartiges Schlamassel in Innenräumen offenbart. Ganz pragmatisch regelt das der neue »Schimmelleitfaden« des Umweltbundesamtes, der ein solches Katastrophen-Konglomerat schlichtweg unter »Schimmel« zusammenfasst und damit einen Befall aus einem individuell zusammengesetzten Mix unterschiedlichster Mikroorganismus-Kollegen meint.

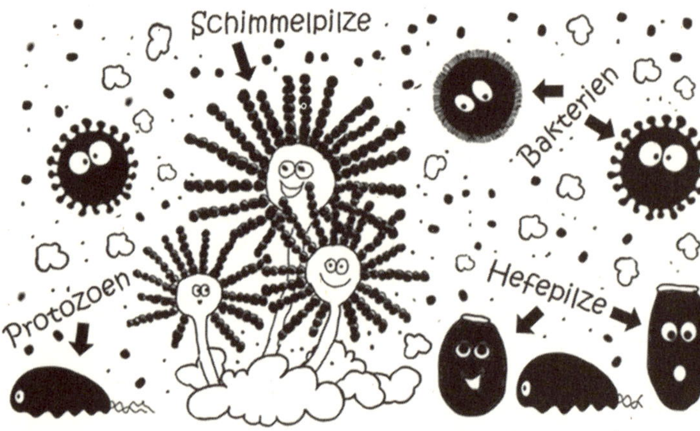

Mikroorganismen in Schimmelbefall

Eine äußerst bunte Mischung aus Schimmelpilzen, Bakterien und Co. in der Hütte zu haben ist natürlich nicht jedermanns Sache. Zwar gibt es zweifellos hartgesottene Charaktere, die sogar dem sichtbaren, raumgreifenden Schimmelbefall großzügig eine Daueraufenthaltsgenehmigung in ihren vier Wänden erteilen. Doch in den meisten Fällen löst schon der Gedanke an eine WG mit Schimmel latentes Unwohlsein bei uns aus. Erfahrungsgemäß wehren sich viele Menschen deshalb hartnäckig gegen die Vorstellung, dass sie mit (verstecktem) Schimmel zusammen unter einem Dach wohnen könnten. Als Schimmelpilz-Allergikerin kenne ich folgende Situation nur zu gut: Ich marschiere ahnungslos in ein schmuckes Gebäude, mein Organismus reagiert »verschnupft« auf anwesende Mikroorganismen, und wenn ich den Bewohnern dann reinen Wein einschenke, ernte ich einen Tornado der verbalen Empörungen und tötenden Blicke. Andere Allergiker haben es da einfacher, sie sagen beispielsweise locker-flockig: »Ich reagiere allergisch auf eure Katze.« Easy. Läuft. Nicht nur die Nase, auch der Abend mit den Gastgebern. Aber Schimmel? Hallo? So etwas Igitt-bäh-fürchterlich-Fieses hat doch niemand in seinen vier Wänden. Gott bewahre! Wir sind doch alle höchst saubere Leute … Na gut, ein paar Pechvögel haben einen Wasserschaden in der Bude. Aber sonst ist doch wohl alles super in unseren Häusern und Wohnungen!

Von wegen. Experten schätzen, dass es sich bei etwa 80 % aller Schadensfälle um versteckte Schimmelschäden handelt.

Versteckter Schimmel bezeichnet eine sogenannte mikrobielle Innenraumquelle, die wir nicht sehen können, weil der Schimmel sich in, hinter oder unter Bauteilen versteckt hält und oft nicht mal zu riechen ist. Versteckter Schimmel kann beispielsweise unter dem Estrich, hinter Wandverkleidungen, in Leichtbauwänden oder an vielen anderen nicht einsehbaren Stellen sitzen und trotzdem erhebliche Mengen an unangenehmen Substanzen in die Raumluft abgeben.

Außerdem wird Schimmel in der Bude fälschlicherweise noch viel zu häufig dem häuslichen Hygienebeauftragten als Versagen unter die Nase gerieben. Folglich treibt es vielen Betroffenen den Blutdruck gehörig in die Höhe und die Schamesröte ins Gesicht, wenn nur der leise Verdacht aufkommt, sie könnten mit (versteckten) Schimmel zusammenleben. Doch oft liegen die Ursachen ganz woanders, wie wir noch sehen werden.

Pilz ist nicht gleich Pilz

Zurück ins Schimmelgetümmel. Die dort mitmischende Schimmelpilz-Mannschaft galt lange als eine Art Indikatorfraktion für mikrobielle Schäden in Innenräumen; entsprechend gut erforscht sind etliche daran oft beteiligte Schimmelpilze. Das Verhalten der ebenfalls oftmals zahlreich mitmischenden Bakterien ist hingegen bislang leider weniger gut ergründet. Drum richten auch wir unser Hauptaugenmerk auf die faszinierenden Schimmelpilze.

Dass wir Menschen annehmen, wir könnten Schimmelpilze als Hausgenossen stets bestens erkennen, hat vermutlich auch mit dem Vokabular zu tun. Unsere schöne, detailreiche, ausdrucksstarke Sprache spart möglicherweise hier am falschen Ende und nimmt uns damit gehörig auf den Arm. Pilze sind mal groß, knallrot, getupft, manchmal klein, braun mit schrumpeliger Haut, andere wiederum sehen aus wie ein schicker, watteartiger Wandteppich. Immer stehen sie frech und keck in der Gegend oder lungern lässig auf Wänden und Obst herum, stets proper, bestens genährt und am nächsten Tag gefühlt doppelt so groß wie vorher. Fliegenpilze, Steinpilze, Hefepilze, Schimmelpilze – gut oder schlecht, giftig oder Delikatesse, stehend oder hängend, Freund oder Feind – unsere so famose Sprache juckt das nicht. Daher haben wir naturgemäß Schwierigkeiten, sie uns im Gegensatz zu den imposanten hütchenartigen Großpilzen als Superwinzlinge vorzustellen, die ohne Hilfsmittel im Grunde gar nicht erkennbar sind. Diese Großpilze werden auch Makromyzeten genannt: makroskopisch, also auch für Tante Erna ohne Lupe erkennbar und für gewöhnlich draußen zu Hause. Genaugenommen sind es nur die Fruchtkörper dieser Pilze, die wir entweder in ihrer Prächtigkeit bewundern, pflücken und futtern oder herzlos mit dem Rasenmäher umnieten. Die Haupt-Biomasse eines Großpilzes nehmen wir meist gar nicht wahr, weil sie im feuchten Erdboden lebt. Wir wundern uns nur, dass die doofen Pilze auf unserem mühsam gemähten Rasen immer wiederkommen. Dass Pilze in der Regel weiterwachsen, wenn man ihre Biomasse am Leben lässt, können wir uns auch im Hinblick auf die Schimmelpilze direkt mal hinter die Ohren schreiben.

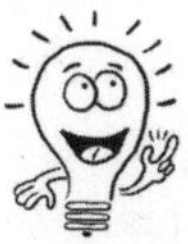

Pilze wachsen unter gleichbleibenden Bedingungen weiter, wenn man nicht ihre komplette Biomasse entfernt.

Unsere kleine Wohngemeinschaft

Doch jetzt sperren wir erst mal die Augen weit auf und wagen einen Blick durch das Mikroskop …

Willkommen in der Welt der Mikroorganismen! Denn Schimmelpilze sind im Gegensatz zu Makromyzeten mikroskopisch, also mit dem bloßen Auge nicht zu erkennen. Genau wie Bakterien und Viren bewegen sie sich aus menschlicher Sicht ein bisschen wie Zwerg Alberich mit seiner Tarnkappe durch die Weltgeschichte, ohne Hilfsmittel ist ihr faszinierender Kosmos für uns nicht zugänglich. Im Hinblick auf Viren und Bakterien sind wir uns wohl alle einig, dass noch niemand von uns sie je auf Türklinken, Lichtschaltern oder Wänden hat herumlungern sehen. Aber Schimmelpilze? »Na, was sehe ich denn, wenn ich bei Oma hinterm Kühlschrank den neuen grünen Flaum entdecke?« Was Sie da sehen, ist eine riesige Anhäufung von »Schimmelpilz-Zellen«, die man Kolonie nennt. Zweifellos leben wir alle in einer mehr oder weniger netten Wohngemeinschaft mit Schimmelpilzen und zahlreichen ulkigen Bakterien und Viren. Sie leben im Toilettenspülkasten, in den Wollmäusen hinterm Schrank oder im Abfluss. Allein die Anzahl der permanent in der Luft herumsegelnden Schimmelpilzsporen ist beachtlich. Mit jedem einzelnen Atemzug ziehen wir uns immer und überall eine Portion Schimmelpilzsporen rein. Sporen sind asexuelle Verbreitungsorgane und werden wie die Samen einer Pflanze ausgesendet. Die eingeatmete Dosis hängt dabei nicht nur von der Jahreszeit ab – im Sommer sind in der Außenluft natürlicherweise mehr Sporen unterwegs als im Winter –, sondern auch davon, ob man gerade in seiner Stadtwohnung auf dem Sofa liegt, das Blumenbeet umgräbt oder durchs Unterholz im Wald streift. Nicht-Allergiker mit einem gesunden Immunsystem haben mit all dem in der Regel kein Problem. Kein Problem ist für Gesunde übrigens auch, dass wir Menschen genau wie die Tiere ebenfalls als »Sporenträger« fungieren. Kommen wir zum Beispiel vom Waldspaziergang nach Hause, haften Schimmelpilzsporen an unseren Haaren und Klamotten. Etliche von ihnen kommen jedoch durchs offene Fenster in unsere Wohnung gesegelt. Ohne vorher zu fragen, ohne großes Hallo.

Mission Müllabfuhr

Permanent folgen die Schimmelpilze ihrer Mission, die »Verrottung« organischer Materie auf der ganzen Welt voranzutreiben. Und trotz unserer leistungsstarken Müllverbrennungsanlagen sollten wir ihnen dafür jeden Tag aufs Neue unendlich dankbar sein, denn sie arbeiten hart daran mit, den globalen Stoffkreislauf in Gang zu halten. Durch ihre Stoffwechselaktivität zersetzen sie Ausscheidungsprodukte von Lebewesen und abgestorbene organische Materie, sprich tote Biomasse, zu wertvollen neuen Rohstoffen. Das ist alles ganz prima. Weniger prima ist, dass die emsigen Winzlinge auch in unseren Wohnungen zur Tat schreiten, wenn wir nicht auf der Hut sind. Denn unsere schicken, aber mausetoten Häuser sind aus Sicht der frechen Mikroorganismen schlichtweg eine kuriose Ansammlung von abgestorbenem Müll. Und so zerstören sie unter passenden Randbedingungen völlig dreist und hoch motiviert, was ihrer Meinung nach keine Daseinsberechtigung mehr hat. Wegen ihrer Funktion im Biomassekreislauf, nämlich organische Materie abzubauen, nennt man diese Mikroorganismen auch Destruenten. Das klingt nicht sonderlich sympathisch, oder? Stimmt. Denn hier zeigt sich auch die unangenehme Seite dieser übereifrigen Kreislauf-Arbeiter: Sie sind gemeine Giftzwerge ohne jeglichen Respekt vor persönlichem Eigentum. Wenn wir nicht auf der Hut sind, machen sie sich einfach an der Substanz unseres Hauses zu schaffen.

Klein, bunt, emsig – Aussehen, Vermehrung und Geruch

Schimmelpilze führen Doppelnamen. Teil 1 bestimmt die Pilz*gattung* (z. B. Aspergillus), der 2. Teil die Pilz*art* (z. B. versicolor).

Expertenschätzungen zufolge gibt es weit über eine Million Schimmelpilzarten, von denen erst ein kleiner Teil wissenschaftlich erfasst ist und einen hübschen Namen erhalten hat. Wie der *Aspergillus versicolor*. Ein wahrer Künstlername – und dazu auch noch bildhübsch!

Im Grunde sind Schimmelpilze jedoch eher unscheinbare Kreaturen. Sie bestehen vor allem aus ultradünnen Pilzfäden, sogenannten Hyphen, die ein feinmaschiges und potenziell sehr weitreichendes fadenartiges Geflecht bilden. Dieses Geflecht heißt (Substrat-)Myzel (engl. Mycel) und breitet sich in den Nährboden aus. Der Pilz nimmt über dieses Myzel seine Nährstoffe sowie vorhandene Feuchtigkeit auf. Er futtert also Nährboden weg und baut eigene Zellmasse auf: Er wächst und gedeiht. Auch der natürliche (Wald-)Boden ist mit diesem mikrofeinen Pilzgeflecht durchzogen, denn dort gibt es Nahrung satt und verdammt viel zu tun für die winzigen Destruenten. Warum aber ist das Ganze für uns Menschen nicht zu erkennen? Abgesehen davon, dass es sich um Organismen von äußerst bescheidener »Körpergröße« und somit unvorstellbar mickrigem Hyphendurchmesser handelt, kommt das Myzel auch noch sehr fad daher: weißlich oder fast farblos.

Übrigens hat auch jeder typische Makromyzet (Großpilz) so ein feinmaschiges Fadengeflecht im Waldboden ausgebreitet, um darüber Nährstoffe und Wasser aufzunehmen. Das vermeintlich als Stand-alone-Schwammerl herumstehende, regenschirmartige Gebilde, das jedes Pilzsammler-Herz höherschlagen lässt, ist lediglich einer seiner Fruchtkörper. Das heißt: Genießer futtern mit Champignon, Pfifferling oder Steinpilz stets die Fortpflanzungsorgane der jeweiligen Pilze.

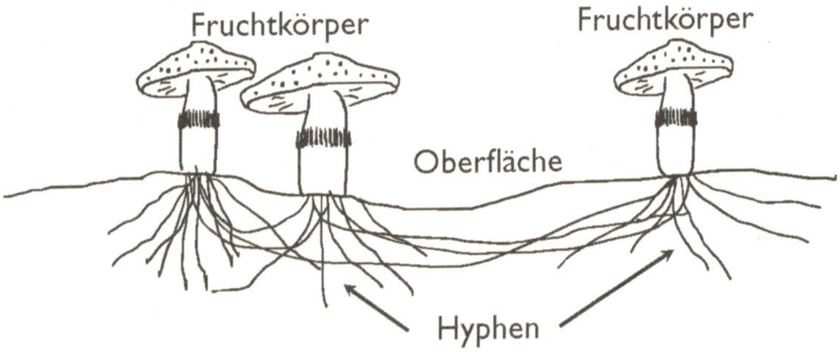

Geflecht und Fruchtkörper von Makromyzeten im Waldboden

Zurück zum Schimmelpilz: Er durchläuft grundsätzlich verschiedene Wachstumsphasen. Sobald die Spore, das Verbreitungsorgan des Schimmelpilzes, auf einer verheißungsvollen Oberfläche gelandet ist, kommt ihr Stoffwechsel ganz langsam in Gang. Irgendwann keimt die Spore aus, und ein unscheinbares Substratmyzel beginnt zu wachsen. Erst deutlich später bildet sich bei passenden Bedingungen ein Luftmyzel aus. Dabei handelt es sich um eine oberflächlich wachsende Biomasse, die auch die Fruchtkörper (Fruktifikationsorgane) des Pilzes enthält.

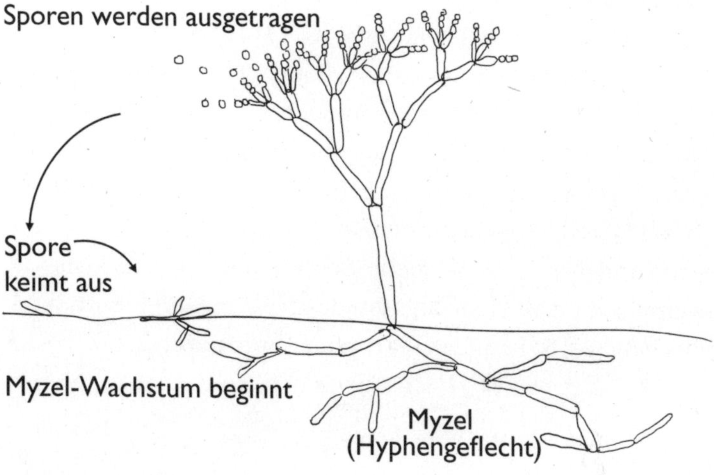

Entstehungsstadien eines Schimmelpilzes

Und jetzt kommt's: Fabrizieren Schimmelpilze ein Luftmyzel mit hoher Zelldichte und mit vielen Sporenträgern in unseren Behausungen, bricht bei uns Menschen häufig Panik aus. Was ist passiert? Ganz einfach: Plötzlich können wir unsere Mitbewohner sehen! Denn erst die oft farbigen Sporenträger mit ihren farbenfrohen Sporen geben dem plüschartigen »Schimmelrasen« oder »Schimmelteppich« auf dem befallenen Untergrund ein Gesicht. Freche Schimmelpilze sind also schon viel früher klammheimlich bei uns eingezogen. Auch manche Bakterien können sich eines Tages farblich vom Untergrund abheben und werden dann wenig begeistert von uns zur Kenntnis genommen. Bei einer Großinvasion von Mikroorganismen auf Wand, Silikonfuge oder Obst sehen wir ihre hübsch pigmentierten Bestandteile nur als flächige Ausdehnung, weil wir einen Befall erst ab einer bestimmten Zelldichte wahrnehmen – die einzelnen Komponenten der winzigen Unholde bleiben ohne Mikroskop schlichtweg unsichtbar.

Aber wie »groß« sind die Bestandteile im Schimmelgewimmel denn nun genau? Im Reich der Mikroorganismen ist die Größeneinheit bezeichnenderweise Mikrometer (µm), also 0,000001 Meter und das Mikroskop daher unser unabdingbares Arbeitsgerät. Besonders stattliche Schimmelpilz-Hyphen erreichen eine maximale Größe von 30 bis 40 µm, die meisten von ihnen bleiben aber unter 10 µm. Die mickrigen Sporen der kleinen Pilze haben sogar nur einen aerodynamischen Durchmesser von unter 5 µm. Verglichen mit Bakterien ist ihre Größe aber immer noch imposant, denn diese messen im Schnitt gerade einmal 1 µm.

Hartgesottene Stammhalter

Irgendwann ist selbstverständlich auch die beste Nahrungsquelle erschöpft, oder die äußeren Bedingungen sind so widrig geworden, dass den Schimmelpilz-Mitbewohnern das Ende droht. Obwohl sie lange Zeit ohne Nahrung überdauern und bei besser werdenden Bedingungen sogar theoretisch wieder auskeimen können, sorgen sie vor, indem sie jene hübsch eingefärbten Sporen als Verbreitungsorgane erzeugen. Sporen sind wahre Überlebenskünstler und Retter ihrer Art. Schimmelpilze können unzählige solcher Stammhalter produzieren und in die Welt aussenden. Die »Sporenproduktionsstätten« sind kleine

Stiele, die senkrecht aus dem Myzel herauswachsen. Manche Pilze bilden an den Enden lange Sporenketten, die anmuten wie zarte Perlen an einer Schnur. Dort sitzen massenweise Sporen, startklar zu ihrem Abflug. Andere Pilzarten wiederum lassen säulenartige Sporenträger wachsen, worin ihre Sporen, geballt wie Erbsen in der Hülse, ebenso startklar herumhocken. Und da die zierlichen Sporen unter dem Mikroskop unglaublich drollig und je nach Gattung ganz unterschiedlich ausschauen, haben einige geläufige Exemplare jeweils passende Kosenamen bekommen: Die Aspergillus-Truppe heißt Gießkannenschimmel, die Mucor-Arten nennt man umgangssprachlich Köpfchenschimmel, und die Penicillium-Vertreter Pinselschimmel.

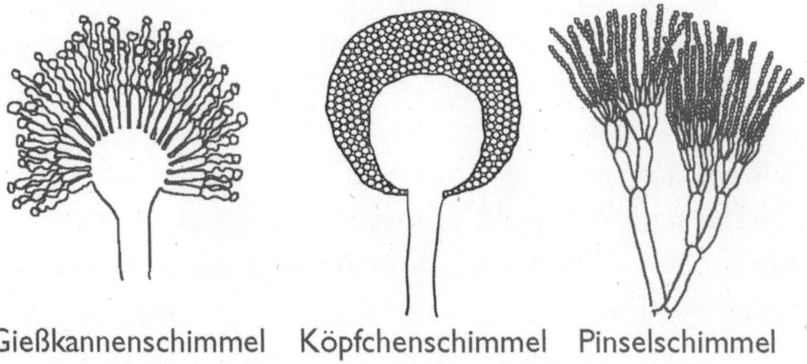

Beispiele für verschiedene Schimmelpilzgattungen

Für all diese lustigen Namen haben die jeweiligen Sporenträger mit ihrer signifikanten Geometrie im wahrsten Wortsinn den Kopf hinhalten müssen. Doch auch die fachliche Artenbestimmung läuft einzig und allein über das Aussehen der Fruktifikationsorgane, denn sie besitzen die artenspezifischen Charakteristika.

Kleine Segelflugmeister

Der Weg der Schimmelsporen beginnt ähnlich wie der von Pflanzensamen mit einem turbulenten Segelflug in die weite Welt. Sporen haben schließlich die Aufgabe auszuschwärmen, um für Verbreitung und Vermehrung zu sorgen. Diese Kollegen sind es, die unbekümmert durchs offene Fenster hereinschneien, im Gepäck ihre Mission: »Wir sind gekommen, um zu bleiben.« Landen sie an einem Ort mit widrigen Bedingungen, stagniert ihre Entwicklung im Sporenstadium, und aus ihrem Plan, eine neue Siedlung zu errichten, wird nichts. Unsere Buden sind folglich voll von zufällig hereingewehten Schimmelpilzsporen. Herrschen zum Auskeimen keine passenden Bedingungen, wischen oder saugen wir sie irgendwann weg, ohne dass wir von ihrer Existenz wussten. Entpuppen sich die Bedingungen allerdings als günstig, keimen die zähen Sporen aus. Hyphen bilden sich – und der Pilz wächst und gedeiht.

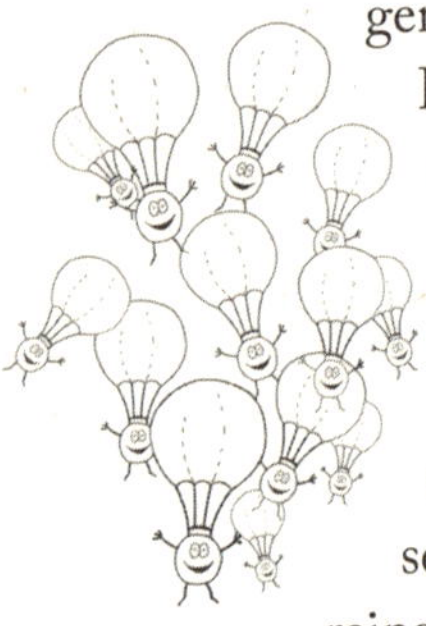

So unterschiedlich die Schimmelpilzarten, so unterschiedlich sind auch ihre Sporen und deren »Segelfähigkeiten«. Wer kennt nicht die im Sommer überall drollig herumsegelnden Pusteblumen-Samen mit ihren »Schirmchen«? Diese sind in Bezug auf die Segelfähigkeit beispielhaft, doch können sich auch viele Schimmelpilzsporen offenbar ziemlich gekonnt in der Luft halten. Bei guter Thermik können sie viele Kilometer zurücklegen, und einige Exemplare segeln sogar in mehreren Kilometern Höhe. Legenden zufolge sollen Schimmelpilzsporen sogar schon den Atlantik überquert haben. Nur wenige Arten wie z.B. der hochgefährliche *Stachybotrys chartarum* produzieren eher schlechte Segler.

Forschern der Miami-Universität in Oxford/Ohio ist es gelungen, einige Pilzarten beim Aussenden ihrer Sporen zu filmen. Rekordhalter in dieser Studie ist der *Podospora anserina*. Er katapultiert seine Sporen mit sagenhaften 25 Metern pro Sekunde (ca. 90 km/h) in die Welt, und sein Kollege *Pilobolus kleinii* schießt seine Sporen sogar bis zu 2,5 Meter weit in die Luft. Diese Pilze wachsen gerne auf Tierexkrementen. Nun, es gibt auch wahrlich bessere Startrampen für einen Segelflug als pappigen Kuhmist, da muss man sich als Pilz schon ein bisschen was einfallen lassen. Im Reich der Pilze scheinen diese »schießenden« Exemplare jedoch eher Exoten zu sein, denn vermutlich werden die meisten Sporen ganz schnöde über Windbewegungen in die Luft getragen.

Schimmelpilzsporen überleben in der Regel bis zu mehrere Monate. Bessern sich die vorgefundenen Bedingungen an ihrem Landeplatz oder treffen sie nach langem Segelflug doch noch auf fruchtbaren Boden, keimen sie eben erst dann aus. Experten vermuten, dass sich manche Sporen sogar jahrelang – gewissermaßen im Energiesparmodus – über Wasser halten können und am Ende tatsächlich noch keimfähig sind.

Ganz schön clever!

Pilze sind in der Lage – und darin ähneln sie abermals den Pflanzen –, Licht wahrzunehmen, und sie scheinen eine innere Uhr zu haben. Von diversen Schimmelpilzarten weiß man, dass sie mit verschiedenen Rezeptoren für die Wellenlängen der einzelnen Lichtfarben ausgestattet sind. Den Einfluss der unterschiedlichen Farbanteile des natürlichen Lichts auf den Stoffwechsel der Pilze konnten Wissenschaftler eindrucksvoll nachweisen. Licht ist zudem ein wichtiger Hinweisgeber in puncto Sporenproduktion, denn die cleveren Kerlchen registrieren anhand ihrer Lichtrezeptoren die Segelflugoptionen. So erzeugen sie im Allgemeinen nur Sporen, wenn diese auch weite Strecken überwinden können, was beispielsweise unter dem Estrich festhockend kaum gelingen wird. Schimmelpilze sporulieren in ihren dunklen Verstecken inmitten unserer Bausubstanz also je nach Grad der Finsternis kaum bis gar nicht, gedeihen aber dennoch oft bestens und geben als klassischer »unentdeckter Schimmelschaden« eventuell andere unschöne Substanzen an die Raumluft ab: gefährliche Giftstoffe, nervtötende Geruchsträger oder Zellbruchstücke.

Die Sporenbildung ist von etlichen Parametern abhängig und von Pilz zu Pilz unterschiedlich. Daher ist sie kein (!) verlässlicher Indikator für das Vorhandensein bzw. Nichtvorhandensein von Schimmelpilzen in Innenräumen. Dennoch muss die messbare Sporulation häufig als einziger Indikator für mikrobielle Innenraumquellen herhalten. Und so kommt es immer wieder zu fatalen Fehldiagnosen à la »schimmelfreie Zone«, obwohl eine versteckte Kolonie vorhanden ist, aber zum Untersuchungszeitpunkt eben gerade keine Sporen in der Raumluft nachweisbar waren.

Superbösewicht »Schwarzer Schimmel«?

Kehren wir noch einmal zu unserer hübschen *Aspergillus-versicolor*-Gang zurück. Wie der Name schon sagt, können die Versicolor-Strategen verschiedene Farben annehmen. Im Entstehungsstadium präsentieren sie sich gerne in Weiß, um schließlich gelb oder grün, orange, teilweise sogar pink oder gleich mehrfarbig zu werden. Viele andere Pilzarten zeigen sich allerdings nicht so bunt, sie kommen sogar meist schnöde monochrom daher. Unter den Gießkannen-Kollegen, also den anderen mittlerweile über 350 bekannten Aspergillus-Arten, gibt es beispielsweise schwarze, gräuliche, weiße, grüne, rote, gelbe oder braune.

Bei vielen Schimmelpilzarten ist die Farbe jedoch keinesfalls in Stein gemeißelt, sondern variiert je nach vorgefundenen Bedingungen und Entwicklungsstadium des Pilzes. Nun ist nicht jede Pilzart so ein Chamäleon wie die Vertreter der *Aspergillus-versicolor*-Gang; dennoch kann ein Pilz an der Wand hinter dem Kleiderschrank eine etwas andere Farbgebung haben als an der Wand hinter dem Kühlschrank und im Labor in der Petrischale wieder anders als in der Natur, weil die Parameter jeweils unterschiedlich sind. Wer also in seiner Wohnung Schimmelpilze bei der Arbeit antrifft und wissen will, mit welchen miesen Destruenten er es zu tun hat, sollte diese zur Artenbestimmung immer in ein fachkundiges Labor verfrachten und dort von echten Bescheidwissern unter dem Mikroskop inspizieren lassen.

Hier ist das Labor gefragt: Um welche Schimmelpilzarten es sich genau handelt, lässt sich nur anhand ihrer Fortpflanzungsorgane erkennen.

Die Farbgebung eines Pilzes ist übrigens auch ein vager Indikator für dessen Lichtempfindlichkeit. Insofern ist ein schwarzer Schimmelpilz nicht per se deutlich gefährlicher als weißer, grüner oder gelber, sondern einfach besonders cool, weil offenbar weniger lichtempfindlich als seine Kollegen. Er hat es nicht nötig, sich hinter Schränken, Fußleisten oder in der Dämmung der Zwischenwände zu verstecken, sondern posiert auch mal keck auf der freien Wandfläche. Schließlich ist er in der Lage, dunkle Farbpigmente (z. B. Melanin) in die Sporen einzulagern. Derart widerstandsfähig gegen UV-Strahlung können diese munter durch die lichtdurchflutete Traumwohnung und die Weltgeschichte segeln. Viele Pilze der kessen Sorte können auch ihr Luftmyzel, also den nicht im Substrat wachsenden Teil, mit Farbpigmenten anreichern. Danke, Jungs, denn das erhöht die Sichtbarkeit für uns Menschen bei größerer Flächenausdehnung noch einmal ungemein! Was die kleinen Schimmelpilze da mehr oder weniger gut in ihren Zellwänden anreichern können, wird übrigens auch in unserer Haut gebildet, wenn wir uns den schädlichen UV-Strahlen aussetzen. Melanin ist ein natürlicher (wenn auch nicht ausreichender) Lichtschutz, der uns unsere Sommerbräune beschert.

Apropos Mensch: Viele selbsternannte Schimmelexperten gehen mit der Botschaft hausieren, »Schwarzschimmel« sei der Worst Case. Das stimmt aber nur insofern, als der wirkliche Worst Case, das buchstäblich schwarze Schaf im Schimmelpilzreich gerne und häufig im dunkelgrauen oder schwarzen Gewand daherkommt: der *Stachybotrys chartarum*. Weniger gefährliche Arten können ebenso schwarzpigmentiert in Erscheinung treten wie dieser Superfiesling, während andere Bösewichter ihr wahres Gesicht hinter einer fröhlicheren Maske verbergen. Zu diesen oft unterschätzten Schweinebacken unter den Pilzen gehören – Überraschung – nicht nur einige bunte Aspergillus-Vertreter, sondern auch einige fiese Strategen der vielfältigen Penicillium-Truppe, ihres Zeichens sehr patente Giftproduzenten. So kommen viele jener Penicillium-Kameraden gerne im frühlingshaften Look daher: grün, gelb, grüngelb oder auch grünblau.

Was für ein Mief!

Da wir gerade dabei sind, die Schublade der Vorurteile in puncto Schimmel gehörig zu entrümpeln, dürfen wir natürlich den Geruch nicht außen vor lassen. Was antworten Sie auf die Frage, wie Schimmel riecht? Nach Keller? Nach Kartoffelkiste? Von wegen. Umgekehrt wird ein Schuh draus: Besiedelte Keller und Kartoffelkisten mit schimmeligen Erdäpfeln riechen schimmelig! Der muffig-moderige Geruch wird nämlich von den vorhandenen Mikroorganismen erzeugt, genaugenommen ist er eine Folge ihrer Stoffwechselaktivität. Denn Schimmelpilze wandeln ihre »Nahrung« biochemisch um und geben infolgedessen Metabolite (metabolis, griech.: der Umgewandelte), also Stoffwechselprodukte an ihre Umgebung ab. Und das stinkt (uns) mitunter richtig! Egal ob im feuchten Keller, in der Kartoffelkiste, aus der Hecke hinterm Haus oder in der guten Stube: Riecht es muffig-moderig, sind möglicherweise bestimmte Schimmelpilze in Aktion. Möglicherweise sind es aber auch spezielle Vertreter der Actinomyceten. In der großen Bagage dieser Bakterien-Vertreter gibt es einige sonderbare Mitglieder, die sich womöglich selbst für Schimmelpilze halten und sogar von Mikrobiologen lange für Pilze gehalten wurden. Etliche Arten dieser Bakterien kupfern nämlich das Aussehen und Verhalten von Schimmelpilzen ab (Myzelwachstum, Sporenbildung) und können sehr streng riechende Aerosole von sich geben. Wir Menschen assoziieren diese typischen Geruchsträger oftmals mit dem »Kartoffelkellergeruch«. Fakt ist jedoch, dass solche Actinomyceten gerne als Dauergäste in feuchten Kellern herumlungern und dort gehörig »duften«, während sie ackern – obwohl sie draußen viel besser aufgehoben wären, um ihrer Pflicht im Biomassekreislauf nachzukommen.

Kurzum: Feuchte Keller oder Kartoffeln mit kaum sichtbaren schimmeligen Stellen riechen nicht per se moderig-schimmelig. Vielmehr sind es die Schimmelpilze oder Bakterien, die dort gute Bedingungen vorgefunden, sich häuslich niedergelassen und ihren Stoffwechsel angeschmissen haben.

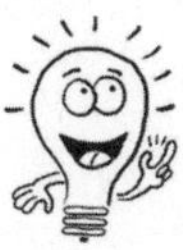

Riecht der feuchte Keller moderig, ist es nicht der Keller selbst – sondern die darin lebenden Mikroorganismen erzeugen den Mief.

Das, was wir als »Geruch« wahrnehmen, sind flüchtige Stoffwechselprodukte, genauer flüchtige organische Verbindungen namens MVOC (microbial volatile organic compounds). Die Bandbreite dieser chemischen Verbindungen ist groß, weshalb auf Mikroorganismen im Allgemeinen viel mehr unangenehme Gerüche zurückzuführen sind als bekannt. Nicht wenige riechen auch tatsächlich moderig oder erdig, andere wiederum eher süßlich, säuerlich-scharf, schwefelig oder kohlartig. Auch ein leichter Abwassergeruch in der Wohnung kann ein Alarmzeichen für die unerwünschte Anwesenheit spezieller Mikroorganismen sein.

Diese Mikroorganismen sind nun mal ein eigensinniges Völkchen. Deshalb sondern sie auch längst nicht immer und schon gar nicht kontinuierlich gleich hohe Mengen ihrer Geruchsstoffe ab. Manchmal ist der Odeur so intensiv, dass wir ihn unweigerlich riechen. Experten vermuten beispielsweise, dass diese Stinkstiefel so richtig Dampf ablassen, wenn die von ihnen besiedelte Wand abtrocknet und ihre Lebensbedingungen somit schlechter werden. Auch die jeweiligen Wachstumsbedingungen und sogar der Kohlendioxid- und Sauerstoffgehalt der Luft scheinen ihre unschönen Duftnoten zu beeinflussen. Zudem ist die MVOC-Produktion immer ein bisschen davon abhängig, was die mikrobiellen Arbeiter gerade so wegfuttern. Ein und dieselbe Pilzart kann in der Petrischale im Labor gezüchtet etwas anders riechen als bei uns im Schlafzimmer hinterm Kleiderschrank oder im Vorgarten. Wir Menschen riechen nach dem Verzehr von Knoblauch und Zwiebeln schließlich auch ein wenig »besonders«.

Einer olfaktorischen »Stille« ist im Zweifelsfall allerdings auch nicht wirklich zu trauen: Je nach Lebenszyklus und -bedingungen führen uns Schimmelpilze nämlich gehörig an der Nase herum. Mitunter produzieren sie so geringe Konzentrationen an Geruchsstoffen, dass wir sie nicht riechen können.

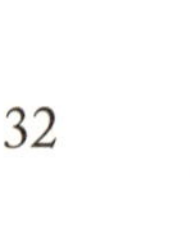

Vorsicht vor selbsternannten Schimmelexperten und Hobbybescheidwissern, die meinen, anhand des »Aussehens« die Gefährlichkeit eines Pilzbefalls abschätzen zu können. Auch jene Schlaumeier, die keinen schimmeltypischen Geruch im Raum feststellen und deshalb einen (versteckten) Befall ausschließen, haben in ihrem Expertenstatus – gelinde gesagt – noch gehörig Luft nach oben.

Harte Kerle – Speiseplan und Lebensbedingungen

Igittigitt, Schimmel: hinter dem Kühlschrank, in der Silikonfuge im Bad, auf den bunten Laubblättern im Herbstwald ... Lecker, Schimmel: Camembert, Roquefort, Salami ... Schimmelpilze schuften heutzutage nicht nur in ihrer ureigenen Mission, die Welt vor Unratbergen zu bewahren. Zur modernen »Nutztierhaltung«, sei es um die Lebensmittelindustrie mit Delikatessen zu versorgen oder als Antibiotikalieferant bei der Bekämpfung von Bakterien zu helfen, lässt sich jedoch nur ein sehr kleiner Teil herab. Der Großteil von ihnen legt einfach mit der Arbeit los, sobald die entsprechenden Rahmenbedingungen herrschen. Schimmelpilze wachsen saprotroph, das heißt, sie nutzen tote organische Substanzen als Nahrungsquelle und setzen diese nach und nach chemisch um. Wir kennen diesen Prozess als »Verrottung«. Nichts und niemand auf dieser Welt »verrottet« nach dem Tod von alleine, nee, diesen Job übernimmt die mikrobielle Destruenten-Armee. Für die winzigen Biokraftwerke ist tote Biomasse ein gefundenes Fressen; heimlich, still und leise bevölkern sie mit ihrem raumgreifenden Geflecht alles, was an »Leichen« herumliegt. Sie stürzen sich auf entwurzelte Pflanzen und zersetzen stinkenden Kot mit genauso viel Hingabe wie verblühte Blumen und Fallobst. So weit, so sinnvoll, denn ohne die Arbeit der Destruenten würde sich der ganze Plunder schließlich kilometerhoch auf unserer Erde türmen.

Die emsigen Winzlinge werden aber sehr schnell zum Spaßverderber. Dass sie nicht loslegen müssen, wenn unsere Studienunterlagen im Keller Feuchtigkeit abbekommen haben oder die Erdbeertorte für Sonntagnachmittag herumsteht, können wir ihnen nicht beibringen. Wir können brüllen: »Verzieht euch, die brauche ich noch!«, aber es ist hoffnungslos. Treffen die emsig umherfliegenden Sporen auf bestimmte Bedingungen, beginnt die Einsatzleuchte zu blinken – und dann gibt es kein Halten mehr. Schimmelpilze wie Bakterien sind ein Paradebeispiel für ubiquitäre (auf Deutsch: überall vorhandene) Kreaturen.

Eigentlich ist es ganz simpel, denn die kleinen Destruenten suchen nur eines: etwas Schmackhaftes und gleichzeitig gut Verdauliches zum Kaputtfuttern! Schimmelpilze sind wie wir mit Enzymen ausgestattet, die ihnen bei der Nahrungsaufspaltung helfen. Um welche Enzyme es sich dabei handelt, ist allerdings abhängig von der jeweiligen Art, sprich: Nicht jeder Schimmelpilz kann jedes Material zersetzen. So gibt es unter ihnen beispielsweise die Erdbeerspezialisten, die die darin enthaltene Fructose gut verwerten können. Für Studienunterlagen können sich aber durchaus einige Schimmelpilzarten begeistern. Denn für sie ist Zellulose, die ein gut gefüllter Aktenordner seitenweise enthält, exzellentes Futter. Ohnehin lieben die kleinen Halunken organische Materie. Klingt so, als könnten sie unseren Häusern damit nicht viel anhaben, oder? Doch leider werden wir da schnell eines Besseren belehrt. Prima Futter bieten zum Beispiel Tapeten, Gipskartonplatten und alle möglichen Holzwerkstoffe. Auch Dämmstoffe aus Pflanzenfasern, Leder und viele Textilien sind somit klassische Destruentennahrung. Aber wer hätte gedacht, dass auch eine Reihe für Mikroorganismen vermeintlich unappetitlicher Baustoffe wie Putze und Mörtel sowie allerlei Kleber, Lacke und Wandfarben schmackhafte Inhaltsstoffe enthalten? Unschöne schimmelige

Überraschungen kann es beispielsweise auch bei vermeintlich nicht verzehrbaren Kunststoffen oder Dämmmaterialien wie Polystyrol geben, wenn diese auf organischen Kohlenstoffverbindungen basierende Substanzen enthalten. Im Grunde reicht schon eine kleine Menge verwertbare Additive in Baustoffen aus, damit diese als Nährgrund für eine imposante mikrobielle Kolonie dienen können. Auch der übliche Hausstaub enthält genügend geeignete Kost, um potenzielles Schimmelwachstum zu ermöglichen. Und das Problem ist leider nicht auf die unliebsame »Gespensterkacke« begrenzt. Unsere Innenraumoberflächen sind nämlich – für uns Bewohner unsichtbar – mit einer feinen Staub- (und Fett-)Schicht überzogen: Je poriger die Oberfläche, desto besser für Staubablagerungen. Diese Beläge sind bei passenden Randbedingungen für Schimmelpilze prima, weshalb auch weitgehend anorganische Baustoffe wie Beton oder Mauerwerk unter Umständen einen beeindruckenden Schimmelflaum aufweisen können. Die mickrigen Schurken zeigen uns eben ständig, was eine Harke ist!

Wenn die Einsatzleuchte blinkt

Ausreichend Nahrung ist aber nicht alles, sonst wäre ja nahezu die ganze Welt verschimmelt. Es müssen auch akzeptable Rahmenbedingungen vorherrschen, damit die unbequemen Genossen überhaupt zur Tat schreiten.

Wer also keine Lust auf versteckte oder gut sichtbare Kolonien in seinen Räumlichkeiten hat, sollte deshalb wissen, wann genau die Einsatzleuchte bei ihnen angeht. So brauchen die Winzlinge beispielsweise ein kleines bisschen Sauerstoff. Und eine befriedigende Sauerstoff-Versorgung scheint tatsächlich in jeder kleinsten Ritze unserer Wohnung vorhanden zu sein – sowohl im Inneren der Leichtbauwand als auch in der Dämmung unter dem Estrich.

Wenn Sie nun meinen, den potenziellen Mitbewohnern mit sehr hohen oder sehr niedrigen Raumtemperaturen den Spaß verderben zu können, dann muss ich Sie abermals enttäuschen. Die meisten Arten verfügen über einen weit über die üblichen Innenraumtemperaturen hinausgehenden Toleranzbereich. Einige Arten kommen noch mit Temperaturen jenseits der 40 °C gut zurecht, andere Schimmelpilz-Exoten verkraften sogar den Permafrost in arktischen und antarktischen Gefilden. Dennoch ist die Temperatur für die Entwicklung einer Kolonie bedeutsam. So scheint zum Beispiel unser alter Freund *Aspergillus versicolor* bei ansonsten gleich guten Bedingungen bei Temperaturen um 25 °C viel schneller zu wachsen als bei für ihn unangenehmen 10 °C.

Nächster Versuch: Der pH-Wert. Treffer!? Damit haben Sie die erste kleine Stellschraube entdeckt. Viele Schimmelpilze bevorzugen einen leicht sauren bis neutralen pH-Bereich. Doch leider gilt bei Schimmelpilzen wie so oft: Jeder Jeck ist anders, so dass, wenn man richtig Pech hat, auch irgendein Pilz-Jeck am Start ist, den ein ziemlich saures Milieu von pH 3 oder ein alkalisches Milieu von pH 10 nicht abschreckt. Die Biester sind sogar pfiffig genug, um den pH-Wert ihres Substrats durch ihre eigenen Stoffwechselausscheidungen in gewissem Maße zu beeinflussen und uns damit im Grunde mal wieder den mikrobiellen Stinkefinger zu zeigen. Bakterien wirken in dieser Hinsicht noch zäher, denn sie weisen einen leicht ins Alkalische verschobenen pH-Behaglichkeitskorridor auf. Auf feucht gewordenen alkalischen Untergründen streichen sie also nicht so zahlreich die Segel wie viele ihrer Schimmelpilzkollegen. Doch – Ätsch! – irgendwo ist Schluss mit der Nur-die-Harten-kommen-in-den-Garten-Mentalität der Mikroorganismen: Eine extreme Alkalität ab ca. pH 12 scheint selbst die raren Spezialisten für alkalische Untergründe an ihre Belastbarkeitsgrenze zu bringen.

Aber was ist nun der entscheidende (Un-)Wohlfühlfaktor?

Ganz einfach: Feuchtigkeit. In dieser Hinsicht sind Schimmelpilze und Bakterien unisono echte Mimosen, denn sie brauchen einen ziemlich hohen Feuchtigkeitsgehalt, angegeben als *a_w-Wert* (*a*ctivity of *w*ater, daher Wasseraktivität genannt). Die Wasseraktivität, die ohne Maßeinheit angegeben wird, nimmt einen Wert zwischen 0 und 1 an. Dabei handelt es sich übrigens nicht um die Gesamtfeuchte des Materials, sondern um das für Mikroorganismen »frei verfügbare« Wasser – in Relation zum Gesamtwassergehalt im Substrat, der immer auch gebundenes Wasser einschließt.

Um wachsen zu können, benötigen viele Schimmelpilze a_w-Werte über 0,8. Alles, was darunter liegt, macht den meisten von ihnen zu sehr zu schaffen. Ja, Sie haben leider richtig gelesen: den *meisten* von ihnen. Denn es gibt mal wieder Arten, die bei besten Bedingungen auch mit deutlich geringeren a_w-Werten um 0,7 auf Materialien zurechtkommen. Doch glücklicherweise ist dieses Szenario in der Praxis eine absolute Ausnahme. Punkt für uns!

Interessant ist auch, dass zahlreiche bekannte Schimmelpilzarten für ihre verschiedenen Stoffwechselaktivitäten unterschiedlich viel frei verfügbares Wasser benötigen. Für die Sporenbildung ist bei vielen Vertretern der Schimmelpilz-Zunft ein höherer a_w-Wert vonnöten als zum Myzel-Wachstum. Jetzt werden einige von Ihnen denken: Was soll's! Aber Vorsicht. In der Konsequenz bedeutet das nämlich, dass der erforderliche a_w-Wert für die Bildung von farbenprächtigen Sporenträgern möglicherweise lange nicht erreicht wird und »nur« ein fades Myzel heranwächst. Damit haben die ungebetenen Gäste ihre Kolonie allerdings klammheimlich errichtet, denn dieses nahezu farblose Myzel ist für uns Menschen mit »unbewaffnetem« Auge nicht erkennbar. Solche Fremdansiedlungen in den eigenen vier Wänden bleiben deshalb häufig lange unbemerkt. Manchmal gilt dann: Dumm gelaufen! Schließlich können nicht nur die ausschwärmenden Sporen für beträchtlichen Ärger sorgen. Denn auch ihre Giftstoffe (Toxine), die vermutlich in erster Linie Fressfeinde abwehren sollen, können in die Luft getragen werden. Für deren Produktion benötigen manche Schimmelpilze geringere a_w-Werte als für die Sporulation.

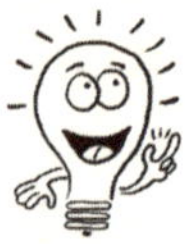

Ein hoher bis sehr hoher Feuchtigkeitsgrad liefert die wichtigste Rahmenbedingung für die Ansiedlung von Mikroorganismen – und damit für einen Schimmelbefall.

Schlachtfeld Schlafzimmerwand

Der Fachwelt dämmert's: Nachdem sie bis vor kurzem noch ziemlich stiefmütterlich behandelt wurden, rücken Bakterien als Akteure im Schimmelgewimmel allmählich in den wissenschaftlichen Fokus. Denn nicht nur Schimmelpilzen bieten durchfeuchtete Baumaterialen beste Arbeitsbedingungen. Auch Bakterien sind mit der Mission betraut, tote Materie abzubauen – und zweifellos ist die Bausubstanz, aus der unsere Häuser bestehen, als mausetote Materie zu bezeichnen.

Trotz dieser gemeinsamen Vorliebe sind Bakterien natürlich etwas anders gestrickt als ihre fadenartigen Mikro-Kameraden. Bekanntlich bevorzugen sie in der Regel höhere Feuchtigkeitsgrade, weshalb bei verheerenden Wasserschäden zufällig herangewehte Bakterien anfangs paradiesische Bedingungen vorfinden und natürlich massenhaft zur Arbeit ansetzen. Den meisten Schimmelpilzen ist der a_w-Wert von stark durchfeuchteten Bauteilen noch zu hoch. Erst wenn das Bauteil nach und nach abtrocknet, schreiten Schimmelpilze zur Tat, während besonders feuchtigkeitsliebende Bakterien schon wieder die Segel streichen. Das heißt, je nachdem, zu welchem Zeitpunkt nach Schadenseintritt man das Schlamassel auf einem Bauteil unter dem Mikroskop betrachtet, und je nachdem, für welche Mikroorganismen-Spezies die Bedingungen gut sind, kann man in Innenräumen sogar reine Bakterien-Besiedlungen ohne Schimmelpilzbeteiligung verzeichnen. Gelegentlich sind auch noch andere »biologische Einheiten« wie Protozonen und Hefepilze mit von der Partie. Für sie alle gilt: extrem nützlich im globalen Ökosystem, im Hinblick auf Schimmelschäden aber noch genau unters wissenschaftliche Mikroskop zu nehmen.

Die Schimmelpilz-Mannschaft ist jedoch bei nahezu allen mikrobiellen Schäden früher oder später beteiligt und setzt sich oft sehr erfolgreich gegen die anderen Kollegen durch. Aber sind sie eigentlich alle Kollegen? Nun ja, manche Mikroorganismen scheinen miteinander zu kommunizieren, Kampfallianzen zu bilden und so voneinander zu profitieren. De facto aber herrscht im Mikrokosmos vielmehr ein gewaltiges Hauen und Stechen um das reichhaltige Buffet! Nicht nur zwischen Bakterien und Pilzen, auch untereinander liefern sich die unterschiedlichsten Okkupanten einen unerbittlichen Kampf mit aus menschlicher Sicht höchst unsauberen Mitteln. Zumeist gewinnen die Arten, die mit den gegebenen Randbedingungen am besten fertigwerden. Das ist allerdings keine einmalige Schlacht mit einer heroischen Siegesarmee, sondern ein langer, erbarmungsloser Fight unter den Mikroben. Jedes Schimmelschaden-Konglomerat unterliegt einem ständigen Veränderungsprozess, was insbesondere ob der sich ändernden Feuchtigkeitsbedingungen gilt, beispielsweise bei abtrockenden Wasserschäden. Auf unserer befallenen Schlafzimmerwand herrscht quasi ein mikrobielles Kommen und Gehen, wobei das »Gehen« im Sinne von gefressen oder abgemurkst werden zu verstehen ist.

Jeder einzelne Schaden mit seinem ganz einzigartigen Mikroorganismen-Konglomerat liefert je nach Untersuchungszeitpunkt unterschiedliche Laborergebnisse hinsichtlich der gerade vorzufindenden Arten.

Mikroorganismen produzieren auf ihrer zerstörerischen Mission permanent primäre (Primärmetabolite) und unter bestimmten Umständen sekundäre Stoffwechselprodukte (Sekundärmetabolite). Vermutlich sind es sowohl die intensiven Kampfhandlungen als auch die sich stetig verändernden Lebensbedingungen auf dem Kriegsschauplatz, die viele beteiligte Mikroorganismen zu einer erhöhten Freisetzung von Sekundärmetaboliten anregen: Treten plötzlich übermächtige Kampftruppen auf den Plan, scheinen die unterlegenen Mikroben – sofern sie noch dazu in der Lage sind – regelrecht um sich zu schlagen, indem sie unschöne Substanzen ausscheiden. Was sollen sie auch sonst machen, die kleinen Giftspritzen? Schnellfeuerwaffen haben sie zur Bekämpfung der Konkurrenz ja nicht zur Verfügung, der Weg zum Überleben im Mikrokosmos geht nur über eigens produzierte biologische Kampfstoffe. Einige dieser Substanzen sind Toxine, die für manch andere Organismen tödlich sind. Viele Schimmelpilze produzieren Mykotoxine, einige Bakterienarten sogenannte Exotoxine, womit sie sich mitunter sehr erfolgreich gegen mikrobielle Konkurrenten zur Wehr setzen. Übrigens: Die vermutlich besser bekannten Endotoxine von Bakterien sind *keine* emittierten Sekundärmetabolite, sondern Bestandteile ihrer Zellen.

Diese molekularen Hinterlassenschaften der Pilze und Bakterien verbleiben Expertenstudien zufolge in unterschiedlichen Mengen inmitten der Biomasse lebendiger oder aufgrund zu wenig Feuchtigkeit in Trockenstarre verfallener oder bereits gänzlich zerfallener Mikroorganismen. Solange die Biomasse also nicht komplett entfernt wird, können sie noch in die

Raumluft getragen und von uns Bewohnern eingeatmet werden – selbst wenn ihre mikrobiellen Produzenten längst das Zeitliche gesegnet haben.

Bei jedem mikrobiellen Innenraumschaden baut sich auch ein einzigartiges Gemisch an molekularen Hinterlassenschaften (Sekundärmetaboliten) in der Biomasse auf. Ein unbestimmter Teil dieser Substanzen wird in die Raumluft ausgetragen – bis eine Schadenssanierung erfolgt.

Insbesondere diese von den Mikroben ausgepupsten »Luftschadstoffe« sollten wir uns also unter gesundheitlichen Aspekten mal genauer anschauen.

2

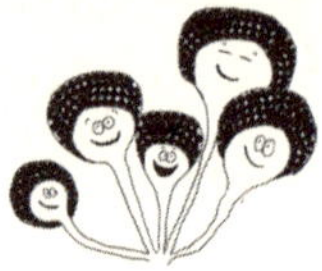

Wenn die Plagegeister krank machen ... Gesundheitsgefahren

Eine ganz reizende mikrobielle Gesellschaft

Sollten Sie die Vermutung haben, unter der »In dem Raum geht's mir schlecht«-Problematik zu leiden, dann willkommen im Club! Die Gesundheitsgefahren durch Schimmelschäden in Innenräumen sind allerdings ein sehr schwieriges und bedauerlicherweise noch nicht ausreichend erforschtes Feld. Einige Symptome gelten dennoch als typisch: Reizungen der Augen und Atemwege, laufende oder verstopfte Nase, chronischer Husten, hartnäckige oder immer wiederkehrende Infekte. Viele weitere Beschwerden wie Kopfschmerzen, starke Abgeschlagenheit, Hautirritationen, starkes nächtliches Schwitzen, rheumaähnliche Beschwerden sowie Magen-Darm-Probleme werden ebenfalls immer wieder mit einer Schimmelexposition in Verbindung gebracht. Ein wissenschaftlich wasserdichter Zusammenhang ist allerdings noch nicht herzustellen. Lassen sich Symptome entweder eindeutig bestimmten Innenräumen zuordnen oder drängt sich ein räumlicher wie zeitlicher Zusammenhang mit dem Aufenthalt in gewissen Räumlichkeiten auf, sprechen Ärzte oft erst mal von *Sick-Building-Syndrom (SBS)*. SBS ist keine medizinische Diagnose, weil die verschiedenen Anzeichen auf mehrere Krankheiten zutreffen und auf unterschiedliche Quellen im Gebäude zurückzuführen sein können. So kann zum Beispiel die bloße Abneigung gegen Klimaanlagen bei dauerhaftem Aufenthalt in klimatisierten Räumen zu

Befindlichkeitsstörungen führen und zählt daher genaugenommen auch zur SBS. Auch Lufttemperatur, vor allem aber Luftfeuchtigkeit und Luftgeschwindigkeit (bei Lüftungsanlagen) können das Wohlbefinden im Raum beeinflussen. Dazu gehört natürlich auch der klassische fiese Mief der Schimmelpilze, der bei versteckten Schimmelschäden schlimmstenfalls monatelang in der Luft hängt und uns Menschen gehörig auf die Nerven geht, ohne dass die Ursache gefunden wird. SBS beschreibt also im Grunde diffuse Beschwerden, die nicht präzise diagnostiziert werden können, oder gesundheitliche Phänomene, deren Ursache zunächst nur im Gebäude vermutet wird. Das kann dann in der Praxis von der kleinen Befindlichkeitsstörung bis zur echten (unentdeckten und daher nicht abgeklärten) Erkrankung alles sein.

Doch ein bisschen was wissen wir zumindest schon über die schlechten Seiten unserer ungeliebten Mitbewohner. So stellen Mikroorganismen und ihre zahlreichen Hinterlassenschaften für uns Wirbeltiere in mehrfacher Hinsicht ein potenzielles Gesundheitsrisiko dar: als Infektionserreger, als Giftstoffe, als Allergene und ganz allgemein als emsige Produzenten von Reizstoffen, die den menschlichen Organismus gehörig tyrannisieren können.

Pathogene Schurken

Wenn Mikroorganismen, die in der Lage sind, pathogen zu wirken, ihr Unwesen treiben, wird es für uns unter Umständen brenzlig. Pathogen (urspr. griechisch: *Pathos* – Leiden, Krankheit) bedeutet nämlich nichts anderes als potenziell krankmachend. Pathogene sind also Organismen, üblicherweise Mikroorganismen wie Pilze, Viren und Bakterien, die sich unter bestimmten Bedingungen in unserem Organismus ansiedeln und dort Krankheiten verursachen. Diese kleinen Biester brauchen einen »Wirt« – und bei *human*pathogenen Mikroorganismen sind das nun mal wir Menschen. Sie bedienen sich hemmungslos unseres Organismus, und ihre Mission ist wieder sehr simpel: Einzug halten, verbleiben, vermehren. Wer schon einmal von mikrobiellen Widerlingen wie Salmonellen (Bakterien), Noroviren oder Influenzaviren heimgesucht wurde, kann ein Klagelied davon singen, wie rasant deren »Bevölkerungsentwicklung« in unserem Körper vonstattengeht, so dass sie uns im Nu schachmatt setzen. Das Notfallsystem unseres Körpers muss daher umgehend reagieren und entwickelt bedarfsgerechte Abwehrmechanismen wie Fieber, Brechreiz oder Durchfall. Manche dieser unangenehmen Eindringlinge wird man mit Geduld, Ruhe und stabiler Seitenlage auf der Couch wieder los, bei Bakterieninvasion mit rasend schneller Populationsentwicklung hilft häufig nur der Griff zum passenden Antibiotikum.

Doch jetzt ist erst mal Durchatmen statt Schnappatmung angesagt! Die meisten Protagonisten auf der häuslichen Wand sind nämlich gar nicht an der Besiedlung von Wirbeltieren interessiert. Die dort vorkommenden Kollegen bevorzugen bekanntermaßen tote organische Materie, und wir menschlichen »Wirte« bestehen ja glücklicherweise aus lebenden Zellen, besitzen ein gut funktionierendes Immunsystem als Bollwerk gegen Eindringlinge und haben zudem eine Betriebstemperatur, mit denen viele typische Innenraumokkupanten nicht so gut klarkommen.

Unsympathische Opportunisten

Unter den Schimmelpilzkollegen gibt es aber auch ein paar »Alleskönner«, oder besser gesagt: unausstehliche Opportunisten. Sobald sich die Gelegenheit bietet, weil das Immunsystem des Wirts – also unseres! – schwächelt, schlagen diese Allrounder unbarmherzig zu. Dazu gehören zum Beispiel die Vertreter von *Aspergillus flavus* und *Aspergillus fumigatus*, zwei sogenannte thermotolerante Schimmelpilzarten. Die fühlen sich auch bei unserer Körpertemperatur von im Schnitt knapp 37 °C wohl und sind gewillt und in der Lage, unsere Schleimhäute zu besiedeln. Schlimmstenfalls führt das zu einer Infektion, passenderweise Aspergillose genannt, die die Lungen, Nasenhöhlen, manchmal auch die Haut betreffen kann.

Experten haben noch weitere pathogene Pilz-Schurken identifiziert, die sich bei mikrobiellen Schäden in Innenräumen mitunter dazugesellen und unter Umständen unsere Schleimhäute, das Lungengewebe oder die Haut infizieren können.

Wie wir inzwischen wissen, halten die Schimmelpilze selten allein Einzug in unsere vier Wände, meist handelt es sich bei Innenraumschäden um mikrobielle Mischbesiedelungen. Über die beteiligten Bakterien-Arten ist zwar noch nicht viel bekannt, doch wurden bereits humanpathogen wirksame Bakterien in durchfeuchteten Baumaterialien nachgewiesen. Hierzu zählen unter anderen einige *Nocardia*-Arten, verantwortlich für die Nocardiose-Infektion, übrigens Vertreter der Actinobakterien-Truppe. Bekanntlich schlagen einige von ihnen gerne im feuchten Kartoffelkeller ihr Hauptquartier auf.

Risiko Abwehrschwäche

Manche Infektionserreger sind also bisweilen mittendrin im Schimmelgetümmel, so dass unser Immunsystem bei einem Schaden sein Abwehrbollwerk gegebenenfalls auf volle Leistung hochfahren muss. Was aber, wenn es das nicht schafft? Denn je schlechter es um unser Immunsystem bestellt ist, desto gefährlicher können uns die kleinen Biester werden. Insbesondere kranke Menschen mit einem arg geschwächten Immunsystem, beispielsweise aufgrund von Chemotherapien oder der

Einnahme von Immunsuppressiva, haben ein deutlich höheres Infektionsrisiko als Immungesunde.

Menschen mit einem angegriffenen Immunsystem sollten deshalb auch versuchen, den humanpathogenen Winzlingen in der freien Wildbahn aus dem Weg zu gehen. Erhöhte Konzentrationen pathogener Mikroorganismen werden insbesondere durch aufgewirbeltes Laub verbreitet (Laubbläser, Hubschrauberlandeplätze etc. sind ein Tabu!), kommen aber auch beim Einarbeiten von Humus oder Rindenmulch im Garten, bei Abriss- und Sanierungsarbeiten sowie in der Nähe von Kompostier- und Abfallbehandlungsanlagen vor. Der heimische Komposthaufen sollte also lieber nicht direkt neben der Sitzgruppe auf der Terrasse platziert werden. Im engeren Umkreis von Massentierhaltungsanlagen wurden ebenfalls bereits erhöhte Konzentrationen humanpathogener Mikroorganismen nachgewiesen. Doch diese miesen Opportunisten lauern eben nicht nur unter freiem Himmel, sondern kommen unter Umständen auch hier vor: in der Topferde von Zimmerpflanzen, in Bio-Abfällen, die sehr lange in der Küche gelagert werden, sowie in Raumluftbefeuchtern und Klimaanlagen. Möglicherweise aber auch als (versteckter) Schimmel in der Bausubstanz. Daher müssen solche Verdachtsmomente gewissenhaft untersucht werden – vor allem wenn Menschen mit geschwächtem Immunsystem davon betroffen sein könnten, was insbesondere in Krankenhäusern, Alten- und Pflegeheimen und natürlich in den Wohnungen von Immungeschwächten der Fall ist.

Wie hoch aber ist die Infektionsgefahr bei einem herkömmlichen Innenraumschaden? Zumindest besteht kein Grund zur Panik, denn Infektionen durch Schimmelpilze treten bei Menschen mit einem intakten Immunsystem, das die Eindringlinge geschmeidig ausschaltet, praktisch nicht auf. Nach jetzigem Kenntnisstand sind auch humanpathogene Bakterien nicht zwingend Protagonisten eines Schadens, so dass die Infektionsgefahr Experten zufolge nur bei leckenden oder geborstenen Abwasserleitungen bedeutsam ist. Denn mit Fäkalien belastetes Toilettenabwasser spült einen speziellen Mix aus patenten Infektionserregern mit einer ganz anderen gesundheitlichen Sprengkraft als gewöhnliche Schimmelschadens-Bewohner in die Bausubstanz. Dieses Szenario birgt für Betroffene also nicht nur eine höhere Belastung durch üblen Gestank, sondern auch ein sehr großes Gesundheitsrisiko durch eventuell beteiligte Erreger wie Bakterien (E-Coli, Clostridium etc.), Viren (Norovirus und Kollegen), Parasiten oder Wurmeier.

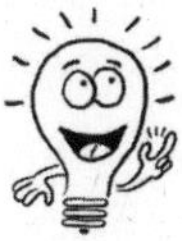

Die Infektionsgefahr bei Schimmelschäden ist für immungesunde Menschen praktisch nicht gegeben, steigt allerdings bei einem schwächelnden Immunsystem und insbesondere, wenn Abwasser mit im Spiel ist.

Angriff der Giftzwerge

Viele Schimmelpilze sind bekanntlich echte Giftzwerge. Ihre Giftstoffe, die *Mykotoxine*, sind in der Mehrzahl keine leicht flüchtigen Metabolite. Und das ist wirklich mal eine gute Nachricht! Sie haften zumeist an umhersegelnden Hyphenstücken oder Sporen, werden allerdings vornehmlich an das Substrat abgegeben und sausen somit wenigstens nicht in der Konzentration, in der sie gebildet werden, frei in der Luft umher. Die schlechte Nachricht folgt aber auf dem Fuße, denn Mykotoxine sind wie viele andere Moleküle auch in der Weltgeschichte unterwegs, ohne dass wir sie zur Kenntnis nehmen. Fraglich, ob wir sie überhaupt entdeckt hätten, wenn Sir Alexander Fleming nicht vor fast hundert Jahren das berühmteste aller Mykotoxine und allererste Antibiotikum, das *Penicillin* aufgespürt hätte. Vermutlich wären die winzigen Stoffwechselprodukte noch sehr lange unter unserem menschlichen Radar geflogen. In den verabreichten Dosen ist Penicillin für uns Menschen übrigens keine akut toxisch wirkende Giftpille, sondern ein Heilsbringer:

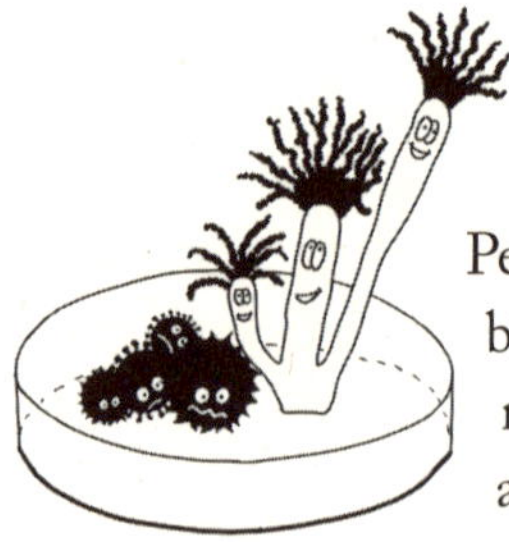

Es bringt eine ganze Reihe verschiedenster pathogener Bakterienstämme um die Ecke. Das Killer-Potenzial von Penicillin und anderen mittlerweile etablierten Antibiotika kann allerdings nicht nur die unliebsamen Fieslinge, sondern auch unsere so wichtige natürliche Bakterienflora (z.B. im Darm) zerschießen. Deshalb sollten sie auch nur bei einer Infektion durch Erreger angewendet werden, die gegen das jeweilige Antibiotikum sensibel sind, was sich über ein sogenanntes Antibiogramm feststellen lässt.

Der eigentliche Sinn und Zweck der Giftstoffproduktion von Schimmelpilzen ist natürlich weder, als Antibiotikalieferant groß rauszukommen, noch die wahnwitzige Idee, lebende Wirbeltiere auszurotten. Vielmehr setzen sich Schimmelpilze damit eigentlich nur gegen Rivalen und Fressfeinde im Mikrokosmos zur Wehr. Letztlich ist es also nichts anderes als eine üble Laune der Natur, dass die giftigen Stoffe der kleinen Fieslinge auch Mensch und Tier arg zu schaffen machen können.

Die Waffen der Terrorknirpse

Bekannte Mykotoxin-Produzenten unter den gängigen Innenraumpilzen sind *Aspergillus*- und *Penicillium*-Arten. In der (sommerlichen) Außenluft zahlreich herumdüsende *Alternaria*- und *Fusarium*-Arten emittieren unter Umständen zwar ebenfalls Giftstoffe, kommen aber seltener bei mikrobiellen Schäden in Innenräumen vor. Und diverse andere potenzielle »Giftpilze« befallen lieber Lebensmittel als unsere Bausubstanz.

Experten haben mittlerweile Hunderte verschiedener Mykotoxine ausgemacht und sich bei der Namensgebung gehörig ausgetobt: *Alternariolmonomethylether*, *5-Methoxysterigmatocystin*, *Deoxynivalenol*, um nur drei zu nennen. Leider nerven diese Stoffwechselprodukte nicht nur als verbale Zungenbrecher, sie können den Organismus von Mensch und Tier auch sonst noch auf manche Art schädigen. Nehmen wir hohe Dosen davon auf, erleiden wir schlimmstenfalls eine Akutvergiftung, auch Mykotoxikose genannt. Die charakteristischen Merkmale sind grippeähnliche Symptome bis hin zu angegriffenen inneren Organen (meist Leber und Nieren) und der Beeinflussung des zentralen Nervensystems. Aber ruhig Blut! Mykotoxikosen werden bei uns Menschen äußerst selten diagnostiziert und entstehen meist durch den Verzehr toxinbelasteter Nahrung.

Natürlich haben auch diverse Bakterien ihre wirksamen Biowaffen im Repertoire. Ihre Toxine können bei uns Menschen zu lokalen Gewebeschädigungen insbesondere der betroffenen Atemwegsschleimhäute führen und über kurz oder lang lokalen Entzündungen Vorschub leisten. Darüber hinaus gibt es vage Hinweise auf die mögliche Beeinträchtigung des Stoffwechsels und des zentralen Nervensystems. Berichtet wird zudem von negativen Einflüssen auf die Funktion des Immunsystems, Vergiftungssymptome mit Fieberschüben, Stoffwechselstörungen oder Störungen enzymatischer Prozesse als mögliche leidige Konsequenzen einer sehr intensiven und/oder langanhaltenden Exposition.

Sicher fragen Sie sich jetzt, ab welcher Aufnahmemenge man von einem eindeutigen Risiko durch mikrobielle Gifte sprechen kann. Bedauerlicherweise ist die *inhalative* Aufnahme von Toxinen noch wenig erforscht – ganz im Gegensatz zur Aufnahme über Lebensmittel (oder Futtermittel bei Nutztieren), für die längst Toxingrenzwerte gelten. Einige Fachleute stufen die inhalative Aufnahme nach jetzigem Kenntnisstand grundsätzlich kritischer für unsere Gesundheit ein als die orale Aufnahme. Klare wissenschaftliche Richt- oder Grenzwerte lassen zwar auf sich warten, doch scheint »Die Dosis macht das Gift!« auch hier zuzutreffen. In Fachkreisen geht man derzeit davon aus, dass risikoreiche Toxin-Mengen nur unter ganz besonderen Bedingungen in der Raumluft vorkommen, bei üblichen Schäden also eher nicht. Wer jedoch langfristig jeden Tag eine kleine Toxin-Dosis über die Atemluft aufnimmt, wie es bei mikrobiellen Schäden in Innenräumen durchaus vorkommen kann, setzt sich der potenziellen Gefahr einer chronischen Gesundheitsbelastung aus. Nach jetzigem, nur auf Einzelstudien und Tierversuchen basierendem Wissensstand ist zwar nicht eindeutig zu belegen, ob die längerfristig aufgenommenen Mengen an mikrobiellen Toxinen ernsthafte Erkrankungen auslösen. Klar ist aber zum Beispiel, dass die scheußlichen Giftstoffe im Körper nur schwer abbaubar sind. Zudem ist davon auszugehen, dass sie potenziell reizauslösend sind und unser Immunsystem auf die Dauer gehörig terrorisieren, somit arg schwächen und entzündlichen Prozessen im Körper Vorschub leisten können.

Der Pferdemörder unter den Giftzwergen

Um den Titel »Schlimmster Giftzwerg« stritten lange diverse Fieslinge wie *Aspergillus fumigatus*, *Aspergillus flavus* und natürlich auch wieder unser altbekannter *Aspergillus versicolor*.

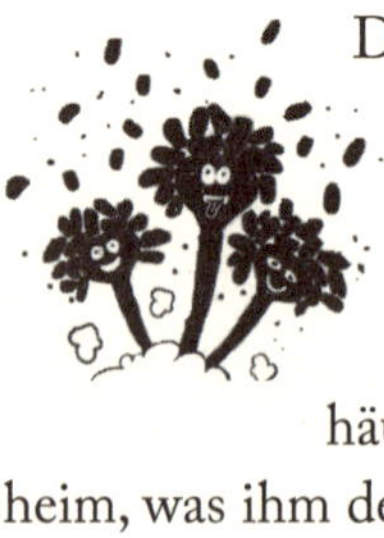

Das Rennen aber scheint nun der *Stachybotrys chartarum* gemacht zu haben, in Fachkreisen auch bekannt als *Toxic Black Mold* (toxischer schwarzer Schimmel). Ein echter Supergau unter den Schimmelpilzkollegen. Besonders häufig sucht er Futtermittel in der Tierhaltung heim, was ihm den unrühmlichen Spitznamen »Pferdemörder« eingebracht hat. Denn vor allem Pferde, die verseuchtes Heu gefressen haben, sterben in der Folge nicht selten an *Stachybotrystoxikose*. Der Ausdruck »seinem Pferd die Sporen geben« bekommt damit eine ganz perfide neue Bedeutung. Aber auch wir Menschen können unter dem arglistigen Mistkerl leiden. Der *Stachybotrys chartarum* produziert nämlich unter anderem *Satratoxin*, eines der ärgsten Pilztoxine, das man bisher entdeckt hat. Bei extremer oder langanhaltender Exposition kann dieser Superfiesling die Atemwege gehörig reizen. Einiges deutet zudem darauf hin, dass der menschliche Körper mitunter auch mit erkältungsartigen Symptomen reagiert, mit ausgeprägtem Nachtschweiß, Schüttelfrost, Kopfschmerzen, Schwindel, Abgeschlagenheit, lokalen Schleimhautreizungen, blutigem Schnupfen oder Hautbeschwerden wie nässenden Entzündungen bzw. Ekzemen. All diese Symptome können offenbar auch erheblich zeitversetzt auftreten, also je nach Belastung der Raumluft und der individuellen Konstitution erst nach einigen Tagen oder Wochen der Dauerexposition. Ich selbst unternahm unwissentlich einen Feldversuch und kann daher vieles davon bestätigen. An meinem früheren Arbeitsplatz signalisierte mir mein Körper überdeutlich, dass dort massenweise unbekannte Kolonien eröffnet worden waren – obwohl nichts zu sehen und nichts zu riechen war. Deshalb hielten mich wohl auch fast alle Kollegen für verrückt, als ich meinen Schimmelverdacht äußerte. Nach einiger Zeit brannten die Schleimhäute der Augen, Atemwege und des Magen-Darm-Trakts, als hätte ich Spiritus inhaliert und getrunken. Ich hatte das Gefühl, dass mein Brustkorb in einem Schraubstock eingezwängt war, und hing völlig saft- und kraftlos durch. Schließlich blutete ich sogar aus der Nase und bekam Ekzeme auf den Augenlidern, die sensible, dünne Haut war dort irgendwann großflächig aufgerissen. Dass die Beschwerden bei meinen Kollegen entweder andersartig und weniger dramatisch waren oder (vermeintlich) ganz ausblieben, zeigt deutlich, um wie viel stärker auf Schimmel sensibilisierte Menschen bei einer Exposition reagieren als (noch) nicht schimmelsensibilisierte Menschen. Erst Monate später wurden Untersuchungen im Gebäude durchgeführt, die auf den meisten Etagen extrem hohe Raumluftkonzentrationen von *Stachybotrys chartarum* ergaben. Da war die Bestürzung groß, die »plötzlich« hochkontaminierte Zone durfte nur noch mit Schutzausrüstung betreten werden.

Bedauerlicherweise gibt es noch keine belastbaren Ergebnisse im Hinblick auf mögliche Langzeitfolgen einer intensiven bzw. langanhaltenden *Stachybotrys-chartarum*-Exposition. Experten vermuten allerdings, dass verschiedene Mykotoxine und andere mikrobielle Stoffe als biochemisch betrachtet kunterbuntes Sammelsurium in der Luft unter Umständen einen individuellen Giftcocktail bilden, der im Vergleich zu den Einzelsubstanzen besonders toxisch sein kann. Da es verflixt schwierig ist, die Situation einer mit Mykotoxinen angereicherten Raumluft im Forschungslabor abzubilden, steht bisher lediglich folgende Vermutung im Raum: Schimmelpilze in Innenräumen empfinden chemische Stoffe in den feuchten Baumaterialien als »stressende Umweltreize«. In Verbindung mit anderen Einflussfaktoren wie der Feuchtigkeitsentwicklung eines Schadens scheinen diese deren Mykotoxin-Ausschüttung sowie möglicherweise auch deren Toxizität enorm zu triggern.

Mikrobielle Toxine bei Innenraumschäden sind im Gegensatz zu »Kontaminanten« von Nahrungs- und Futtermitteln bisher wenig erforscht. Bei langfristiger Inhalation scheinen jedoch negative Effekte auf unsere Gesundheit nicht auszuschließen zu sein, denn Experten haben keinen Zweifel an ihrer grundsätzlich gesundheitsbelastenden Wirkung.

Dauerterror fürs Immunsystem

Die Schimmelpilzkolonien auf unseren Innenraumoberflächen bergen noch eine dritte potenzielle Gesundheitsgefahr: die Allergie. Bei einer Allergie handelt es sich um eine Art Hypersensibilisierung und somit um eine meist sehr lästige Plage. Als deren Vorstufe findet aufgrund des direkten Kontakts eine Sensibilisierung auf eine bestimmte Substanz statt. Daraufhin hält der Organismus eine gewisse Alarmbereitschaft für angemessen und bildet prompt Antikörper, als wären gefährliche Invasoren am Start. Die zahlreichen Pollenallergiker unter uns wissen, dass ihr Immunsystem einer Fehleinschätzung aufsitzt, indem es eher harmlose, natürliche Stoffe wie hochgefährliche, feindliche Organismus-Terroristen behandelt. Und prompt fährt der Körper sein im Grunde geniales Abwehr- bzw. Vernichtungsprogramm für die als bedrohlich eingestufte Substanz auf Höchstleistung. Ein folgenschwerer Irrtum des Immunsystems, der aber leider jederzeit auftreten kann. So mag ein Immunsystem zum Beispiel jahrelang ganz gelassen bleiben trotz intensiver Gräserpollen-Inhalation, beim tausendsten Mal aber stellt sich plötzlich eine Sensibilisierung dagegen ein. Und was wirklich ärgerlich ist: Stoffe, die unser Immunsystem einmal in der Schublade »gefährlicher Terrorist« abgelegt hat, bleiben in der Regel ein Leben lang darin liegen. Entsprechend gibt unser Körper bei jedem Folgekontakt mit dem selbsternannten Feind eine überschießende Immunantwort, sprich, die klassische Allergie ist manifestiert und der betroffene Mensch der Gelackmeierte.

Bei klassischen Allergien richtet sich das Programm des Immunsystems also gegen eigentlich unbedenkliche Stoffe, genauer gegen Proteine, wie sie zum Beispiel in Blütenpollen aller Art, Milbenkot und Tierhaaren enthalten sind. Weit abgeschlagen hinter diesen allseits bekannten Allergieauslösern rangieren die Schimmelpilze als statistisch betrachtet offenbar weniger schlimme Troublemaker. Schimmelpilzallergiker scheinen demnach echte Exoten zu sein. Dass auf die Proteine der Schimmelpilze vergleichsweise wenige Menschen allergisch zu reagieren scheinen, ist allerdings recht erstaunlich, schließlich ist die absolute Harmlosigkeit von Schimmelpilzen hinreichend widerlegt. Was genau steckt also dahinter?

Der mikrobielle Proteinshake

Wissenschaftler haben herausgefunden, dass viele potenziell allergieauslösende Schimmelpilze mehrere Proteinarten erzeugen können, der gefürchtete *Aspergillus fumigatus* schafft offenbar über 80! Dabei scheinen einige Proteine spezifisch für ihre Sporen zu sein, andere findet man vor allem in Hyphen. Abgesehen davon sind vermutlich wieder Substrat, Wachstumsstadium und sonstige Faktoren dafür mitverantwortlich, welche Proteine wann in welcher Konzentration von den vorhandenen Schimmelpilzen produziert werden und dementsprechend von uns Bewohnern eingeatmet werden. Meist beinhalten die herumsegelnden Hyphenfragmente offenbar einen ganz anderen »Proteinshake« als die zugehörigen, viel zahlreicher ausgesandten Sporen.

Das macht das Austesten von Schimmelpilzallergien so verflucht kompliziert. Die Frage bei einer im Labor erstellten Testextraktion lautet nämlich immer: Welche Proteine enthält das Extrakt und sind diese ausreichend repräsentativ?

Problem Nummer 2: Nur für einen sehr kleinen Teil der in Innenräumen vorkommenden Schimmelpilzarten liegen überhaupt Allergenextrakte zur Austestung vor. Die meisten Allergietestextrakte basieren auf den typischen »Draußen zu Hause«-Schimmelpilzen (z.B. *Alternaria, Fusarium*), die als besonders allergieauslösend gelten, bei Innenraumschäden jedoch höchst selten zu den Protagonisten zählen. Und Problem Nummer 3: Selbst der Proteinshake einer einzelnen Schimmelpilzart kann von Testextrakt zu Testextraxt erheblich variieren, wie eine Studie mit den Proben verschiedener Hersteller ergeben hat. Das verwundert wenig, denn die Proteinausschüttung der Schimmelpilze scheint auch nicht unwesentlich von den Rahmenbedingungen abhängig zu sein. Bis zuverlässige Testextrakte für die Allergieaustestung häufiger Innenraum-Schimmelpilzarten auf dem Markt sind, ist die Allergiediagnose also ein wahres Kunststück. Oder auch nur Glückssache.

Erfahrungsgemäß reagieren viele Betroffene vor allem über die Atemwege heftig auf Allergene. Da drängt sich der Inhalationstest zur Allergiediagnostik auf, doch dieser birgt Risiken: Eine bewusste Provokation der Atemwege mit Allergenen kann aufgrund der möglichen allergischen Reaktionen, zum Beispiel allergischer Schock oder zuschwellende Atemwege, verdammt gefährlich werden und wird daher selten angewendet. Stattdessen wird häufig auf die Methoden Haut- oder Bluttest zurückgegriffen. Die *Arbeitsgemeinschaft der Wissenschaftlichen Medizinischen Fachgesellschaften e. V.*, kurz *AWMF*, die die zahlreichen Diagnose-Hindernisse inzwischen erkannt hat, hält Schimmelpilz-Allergiebefunde per Blut- oder Hauttest jedoch für nicht 100 % zuverlässig.

Und noch ein letzter Fallstrick auf dem Weg zur Allergieerkenntnis: Studien zufolge sind auffallend viele untersuchte Multiallergiker nicht nur gegen übliche Allergene wie Hausstaub, Pollen, Tierhaare etc., sondern auch gegen Schimmelpilze allergisch. Deswegen wird vorsichtig gemutmaßt, dass Schimmelpilzallergien in vielen Fällen unerkannt bleiben, weil sie von anderen, vermutlich einfacher bzw. gesicherter zu diagnostizierenden Allergien verdeckt werden. Es ist schon bemerkenswert, was für Schwierigkeiten uns die kleinen Schweinebacken in der Allergieaustestung bereiten …

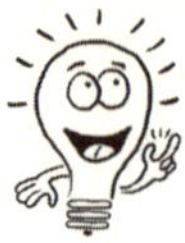

Schimmelpilze bergen allergisches Potenzial. Die Allergieaustestung für Schimmelpilze ist jedoch deutlich schwieriger als für andere Allergene.

Salamiwurstarbeiterlunge und Co.

Dann schauen wir uns nun doch mal die vier verschiedenen Allergietypen genauer an. Die sogenannte Typ-I-Allergie setzt als Sofortreaktion auf das Allergen zeitnah ein und ist die häufigste und bekannteste Allergieform. Dieser Allergietyp zeigt sich meist durch Reagieren der Haut (Jucken), der Bindehaut (Jucken, Brennen, Lidschwellung), der Nasenschleimhaut (Schwellung, Fließschnupfen) oder sonstiger Schleimhäute, insbesondere der bronchialen (Schwellungen, Atemnot etc.). Aber auch Asthma bronchiale und die atopische Dermatitis (Neurodermitis, Ekzeme) können Ausdruck einer Typ-I-Allergie gegen Schimmelpilze sein.

Die Typ-II-Allergie lassen wir hier links liegen, denn sie tritt zum Beispiel bei Transfusionen und Medikamentenunverträglichkeit auf, spielt in Bezug auf Schimmelpilze aber offenbar keine Rolle. Typ III und Typ IV hingegen sind in diesem Zusammenhang sehr interessant. Dabei handelt es sich um Allergieformen, die sich in der Regel erst nach einigen Stunden bemerkbar machen und durchaus mehrere Tage anhalten können. Die häufigste Typ-III-Reaktion bei Schimmelpilzallergikern ist die exogen-allergische Alveolitis (EAA), die bei Reaktionen auf andere Substanzen ebenfalls oft eine tragende Rolle spielt. Beispiele gefällig? Haben Sie schon mal etwas von Pilzzüchterlunge (Großpilze), Vogelhalterlunge (Federstaub und Vogelkot), Farmerlunge (Futtermittel) oder Maschinenarbeiterlunge (verunreinigte Kühl- oder Schmiermittel) gehört? Die Betroffenen haben dann nicht »Rücken« wie in so vielen anderen Berufsgruppen, sondern »Lunge«. Das Krankheitsbild »Lunge«

findet sich auch bei Menschen, die in einer Reinigung (Dampfbügeleisenlunge) oder in Wurstfabriken arbeiten (Salamiwurstarbeiterlunge). Klingt im ersten Moment lustig, ist es aber überhaupt nicht. Denn bei der EAA handelt es sich um eine allergische Entzündungsreaktion der Alveolen (von *Alveolus*, lat. »kleine Mulde«). Das sind die Lungenbläschen, die für den Gasaustausch mit dem Blut sorgen. Also eine ziemlich wichtige Schnittstelle in unserem Körper. Die *Alveolitis* – es gibt sogar eine sogenannte Innenraum-Alveolitis – präsentiert sich dem ahnungslosen Betroffenen oftmals mit grippeähnlichen Symptomen wie Atembeschwerden bei körperlicher Anstrengung, Frösteln, starkem Schwitzen und allgemeinem Unwohlsein. Infolgedessen wird diese Erkrankung, die das Lungengewebe mitunter nachhaltig schädigt, vielfach erst sehr spät erkannt. Verursacher der Innenraum-Alveolitis können übrigens auch Bakterien sein. Vor allem Zimmerspringbrunnen und Luftbefeuchter, die in einem hygienisch bedenklichen Zustand sind, bieten vielen Bakterien und einigen Schimmelpilzen beste Bedingungen. Die üble Konsequenz kann für manche ihrer menschlichen Zimmergenossen die sogenannte Befeuchterlunge sein.

Bei der Typ-IV-Allergie wiederum werden Antikörper durch sogenannte T-Lymphozyten gebildet, eine Gruppe weißer Blutkörperchen, die zur Immunabwehr im Einsatz sind. Infolge einer starken Vermehrung dieser T-Lymphozyten kann es zu einer lokalen Entzündungsreaktion kommen, und zwar genau dort, wo der Erstkontakt mit dem Allergen stattgefunden hat, sei es als Kontaktekzem auf der Haut oder an den Schleimhäuten der Atemwege. Eine chronische Nasennebenhöhlen- oder Stirnhöhlenentzündung ist als Typ-IV-Symptom also ebenso möglich wie ein Kontaktekzem der Haut.

Und bevor es in Vergessenheit gerät: Leider ist es bei einer manifestierten Allergie (welcher Art auch immer) völlig unerheblich, ob die Übeltäter auf den Baumaterialien noch lebendig oder bereits abgestorben sind. Denn auch mausetote Mikroorganismen taugen wegen ihrer in der verbliebenen Biomasse vorhandenen Proteine als allergene Troublemaker. Immerhin hüpfen so bekannte Allergene wie Milbenkot, zuständig für die gemeine »Hausstauballergie«, und Tierhaare auch nicht quicklebendig durch die Gegend …

Eine Schimmelpilzallergie kann nicht nur als Sofortreaktion (Typ-I-Allergie) auftreten, sondern auch zeitversetzt und mit teilweise deutlich diffuseren Symptomen (Typ-III- bzw. Typ-IV-Allergie).

Miese Luft durch Stinkstiefel

Was für ein Mief! Oder gibt es jemanden, der den typisch muffig-moderigen Schimmelgeruch toll findet? Wohl kaum. Er ist schlichtweg eine Belästigung. Unsere ziemlich niedrige Toleranzgrenze in puncto Gerüche und Ausdünstungen hat allerdings einen Sinn, denn sie fungiert als Schutzmechanismus: Wer trinkt schon Milch, die »sauer« riecht, futtert faul riechende Eier oder trinkt entspannt sein Bier zu Ende, wenn ein starker Brandgeruch in der Luft liegt?

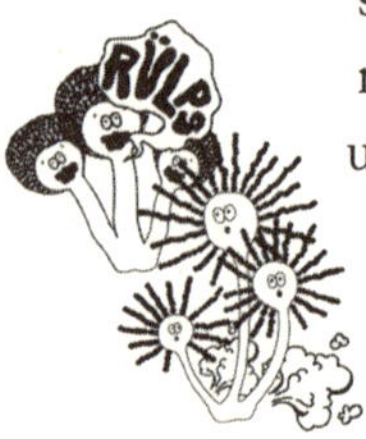

Bei den besonders fies müffelnden MVOC der Mikroorganismen handelt es sich dummerweise um ein noch nicht umfassend erforschtes Problem. Was wir aber wissen: MVOC gehören der Gruppe der flüchtigen organischen Verbindungen (volatile organic compound, VOC) an, die natürlich auch aus anderen Quellen als von Schimmelpilzen stammen können. So emittieren zum Beispiel auch einige Pflanzen unter bestimmten

Bedingungen flüchtige Substanzen. Ob Lavendel, Minze oder Porree: Die für uns mit der Nase wahrnehmbaren VOC solchen Grünzeugs empfinden wir allerdings meist als delikat. Da sind die beim Rauchen von Zigaretten freigesetzten VOC für viele Menschen schon deutlich unangenehmer. Farben, Lacke oder Kleber setzen ebenfalls VOC frei, die wir gegebenenfalls als so lästig empfinden, dass wieder der Begriff SBS (Sick-Building-Syndrom) ins Spiel kommt (siehe Seite 42 f.). Nicht alle VOC sind per se eine Plage für unsere Gesundheit, wir können uns also weiterhin an der Kräuter-Parade im Garten oder auf der Küchen-Fensterbank erfreuen. Dass manche dieser flüchtigen Stoffe uns Menschen jedoch gehörig malträtieren, ist ruckzuck bewiesen! Man muss hierzu nur wissen, dass auch Zwiebeln VOC freisetzen, sobald wir ihnen mit dem Küchenmesser zu Leibe rücken. Auf das zwiebeltypische VOC namens *Propanthialsulfoxid* reagieren wir bekanntlich mit tränenden, brennenden Augen. Wer sich jetzt fragt, wie eine eigentlich ganz friedliche Zwiebel zu einer solchen Frontal-Attacke fähig ist, dem sei gesagt: Beim Zerteilen der Knolle treffen Substanzen aus Zellwand und Zellinnerem aufeinander und reagieren in einem chemischen Prozess unter Luftbeteiligung zu eben jenem Terror-VOC. Vermutlich ist auch dies mal wieder ein Schutz gegen Fressfeinde, der die meisten von uns aber nicht vom Zwiebelverzehr abhält, oder?

Ein Cocktail von fragwürdigem Reiz

Und wie sollte es anders sein: Auch diverse MVOC scheinen reizende Eigenschaften zu besitzen. So wurden in Laborversuchen Hinweise darauf gefunden, dass Mechanismen des menschlichen Körpers, die für die Abwehr von Viren, Bakterien und Pilzen zuständig sind, durch manche MVOC beeinträchtigt werden. Und bei (erheblicher) MVOC-Inhalation treten Studien zufolge körpereigene, an entzündlichen Prozessen beteiligte Botenstoffe wie *Interleukin-8* in Aktion. Unter welchen Voraussetzungen derartige Prozesse bei einem Schimmelbefall in Innenräumen in Gang gesetzt werden, steht allerdings größtenteils noch in den wissenschaftlichen Sternen. Deshalb lassen sich auch die daraus resultierenden Gesundheitsrisiken nicht wirklich abschätzen. Sicher ist allerdings, dass die sogenannten *PAMP*s (Pathogen Associated Molecular Patterns) – das sind molekulare Muster (engl.: pattern) oder einfach Bestandteile (Moleküle) von Mikroorganismen – bei inhalativer Aufnahme eine nachweisliche Reaktion unseres menschlichen Immunsystems auslösen können. Bei Wissenschaftlern berüchtigt ist das *1,3-ß-D-Glucan*. Ein Stoff mit einem ulkigen Namen, der aber alles andere als ulkig für unsere Gesundheit ist. Dabei handelt es sich nämlich um einen Bestandteil der Zellwände von Schimmelpilzen, der, wird er in die Luft freigesetzt und von Menschen eingeatmet, auf Dauer entzündungsfördernde Auswirkungen auf unseren menschlichen Organismus haben kann. Denn unser Immunsystem stuft eingeatmete *PAMP*s als feindliche Eindringlinge ein und setzt daraufhin eine schlagkräftige Reinigungs- und Beseitigungstruppe in Marsch. Diese Aufgabe erledigt unser Immunsystem übrigens unermüdlich, ohne dass wir etwas davon mitbekommen. Täglich putzt es schädliche Viren, Bakterien und sonstigen üblen Mikro-Mist sauber weg, damit wir gesund bleiben. Hat sich das menschliche Immunsystem allerdings über Gebühr lange und/oder intensiv mit diesen *PAMPs* herumzuschlagen, kann es unter Umständen seine Coolness und damit seine Effizienz einbüßen. Der betroffene Mensch nimmt in leidlicher Konsequenz oftmals Reizungen oder gar klassische Entzündungsanzeichen der Schleimhäute wahr, fühlt sich merkbar angeschlagen oder gar krank. Typische Symptome sind brennende, tränende Augen, verstopfte Nase oder Niesreiz, aber eben auch sehr angegriffene Rachenschleimhäute.

In einem Fall war die Schleimhaut-Irritation sogar Namensgeber der Misere. Die sogenannte *Mucous Membrane Irritation (MMI)*, eine Schleimhautreizung der Atemwege und/ oder der Augen, die bisweilen mit einer chronischen Bronchitis einhergeht, ist eine bei Schimmel-Exposition in Innenräumen gelegentlich diagnostizierte Erkrankung. Und obwohl weder eine Erkältung noch eine Allergie vorliegt, leidet der Betroffene hierbei entweder unter brennenden oder tränenden Augen, Niesreiz, Fließschnupfen oder verstopfter Nase bzw. unter starkem Halskratzen oder ständigem Hustenreiz.

Erfahrungsgemäß scheint das Immunsystem bei langfristiger Exposition durch den Dauerterror diverser Schimmelsubstanzen in der Atemluft mehr oder weniger stark belastet zu werden, was dazu führen kann, dass sich bei manchen von uns auch unsere eigentlich gut geschützten Scheunentore plötzlich für (immer und überall vorhandene) pathogene Keime öffnen können. Meine persönliche Erfahrung mit meist versteckten Schimmelschäden in Innenräumen ist folgende: Solange ich dem Schimmelgewimmel unwissentlich ausgesetzt war, hatte ich neben allergischen Beschwerden und chronischen Schleimhautreizungen immer wieder mit Hefepilzinfektionen und verschiedenen viralen Infekten zu kämpfen. Doch die Spitzenreiter in meiner persönlichen Schadensstatistik aller Schimmel-Expositionen sind hinterhältige Bakterien: Bakterielle Mandel- und Harnwegsentzündungen suchten mich in diesen Zeiten so häufig heim, dass es fast schon chronisch zu nennen war. Vor dem Hintergrund, dass ich damit offenbar keineswegs allein bin, sollte auch die These, dass häufige Infekte bei Kindern auf die gegenseitige Ansteckung in Kita oder Schule zurückzuführen sind, hinterfragt werden. Möglicherweise steckt in manchen Fällen ja eine langfristige Exposition von verstecktem Schimmel – in welchem oft genutzten Raum auch immer – dahinter.

Zwischen Panikmache und Verharmlosung ist noch viel Luft

Bekanntlich sind Mensch und (Haus-)Tier im Schimmelschadensfall jeweils einem einzigartigen Cocktail mikrobieller Hinterlassenschaften in der Raumluft ausgesetzt. Schwierig ist, dass die von den einzelnen emittierten Stoffen ausgehenden gesundheitlichen Beeinträchtigungen nicht hundertprozentig voneinander zu trennen sind. Noch komplizierter wird die ganze Diagnose-Chose dadurch, dass sie sich mitunter in der Raumluft zu einem individuellen Cocktail mit gehöriger gesundheitsbeeinträchtigender Sprengkraft zu verquicken scheinen. Na, Prost Mahlzeit!

Ja, Mikroorganismen, Sie haben es längst gemerkt, sind wahrlich eine geheimnisvolle Spezies, die den Experten noch so manches Rätsel aufgibt. So ist nach wie vor fraglich, von welchen Schimmelsubstanzen in welcher Konzentration und Kombination eine eindeutige Gefahr für unsere Gesundheit ausgeht. Grenz- und Richtwerte für Innenraumschäden? Bisher Fehlanzeige! Grundsätzlich aber besteht für jeden, der Schimmel langfristig und/oder in hohen Dosen ausgesetzt ist, die Gefahr verschiedenster Reizungen, einer Sensibilisierung oder gar Erkrankung. Neben den noch begrenzten Austestungs- und Diagnosemethoden sind es vor allem die vielfältigen Einflussbedingungen auf die mikrobielle Stoffwechselaktivität und damit ihrer Produktion von kritischen Substanzen, die sowohl die wissenschaftliche Forschung als auch eine seriöse Risikoeinschätzung im Einzelfall erschwert. Noch viel schwieriger ist es, klare Aussagen zu einer Dosis-Wirkung-Beziehung bei mikrobieller Innenraumbesiedelung zu treffen. Immunsystem und stark gereizte Schleimhäute haben eben nicht wie moderne technische Geräte einen Fehlerspeicher, den man nur auslesen muss, um die Ursachen zu kennen. Hinzu kommt, dass Substanzen wie PAMPs und Toxine mit den gängigen Messmethoden gar nicht erfasst werden und somit meist unter unserem Radar in der Raumluft herumsegeln. PAMPS und Toxine sind Moleküle, somit noch viel, viel winziger und so um einiges mobiler als die allseits beachteten Sporen, was sie im Fall versteckter Schimmelschäden besonders gefährlich macht. Ein Damoklesschwert für die Gesundheit der menschlichen und tierischen Raumnutzer!

Besondere Vorsicht sollten Sie walten lassen, wenn Sie oder Ihre Kinder chronische Vorerkrankungen der Atemwege, ein geschwächtes Immunsystem oder gar Asthma haben. Schimmelpilze gelten inzwischen als Risikofaktor für (kindliches) allergisches Asthma. Ohnehin tun wir gut daran, Kindern ein Wohnen, Spielen und Schlafen ohne mikrobiellen Befall zu ermöglichen – auch wenn manche Menschen darin ein »Training« für das kindliche Immunsystem sehen. Als effektive Trainingseinheit ist der natürliche Kontakt eines Kleinkindes mit dem üblichen Hausstaub und den herumschwirrenden Mikroorganismen in einem Haushalt ohne Schimmelbefall und in der Außenluft absolut ausreichend.

Asthmatiker, die eine Allergie gegen Schimmelpilze aufweisen, erleiden Studien zufolge oftmals einen schwereren Verlauf ihrer Erkrankung als Nicht-Schimmelpilz-Allergiker. So haben Wissenschaftler einen Zusammenhang zwischen einer deutlichen Häufung von Asthma-Notfällen und einer sehr hohen Schimmelpilzkonzentration in der Außenluft nachgewiesen. Auch das Umweltbundesamt (UBA) unterstreicht in seinem »Leitfaden zur Vorbeugung, Erfassung und Sanierung von Schimmelbefall in Gebäuden« die Kausalität zwischen Asthma und einer Schimmelexposition. Demnach lägen ausreichende Hinweise für einen ursächlichen Zusammenhang zwischen einem Feuchteschaden/Schimmelbefall in Innenräumen und gesundheitlichen Beschwerden vor, wenn eine Verschlimmerung oder Verstärkung der Symptome einer bestehenden Asthmaerkrankung eintreten. Laut UBA gibt es auch bei folgenden Anzeichen »ausreichende Hinweise für einen Zusammenhang«:

- Verschlimmerung und Verstärkung der Symptome einer bestehenden Asthmaerkrankung,
- Symptome der oberen Atemwege,
- Husten,
- keuchende Atemgeräusche,
- Entwicklung einer Asthmaerkrankung,
- aktuell bestehendes Asthma,
- Atemnot,
- Atemwegsinfektionen.

Eine Bronchitis oder Symptome eines allergischen Schnupfens hingegen sind laut UBA nur »begrenzte Hinweise für einen Zusammenhang«.

Halten wir also fest: Noch ist es eher schwierig, im Einzelfall gesundheitliche Beschwerden bei Betroffenen eindeutig auf einen Schimmelbefall in bestimmten Räumlichkeiten zurückzuführen. Da die persönliche Konstitution offenbar einen relevanten Faktor darstellt, können die Beschwerden von Mensch zu Mensch sehr unterschiedlich (stark) sein. So mag manch einen selbst eine langfristige Schimmelexposition gesundheitlich kaum kratzen, während andere längst unter Gesundheitsproblemen leiden.

Und nun die gute Nachricht zum Schluss: Bei den meisten Betroffenen klingen die Beschwerden nach erfolgreicher Schimmelsanierung stark ab oder verschwinden sogar ganz. Steht also kein dringender Verdacht auf eine manifestierte Allergie oder gar eine Infektion im Raum, sind eine Expositionskarenz (Nix wie raus aus dem kontaminierten Raum!) und die anschließende fachgerechte Sanierung des Schadens in der Regel wesentlich zielführender als eine medizinische Untersuchungsorgie. Wer seine Beschwerden jedoch lieber medizinisch abklären lassen möchte, findet in Kapitel 7, »Beratung für Betroffene«, konkrete Hinweise.

Im Normalfall braucht niemand in Panik zu geraten, wenn er nachweislich mikrobiellen Besuch bekommen hat oder der Verdacht auf versteckten Schimmel im Raum steht. Andererseits gibt es einiges, was unsere Gesundheit schlimmstenfalls bei einer langfristigen bzw. sehr intensiven Schimmel-Exposition ereilen kann. Eine Verharmlosung der Gesundheitsgefahren durch die beteiligten Mikroorganismen ist also keinesfalls ratsam.

Viel besser als jede Nachsorge ist allerdings – Überraschung! – Vorsorge! Damit wir also zukünftig nicht über unsere Gesundheit Lehrgeld zahlen müssen, schauen wir uns in den nächsten Kapiteln genauer an, wie all die mikrobiellen Schäden überhaupt zustande kommen und wie wir sie vermeiden können.

3

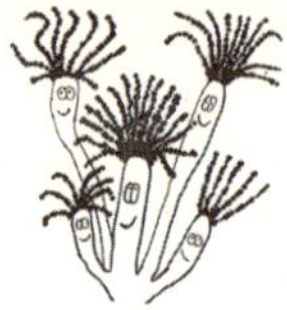

Wenn Luft die Faxen dicke hat … Feuchtigkeit in der Raumluft

Wassermoleküle auf Speed

Holen Sie doch mal ganz tief Luft …

Was wir uns in gewaltigen Mengen tagtäglich in die Lungen saugen, können wir im Grunde überhaupt nicht wahrnehmen: die Luft und ihre Zusammensetzung. Bescheidwisser stöhnen jetzt sicher gelangweilt: »Luft ist ein Gasgemisch, weiß doch jedes Kind!« Stimmt. Da ist es schon deutlich interessanter, was die verschiedenen Gase in der Luft so treiben, ohne dass wir etwas davon mitbekommen. Sie hängen nicht einfach chillend in der Luft herum, sondern sind pausenlos mit Karacho unterwegs. Kein Wunder, dass das wie Autoscooter für Gas-Elemente abläuft, denn bei der hohen Teilchen-Dichte in der Luft stoßen diese folglich unentwegt mit ihren unzähligen Kollegen zusammen. Doch in unserer Luft scheint noch Platz zu sein für eine ganz andere Sorte schubsender Krawallskis: Wassermoleküle.

Wasser muss nicht nass sein

Wasser in der Luft kommt in unterschiedlichen Größenordnungen vor. Nehmen wir zum Beispiel die Regentropfen mal genauer unter die Lupe. Regnet es sprichwörtlich Hunde und Katzen, ist jeder, der sich hinaustraut, in null Komma nix klitschnass. Die Wassertropfen sind dann nämlich nicht gerade klein: Sie können einige Millimeter im Durchmesser werden und stürzen mit richtig viel Schmackes gen Boden. Viel Wasser in der Luft erleben wir auch bei Nieselregen, wobei die Tröpfchen dann nur noch 100 bis 500 Mikrometer (µm) »groß« sind und im Vergleich zu ausgewachsenen Regentropfen recht gemächlich auf die Erde niedersinken. Wer im Nieselregen unterwegs ist, tut trotzdem gut daran, sich eine Regenjacke überzuziehen. Anders bei Nebel: Hier bemerken wir die Feuchtigkeit zwar sehr deutlich, fühlen uns aber nicht unbedingt genötigt, die Kleidung danach auszurichten. Gleichwohl dürften sich die Klamotten nach einiger Zeit im Nebel etwas klamm anfühlen. Die klitzekleinen Wassertröpfchen des Nebels scheinen gar nicht zu Boden zu sinken, sondern in der Luft zu schweben. In der Regel sind sie nur wenige Mikrometer groß und für unsere Augen eigentlich nicht sichtbar. Vielmehr ist es die unvorstellbar hohe Anzahl von Winzlingströpfchen, die das Phänomen einer »Nebelwand« um uns herum entstehen lässt.

Ein Wassermolekül – Moleküle sind übrigens die kleinstmögliche Einheit von chemischen Verbindungen – setzt sich aus zwei Wasserstoffatomen (H) und einem Sauerstoffatom (O) in immer demselben Winkel zu H_2O zusammen, so dass es aussieht wie ein lustiger Teddybär-Kopf.

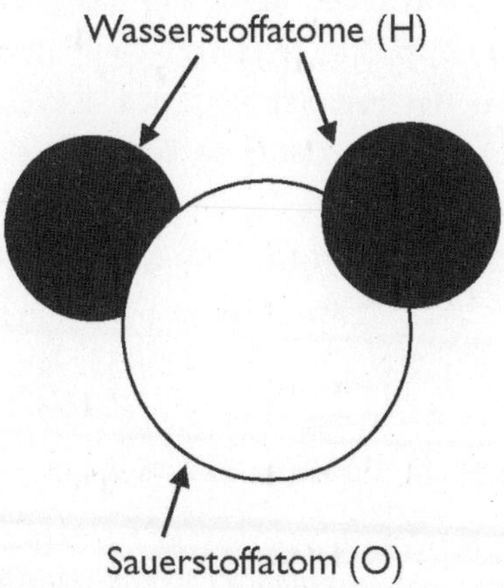

Wassermolekül

Diese ulkigen Wassermoleküle sind dermaßen winzig, dass man sich fragt, wie Wissenschaftler sie überhaupt erforschen können: Noch nicht mal einen Nanometer (das sind 0,001 µm bzw. 0,000001 mm) messen sie. Mit Blick auf das Größenverhältnis zwischen einem durchschnittlich großen Regentropfen von ca. 1 Millimeter Größe und einem ultrawinzigen Wassermolekül erscheint eine unfassbare Zahl auf dem Radar: 1.000.000.000.000.000.000.000. Das ist eine Trilliarde und etwa jene Menge an Wassermolekülen, die Schätzungen zufolge in einem Durchschnittstropfen stecken.

Ein Regentropfen ist ebenso wie das Wasser in Flüssen, Seen und Toilettenspülkästen dem *flüssigen Wasser* zuzurechnen und umfasst wie eben gesehen eine für uns Menschen nahezu unvorstellbar große Ansammlung von Molekülen. Die Wassermoleküle im Flüssigverband werden durch Bindungsenergie zusammengehalten: Sie halten sich locker »an den Händen«, oder etwas wissenschaftlicher ausgedrückt: Die jeweils anderen Pole (H- bzw. O-Atom) ziehen sich gegenseitig an, bilden regelrechte Molekülketten und schwimmen so beispielsweise als Wasserverband in Bächen durch die Landschaft oder stürzen als Regentropfen auf die Erde hinab. Und obwohl sie Händchen halten, haben die einzelnen Moleküle in diesem flüssigen Aggregatzustand des Wassers noch viel Bewegungsspielraum, was auch bei reißenden Flüssen und an der Fensterscheibe herabrinnenden Tropfen zu bewundern ist. Wenn das Wasser bei knackigen Minustemperaturen hingegen zu Eis erstarrt (fester Aggregatzustand von Wasser), ist die Bindungsenergie untereinander so stark, dass sich die Moleküle im festen Verband kaum noch rühren können. Man könnte auch sagen, dass die Bindungsenergie die Bewegungsenergie der Moleküle regelrecht einfriert. Ganz anders sieht die Sache im gasförmigen Aggregatzustand aus, wenn die Moleküle im Fullspeed-Modus durch die Luft heizen. Dann ist ihr Zustand von extrem viel

Bewegungsenergie geprägt, die wiederum ihre Bindungsenergie aushebelt: Da die umherdüsenden Krawallskis unentwegt in der Luft kollidieren und darüber hinaus ständig an allen möglichen Oberflächen abprallen, werden die Bindungen untereinander regelrecht entzweigerissen. Mit Händchenhalten ist also Schluss. Dabei sind die Winzlinge mit immensem Tempo unterwegs: Ihre imaginäre Tachonadel zeigt viel höhere Werte an als die ruhmreiche Schallgeschwindigkeit. Respekt!

Moleküle machen richtig Dampf

Wie aber kommen die Wassermoleküle überhaupt in die Luft?

Der Prozess, der dafür verantwortlich ist, ist das allseits bekannte Verdunsten. Dabei »verdunstet« die Flüssigkeit nicht, indem sie sich einfach mal von dieser Welt verabschiedet, vielmehr streben viele einzelne Wassermoleküle aus dem Flüssigverband in den Gasraum, also unsere Luft. Die abtrünnigen Moleküle im Highspeed-Modus bringen damit derart viel Bewegungsenergie mit, dass diese Energie höher und wirkungsvoller ist als die Bindungsenergie des Flüssigverbandes. Der Verdunstungsprozess ist also nichts anderes als der Übergang vom flüssigen zum gasförmigen Aggregatzustand, und zwar ohne, dass das Wasser zuvor gekocht, sprich den Siedepunkt (100 °C) erreicht hat. Wir kennen diesen Vorgang auch von gewaschener Wäsche, die »an der Luft« vermeintlich wie von Geisterhand trocknet. Genaugenommen verdunstet die im Gewebe enthaltene Restfeuchtigkeit Molekül für Molekül. Manchmal ist dieser Prozess auch an Seen und Flüssen zu beobachten, wenn Dunst über dem Wasser liegt. Doch ob nun bei »dampfenden Seen« oder unserem leckeren, »dampfenden« Kaffee am Morgen, stets streben Wassermolekülen aus dem Flüssigverband in die Raumluft. Dort gehen sie dann recht fix in den gasförmigen Zustand über, geben das Händchenhalten auf und sind für uns nicht mehr sichtbar alleine unterwegs.

Wissenschaftler bezeichnen die zahllosen, in der Luft herumdüsenden Wassermoleküle in ihrer Gesamtheit als *Wasserdampf*. Und das, was wir umgangssprachlich (sichtbaren) Wasserdampf nennen, heißt bei Experten *Dunst* oder *Nebel*. *Wasserdampf* ist per definitionem also nichts anderes als jene ominöse, weil zumeist unsichtbare *Luftfeuchtigkeit*, die immer und überall in irgendeiner Konzentration vorhanden ist. Die *absolute Luftfeuchtigkeit* beschreibt die tatsächlich vorhandene Menge Wasserdampf in der Luft, angegeben in Gramm pro Kubikmeter Luft (g/m^3). Und die *maximale Luftfeuchtigkeit* besagt, wie viel Gramm Wasserdampf die Umgebungsluft bei den aktuellen Bedingungen höchstens aufnehmen kann. Ist die maximale Luftfeuchtigkeit erreicht, gilt die Luft als gesättigt. Und anders als bei uns unvernünftigen Menschen gibt es bei der cleveren Luft den Zustand der *Über*sättigung nicht. Die Luft startet nämlich, wenn man so will, konsequent den gegenläufigen Prozess zum Verdunsten. Wassermoleküle kletten sich folglich wieder aneinander und bilden somit Wassertröpfchen. Dieser Prozess heißt Tauwasser-, manchmal auch Schwitzwasserbildung, wissenschaftlich korrekt allerdings *Kondensation*. Die Luft »schwitzt« den Wasserüberschuss also einfach radikal aus.

Die entscheidende Frage ist nun: Unter welchen Bedingungen kommt es zu den alltäglichen Phänomenen Verdunstung und Kondensation? Oder anders gefragt: Warum ist es draußen im Frühjahr und Herbst frühmorgens oft so feucht, obwohl es seit Tagen nicht geregnet hat und es tagsüber schön sonnig-warm ist …? Der Grund dafür ist die hohe Temperaturdifferenz zwischen Tag und Nacht von teilweise mehr als 20 °C. Denn die kalte (Nacht-)Luft hat ihre *maximale Luftfeuchtigkeit* sehr viel schneller erreicht als warme Luft, sprich kalte Luft hat eine wesentlich geringere »Wasserdampfaufnahmekapazität«. Die Wasserdampfmenge, die der 25 °C warmen Luft gar keine Probleme bereitet, überfordert die auf 5 °C abgekühlte Luft plötzlich, weshalb sie zusieht, dass sie möglichst schnell möglichst viele Wassermoleküle in Form von Nebel und Tau loswird. Mit steigender Strahlungskraft der Sonne steigt die Lufttemperatur im Laufe des Vormittags wieder an, und der Morgentau verschwindet augenscheinlich. Tatsächlich sind die unzähligen Molekül-Mengen jedoch wieder unsichtbar und mit viel Foffo alleine in der wärmeren Luft unterwegs.

Die Randbedingung »Temperatur« ist ein sehr wichtiger Faktor im Hinblick auf die jeweilige Menge an Wasserdampf in der Luft: Je höher die Temperatur, desto höher die maximal aufnehmbare Wasserdampfmenge.

Die folgende Grafik zeigt die maximale »Wasserdampfaufnahmemenge« der Luft je nach Temperatur. Jedes Quäntchen Wasserdampf mehr führt bei den entsprechenden Temperaturen jeweils zur Kondensation.

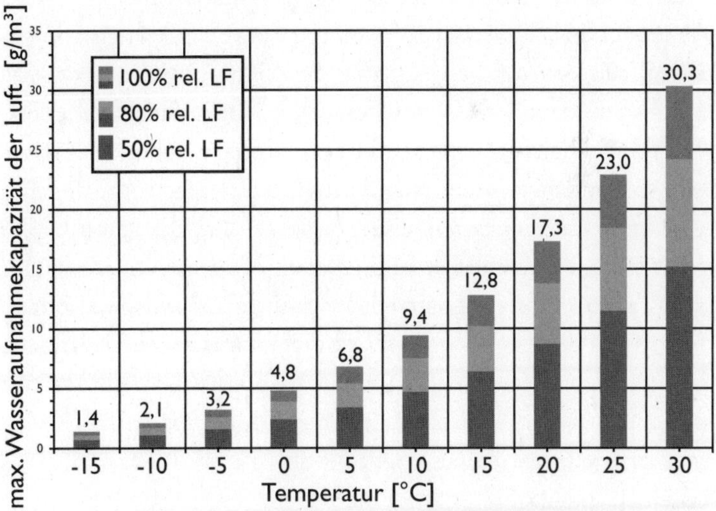

Wasserdampfmenge/Temperatur

Feuchtigkeit? Alles relativ …

Wenn Sie nicht wie ich reaktionsfreudige Indikator-Haare haben, die bei geringer Luftfeuchtigkeit spaghettimäßig kraftlosplatt herunterhängen und bei hoher Luftfeuchtigkeit affige Korkenzieher drehen, sind Sie bei der Einschätzung der Luftfeuchtigkeit in ihrer Umgebung vermutlich aufgeschmissen. Wie die meisten Menschen übrigens. Es sei denn, wir reiten gerade auf einem Kamel durch die Wüste (sehr geringe Luftfeuchtigkeit), durchstreifen den tropischen Regenwald (sehr hohe Luftfeuchtigkeit) oder können im Nebel keine fünf Meter weit mehr sehen. Dann ist die Einschätzung der Luftfeuchtigkeit easy. Gott sei Dank haben findige Leute das Hygrometer entwickelt, mit dem das auch bei schnödem Durchschnittswetter gelingt! Die ersten Modelle kamen Ende des 18. Jahrhunderts auf den Markt und funktionierten – jetzt kommt's – mit Frauenhaar. Inzwischen gibt es diese sehr nützlichen Apparillos selbstverständlich auch in digitalen Ausführungen. Hygrometer sollten in keiner menschlichen Behausung fehlen, denn sie zeigen an, was wir selber nicht wahrnehmen: die *relative Luftfeuchtigkeit* als Indikator für den Sättigungsgrad der Luft mit Wasserdampf. Mittlerweile gibt es sogar Hygrometer mit »Schimmelalarm«: Bei zu hoher relativer Luftfeuchtigkeit schlagen mache Geräte Alarm oder andere zeigen durch einen glücklichen oder unglücklichen Smiley an, ob die ganze Chose mit der Luftfeuchtigkeit »in trockenen Tüchern« ist oder nicht.

Was aber ist diese relative Luftfeuchtigkeit denn nun genau? Immerhin scheint sie ja so wichtig zu sein, dass es dafür extra Gerätschaften gibt. In der Physik hat sie sogar ihre eigene Formel! Setzt man die absolute Luftfeuchtigkeit ins Verhältnis zur maximal aufnehmbaren Luftfeuchtigkeit, erhält man die relative Luftfeuchtigkeit in Prozent:

Sie gibt also an, wie weit die Luft von einer Sättigung prozentual entfernt ist. 50 % relative Luftfeuchtigkeit bedeutet demnach, dass die Luft bis zur Sättigung noch mal genau die gleiche Menge Wasserdampf (in Gramm) aufnehmen könnte.

Wie sehr die relative Luftfeuchtigkeit je nach Temperatur variieren kann, zeigt folgendes Beispiel:

$$\text{Relative Luftfeuchtigkeit} = \frac{\text{absolut vorhandene Luftfeuchtigkeit } \left[\frac{g}{m^3}\right]}{\text{maximal mögliche Luftfeuchtigkeit } \left[\frac{g}{m^3}\right]} * 100\ \%$$

Nehmen wir an, wir haben 34 °C und 20 % relative Luftfeuchtigkeit. Die Wüste lässt grüßen. Bei 20 % relativer Luftfeuchtigkeit ist die Luft weit entfernt von der Aufnahmekapazitätsgrenze. In diesem Fall wären ca. 7,5 g/m³ Wasserdampf in der Luft, und der Taupunkt (100 % relative Luftfeuchtigkeit, sprich mit Feuchtigkeit gesättigte Luft) läge bei knapp 8 °C. Bei gleicher Temperatur, aber einer relativen Luftfeuchtigkeit von 40 % wären schon ca. 15 g/m³ Wasserdampf in der Luft, und der Taupunkt der Luftmasse läge dann bereits bei ca. 18,5 °C. Haben wir allerdings ein schwülwarmes Wetter bei gleicher Temperatur (34 °C) mit 70 % relativer Luftfeuchtigkeit, beträgt die Wasserdampfkonzentration über 26 g/m³. Und wo liegt dann der Taupunkt? Es wird vermutlich viele überraschen: Bei knapp unter 28 °C! Willkommen im tropischen Sommer.

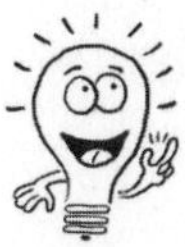

Die Taupunkttemperatur (bzw. »der Taupunkt«) gibt an, wann die Luft mit Wasserdampf gesättigt ist. Die relative Luftfeuchtigkeit liefert uns das aktuelle »Sättigungsmaß« in Prozent und damit die verbleibende Aufnahmekapazität bis zur Sättigung. Sie ist temperaturabhängig und somit variabel: Sinkt die Temperatur, während die absolute Feuchtigkeitsmenge in der Luft gleich bleibt, steigt die relative Luftfeuchtigkeit an.

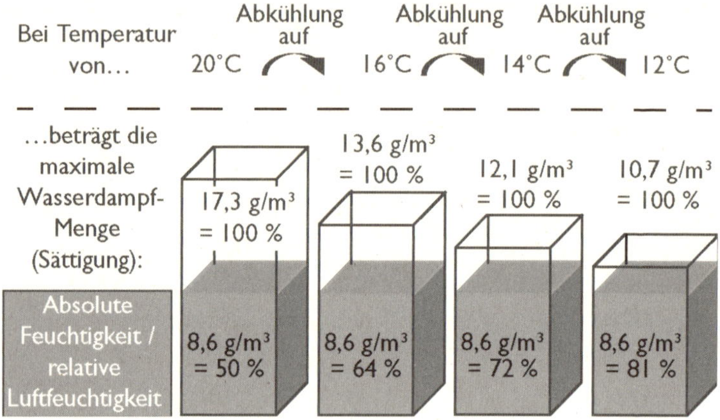

Veränderung der relativen Luftfeuchtigkeit durch Abkühlung der Luft (idealisierte Bedingungen)

Prima Klima auf der Wand?

Pünktlich zur Sportschau macht Mann sich gerne mal ein kühles Bierchen auf. Damit noch nicht auf dem Sofa angekommen, ist die Flasche bereits total »beschlagen«, und Frau ruft rüber: »Nimm aber einen Untersetzer, sonst gibt's wieder hässliche Wasserflecken auf dem Tisch!« Macht Sinn, denn sobald die Bierflasche aus dem Kühlschrank genommen wird, bilden sich Wassertröpfchen am kalten Glas, die dann oft in kleinen Rinnsalen hinabfließen. Die an die Flasche angrenzende Luftschicht kühlt rasch ab, so dass die Moleküle in dieser Schicht an Bewegungsenergie verlieren. Sie werden immer langsamer, bis es schließlich zum bekannten Händchenhalten inklusive Tröpfchenbildung an der Flaschenwand kommt. Der Clou: Wann sich die emsigen Wassermoleküle zusammenrotten und es zur Tauwasserbildung kommt, also der Taupunkt erreicht ist, lässt sich in schlauen Tabellen und Grafiken (»Taupunkttabelle« bzw.

»Taupunktkurve«) nachlesen oder von kostenlosen Rechenprogrammen (z. B. »Taupunktrechner«) ermitteln. Im Internet findet man diverse Optionen. All diese Schlaumacher-Tools spucken für jede Kombination aus Lufttemperatur und relativer Luftfeuchtigkeit die zugehörige Taupunkttemperatur aus.

In unserem Bierchen-Beispiel gehen wir mal von einem erheblichen Temperaturknick aus: Die Raumluft misst 21 °C, und auf der Außenfläche der gut gekühlten Flasche sind's nur etwa 6 bis 8 °C. Nehmen wir zudem an, im Raum herrscht aktuell eine relative Luftfeuchtigkeit von 50 %. Der entsprechende Taupunkt der Raumluft ist dank der Infotools fix ermittelt: Er liegt bei 10,2 °C. Da die Oberflächentemperatur der Bierflasche deutlich darunter liegt, wundert es nicht, dass die Flaschenoberfläche umgehend von Tauwasser »befallen« wird. Ein banales Phänomen.

Das viel schlimmere alltägliche Phänomen spielt sich in unseren Super-Wellness-Tempeln ab: Da will man nach dem Duschen einen Blick auf das Ausmaß der Augenringe riskieren, aber der blöde Spiegel ist mal wieder »beschlagen« und verwehrt uns den Durchblick. Das bockige Scheißding! Im Internet gibt es allerhand mehr oder minder raffinierte Tricks für Verzweifelte, um den eigensinnigen Spiegel zurück in die Spur zu bringen. Er soll schließlich einfach nur da hängen und keinen Ärger machen … Tatsächlich ist er auch vollkommen frei von Rachegelüsten und ohne jegliches Eigenleben. Etwas anders sieht es mit der Luft im Badezimmer aus. Die ist nämlich im Gegensatz zum Spiegel in der Lage, Warnzeichen zu senden, indem sie Wasserdampf »ausschwitzt«. Könnte sie sprechen, so würden wohl fast alle Menschen morgens nach dem Duschen oder abends nach dem Wellnessbad tüchtig was zu hören bekommen, wenn die Raumluft ihrer Überforderung Luft macht. Aber nein, die friedfertige Luft sendet stattdessen stille Signale, die wir nach ein bisschen Ärger über die Zeitverzögerung einfach von Spiegel oder Fenster wischen. Welch fatale Ignoranz! Nüchtern betrachtet wird der Luft durch heißes Duschen/Baden eine Menge Feuchtigkeit zugeführt, was die relative Luftfeuchtigkeit im Raum in die Höhe treibt. An bestimmten Bauteilen schlägt sich folglich ein Teil der Feuchtigkeit in Form von Kondenswasser nieder. Der Spiegel, die Fensterscheibe oder auch die glatten Kacheln an der Wand sind aufgrund ihrer Materialzusammensetzung und Oberflächenbeschaffenheit schnell von sichtbarem Tauwasser betroffene Elemente.

Mit dem »Beschlagen« von Badspiegel, Fensterscheiben und Co. kann man sich ja noch arrangieren, weil die Kondensation prima zu sehen und daher durch Wegwischen in den Griff zu bekommen ist. Wegwischen allein genügt aber nicht! Vielmehr sollten diese Warnhinweise der Raumluft sofort eine ganz andere Betriebsamkeit auslösen: Fenster weit aufreißen und Frischluft hereinlassen. Denn die »alte« Raumluft hat ganz offensichtlich die Nase voll von so viel Feuchtigkeit! Und für den Fall, dass Raumnutzer zu wenig lüften, sitzen unsere umtriebigen Mikroorganismen ja bekanntlich schon überall in den Startlöchern …

Geheimer Boxenstopp

Natürlich kann es auch an den Innenseiten von kühlen Außenbauteilen zur klassischen Kondensation wie an Spiegel und Bierflasche kommen, wenn deren Oberflächentemperatur unter die Taupunkttemperatur der Raumluft sinkt. Landläufig wird diese Gefahr zwar überwiegend Außenwänden zugeschrieben, doch Bauteile wie Keller- oder Flachdachdecken können je nach Ausführungsart ebenfalls betroffen sein. Der Einfachheit halber picken wir uns aber im Folgenden – auch bezüglich weiterer Feuchteprozesse – die Außenwand als häufige Zielscheibe der Mikroben heraus. Wegen ihrer Oberflächenbeschaffenheit sind auf Wänden in der Regel allerdings keine Tröpfchen sichtbar, was dazu führt, dass uns die drohende Schimmelgefahr durch zu feuchte Wände nicht ins Auge springt. Warum aber bekommen ahnungslose Bewohner viel häufiger trotz höherer Temperaturen an der Innenoberfläche Besuch von Schimmelschurken? Das hat mit der Angewohnheit der Wassermoleküle zu tun, auch bei einer relativen Luftfeuchtigkeit deutlich unter 100 % (also bei klar über dem Taupunkt liegenden Temperaturen), heimlich still und leise an diversen Bauteiloberflächen einen Zwischenstopp einzulegen. Dass wir auch von diesem Rumgelungere kaum etwas mitbekommen, hängt mit der Sorptionsfähigkeit der Materialien zusammen, einer im Grunde sehr praktischen Eigenschaft, die wir entsprechend würdigen sollten. Die Sorption beschreibt die Wassermolekül-Anlagerung an feste Stoffe, die sogar mehrschichtig sein kann und »Sorbatfilm« genannt wird. Wenn Wassermoleküle durch den Raum pesen, prallen sie meist an sämtlichen Oberflächen wieder ab (Reflexion). Werden sie aber mithilfe physikalischer Kräfte festgehalten, bilden sie dort nach und nach jenen seltsamen Sorbatfilm. Grund dafür ist das Feuchteausgleichs-Bestreben zwischen (festen) Stoffen und der feuchten Raumluft. Sorptionsfähige Materialien binden so lange Wassermoleküle, bis ein Feuchtegleichgewicht hergestellt ist. Bei kurzfristigen Feuchtigkeitsspitzen in der Raumluft »puffern« sie also den hohen Wasserdampfgehalt ab und fungieren als eine Art Zwischenspeicher für die Feuchtigkeit in der Raumluft. Wird die relative Feuchtigkeit der Raumluft später durch Zuführen von Frischluft (Lüften, lüften, lüften!) wieder abgesenkt, kehrt sich der Ausgleichsprozess physikalisch um: Die festen Stoffe geben die Wassermoleküle zurück an die wieder aufnahmebereite Raumluft.

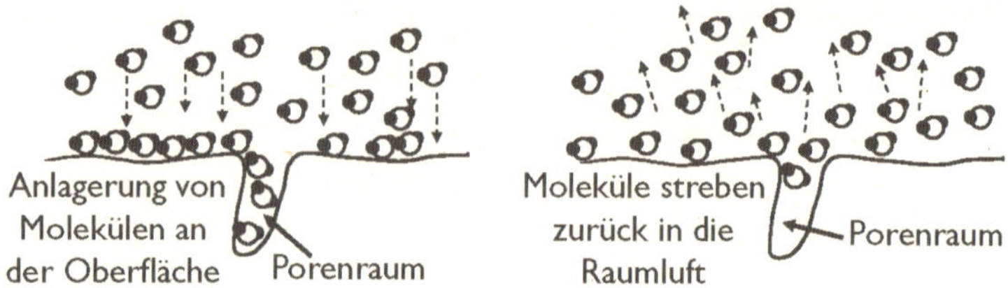

Sorptionsprozess an Oberflächen

Klassische sorptionsfähige Materialien sind Naturstoffe wie Holz, aber auch mineralische Baustoffe wie Beton, Ziegel, Putz und Kalksandstein etc. Auch sorptionsfähige Einrichtungsgegenstände wie Holzbauteile, Polstermöbel oder Teppiche sind bei diesen Prozessen in der Regel beteiligt. Wie viel Feuchtigkeit diese Stoffe jeweils speichern können und wie schnell sie die Feuchtigkeit an die Raumluft zurückgeben, hängt von ihren spezifischen Materialeigenschaften ab. In Kapitel 9 sehen wir uns das für typische Wandbaustoffe, die uns Bewohner bei der Feuchteregulation in Räumen mehr oder weniger gut unterstützen können, genauer an. Das Prinzip *mitarbeitende Bauteile* klingt prima, oder? Doch dafür müssen wir Menschen mit ihnen kooperieren. Gelingt uns das zu oft nicht, haben die unbarmherzigen Mikroorganismen ihren großen Auftritt.

Der mikrobielle Stinkefinger

Viel zu häufig sind nämlich genau diese dubiosen Sorptionsprozesse die ungeahnte Ursache für eine Schimmelplage an den Außenwänden in Wohnungen. Denn schon weit unter 100 % relativer Luftfeuchtigkeit erliegen viele Wassermoleküle unter Umständen der Bindungsenergie sorptionsfähiger Oberflächen und bilden einen Sorbatfilm. Und eben diese längerfristigen Prima-Klima-Bedingungen auf der Wand durch dort herumhockende Wassermoleküle sind es, die den mikrobiellen

Destruenten so gut gefallen (Masterfaktor Feuchtigkeit!), dass sie hier ihre schmucken Kolonien errichten. Jetzt denken Sie vielleicht: »Och … ist doch easy: Hygrometer aufstellen, gut beobachten und so die Luftfeuchte im grünen Bereich halten … Check!« Doch viel zu oft gilt leider: Pustekuchen! Denn die Oberflächen von Außenbauteilen sind zumindest im Winter in der Regel kälter als die Raumluft, entweder deutlich kälter (eher kritisch!) oder nur etwas kälter (eher unkritisch!). Dabei spielen die bauphysikalischen Eigenschaften der Bauteile (siehe Kapitel 4) eine entscheidende Rolle für das Ausmaß der Temperaturdifferenz zur Raumluft. Gucken wir uns doch mal den Temperaturverlauf im Wandquerschnitt an …

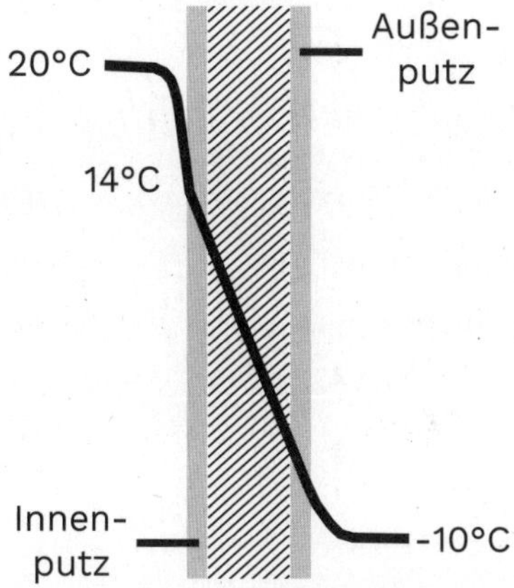

Beispiel für Temperaturverlauf im Wandquerschnitt bei Frost

Die Temperatur am Übergang Raumluft – Außenwand fällt je nach Bauart und Beheizung im Winter mehr oder weniger stark ab. Bei erheblichen Temperaturunterschieden zwischen Raumluft und Bauteiloberfläche ist der – bisweilen durchaus beachtliche – Temperaturabfall bereits in der oberflächennahen Luftschicht deutlich zu erkennen. Den flinken Wassermolekülen sind die ungemütlichen Temperaturen dort allerdings vollkommen schnuppe, sie verteilen sich überall gleichermaßen in der Raumluft, sind also in dieser kühlen Luftschicht ebenso zahlreich unterwegs wie in der muckelig-warmen Raummitte. Und die Folge? In der oberflächennahen Grenzschicht ist die absolute Luftfeuchtigkeit zwar nicht anders als in der Raummitte, die temperaturabhängige (!) relative Luftfeuchtigkeit jedoch ist hier wesentlich höher. Damit wird die Oberfläche schnell zum Paradies für unsere mikrobiellen Strategen, denn wir erinnern uns: Längerfristig hohe a_w-Werte (siehe Seite 37 f.) begünstigen Schimmelwachstum. Fachleute setzen in erster Näherung die relative Luftfeuchtigkeit an der Luft-Material-Grenze in puncto Schimmelgefahr mit dem a_w-Wert gleich: Eine relative Luftfeuchte von 80 % an der Grenzfläche ist also ebenso kritisch wie ein a_w-Wert von 0,8.

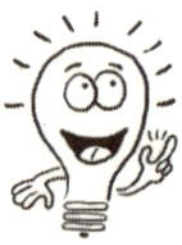

Je höher die relative Luftfeuchtigkeit, desto besser die Bedingungen für Schimmelwachstum. Ab einer längerfristig herrschenden relativen Luftfeuchtigkeit von etwa 70 % muss im Grunde mit einem Befall auf Oberflächen gerechnet werden. Als eindeutig kritisch gilt eine relative Luftfeuchtigkeit von 80 % und mehr.

Aber woher soll nun das irgendwo frei im Raum aufgestellte Hygrometer wissen, wie das werte Befinden der Luft direkt an der Wand ist? Während wir uns also über scheinbar unkritische Raumluftfeuchte-Werte von bis zu 50 % freuen, zeigen uns die niederträchtigen Mikroorganismen – als beeindruckende Kolonie an der Außenwand siedelnd – den mikrobiellen Stinkefinger, weil dort viel höhere Werte herrschen. Nehmen wir beispielsweise eine Raumtemperatur von 20 °C und eine relative Luftfeuchtigkeit von 50 % an; dann beträgt die absolute Feuchtigkeit im Innenraum etwa 8,6 g/m³. Und der Taupunkt für diese Konstellation liegt bei etwas über 9 °C. Doch darauf dürfen wir eigentlich gar nicht gucken. Denn bei einer Feuchtigkeit von 8,6 g/m³ in der Raumluft stellt sich die im Hinblick auf Schimmelbefall kritische relative Luftfeuchtigkeit von 80 % bereits bei einer Temperatur zwischen 12 °C und 13 °C ein. Je nach Bauart können Außenwände auf ihrer Raumseite durchaus so kalt werden, wenn es im Winter lange frostig ist. Und siehe da: Auf einmal erklärt sich der fiese Schimmelbefall trotz offenbar perfekter Raumluftbedingungen von lediglich 50 % relativer Luftfeuchtigkeit.

In den hintersten Ecken ...

Die ultraschnellen Wassermoleküle erreichen übrigens selbst die allerhintersten Ecken eines Raumes völlig mühelos. Überall sind die diffundierenden (diffundere, lat.: ausbreiten) Moleküle in gleicher Konzentration vorhanden. Ja, sie diffundieren einfach munter drauflos! Blöderweise kann da die Wärme nicht mithalten, denn diese wird in erster Linie über den natürlichen Luftstrom im Raum verteilt und von baulichen Barrieren wie Kleiderschränken, dichten Vorhängen und Kücheneinbauten erheblich gebremst, sprich: Hinter dem bombastischen Kleiderschrank im Schlafzimmer oder in der Nische hinterm Küchenschrank ist es womöglich um einige Grad kühler als am Küchentisch. Die Konsequenzen können besonders bei ungedämmten Außenbauteilen nicht nur hinter Einrichtungsgegenständen, sondern auch in Wandecken eine zu hohe relative Luftfeuchtigkeit und schlimmstenfalls beeindruckende Schimmelkolonien sein. Da haben die mikrobiellen Mistkerle womöglich trotz »smilender« Hygrometer auf Küchentisch oder Nachtschränkchen gut lachen!

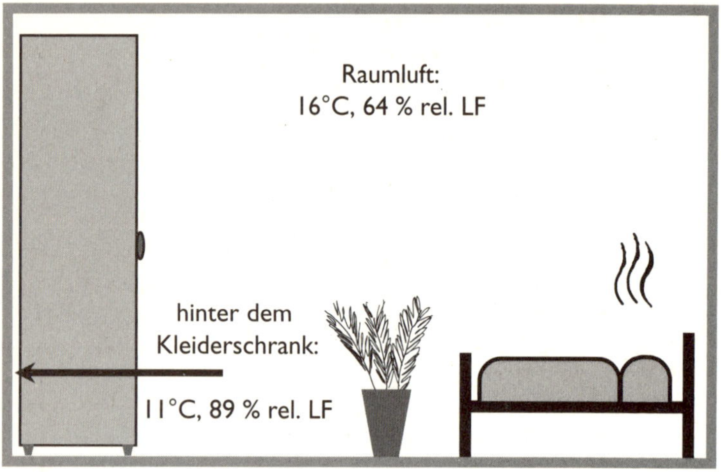

Beispiel für Oberflächentemperatur / rel. Luftfeuchtigkeit bei Frost (Normbedingungen mit -5°C Außentemperatur)

Uns Bewohnern bleibt also letztlich nichts anderes übrig, als eventuelle Schwachstellen unserer Behausungen wie stark auskühlende Außenbauteile zu berücksichtigen, weil diese nun mal weniger Luftfeuchtigkeit im Raum »vertragen« als wärmere Komponenten. Es gilt, Möblierungsfehler zu vermeiden und bei hoher Feuchtezufuhr regelmäßig für Luftaustausch zu sorgen, damit die Sorptionsprozesse in den eigenen vier Wänden nicht zum Fiasko werden.

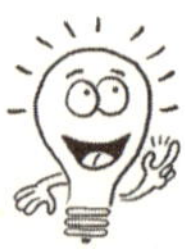

Ein Hygrometer hilft beim richtigen Management der Raumluftfeuchtigkeit. Allerdings sind auch die Möblierung und vor allem die bauphysikalischen Eigenschaften der Bausubstanz wichtige Einflussfaktoren im Hinblick auf die Bedingungen für Mikroorganismen in den hintersten Ecken des Raumes.

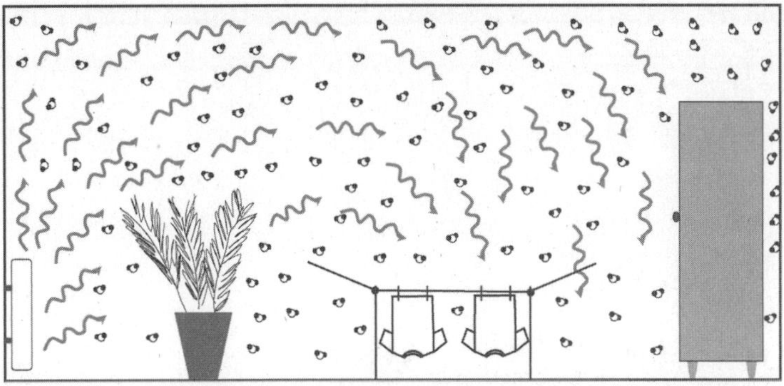

Verteilung von Wärme und Wassermolekülen in der Raumluft

Ab durch die Wand oder durchs offene Fenster?

Die feuchte Luft muss raus aus der Bude. Glasklar! Nur wie? Eines ist schon mal sicher: Die Mär von den atmenden Wänden, die uns Bewohner wie von Geisterhand von der Feuchtigkeit im Raum befreien, sollten Sie lieber nicht glauben. Manche scheinbar verrückt gewordenen Wassermoleküle machen sich zwar auch auf die irrwitzige Mission, die Außenbauteile zu »durchwandern«, also hinaus in die weite Welt zu diffundieren, doch dieses Unterfangen sollten wir nicht überbewerten. Bei vernünftigem Lüftungsverhalten der Bewohner wandert selten mehr als 1 % des anfallenden Wasserdampfs in der Raumluft eine bemerkenswerte Strecke in die Bauteile hinein; der Großteil der Moleküle prallt bereits an Wandfarbe, Tapete oder Innenputz ab und verbleibt somit in der Raumluft oder lagert unter Umständen an deren Oberflächen an. Die tief eindringenden Molekülmengen sind bei gut geplanten Bauteilkonstruktionen und richtigem Lüftungsverhalten also eher Kinkerlitzchen und fast gar nicht der Rede wert. Lassen wir die Raumfeuchte im Winter allerdings zu stark ansteigen und sorgen somit für einen erheblichen Konzentrationsunterschied gegenüber der Außenluft (innen: warm, eher hohe Wasserdampfkonzentration in der Raumluft; außen: sehr kalt, Wasserdampfkonzentration in der Luft gering), können weit mehr Moleküle in die Bauteile gelangen. Und das kann dann ebenfalls zu einem meist lange unentdeckten Schimmelbefall führen. »Hohe Wasserdampfkonzentration? Ham wa nich!«, mögen jetzt manche denken. Doch Vorsicht: Die eigene Hütte kann diesbezüglich zum wahren Pulverfass werden, wenn man viel Wasserdampf »produziert« und die Konsequenzen missachtet.

Wissen Sie, wie viel Feuchtigkeit Sie als Bewohner der Raumluft täglich zuführen? In einem Mehrpersonenhaushalt fällt mitunter jeden Tag ein Eimer Wasser in Form von Wasserdampf an – unter anderem durch Atmen, Schwitzen, Kochen, Duschen/Baden, aber auch durch Zimmerpflanzen.

Eine regelrechte Provokation für die Raumluft ist beispielsweise das Wäschetrocknen. Wer Interesse an harten Fakten hat, kann seine Wäsche ja mal vor und nach dem Waschen wiegen. So ermitteln Sie, wie viel Wasser (in Gramm bzw. Kilogramm) in die Raumluft diffundieren muss, damit die Wäsche trocknet. Für die weniger Experimentierfreudigen kommen hier die weichgespülten Durchschnittswerte: Die Restfeuchte gewaschener Wäsche liegt üblicherweise im Bereich von 1 bis 2 kg, je nach Menge und Art der Textilien sowie der gewählten Schleuderdrehzahl. Gehen wir in einem kleinen Beispiel mal von idealisierten Bedingungen aus: Otto und Erna Normalverbraucher trocknen ihre gewaschene Wäsche in einem leeren, 16 Quadratmeter großen Raum ohne Frischluftzufuhr. Wir betrachten also nur das reine Luftvolumen und vernachlässigen Sorptionsprozesse etc. im Raum. Das Luftvolumen dieses Raumes beträgt etwa 40 Kubikmeter (angenommene Raumhöhe: 2,5 m). Bei 20 °C hat die vorhandene Luft eine Aufnahmekapazität von 17,3 g/m^3. Das heißt, die vorhandene Raumluft kann maximal 692 g Wasser aufnehmen. – Alles, was darüber hinaus zugeführt

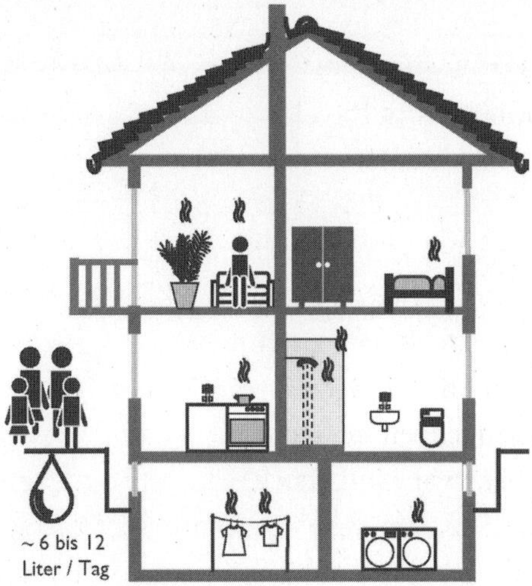

Feuchtequellen im Haus

wird, ist zu viel. Die frischgewaschene Wäsche hat allerdings eine Restfeuchte von (in der Regel) deutlich über 1000 g. Tja, und nun? Nun müssen die Materialien im Raum beim Feuchtemanagement kräftig aushelfen, was bekanntlich irgendwann schadensträchtig werden kann und oft gar nicht ausreicht. Mit dem Wäschetrocknen über Nacht bei geschlossenem Fenster, also ohne regelmäßige Frischluftzufuhr während des Wäschetrocknens, haben wir schon mal einen Kardinalsfehler identifiziert … Doch leider gilt auch bei vielen anderen feuchtebringenden Tätigkeiten im Raum: Raus mit der Feuchtigkeit durchs offene Fenster und Platz gemacht für frische Luft von draußen, welche aufnahmefähig für Feuchtigkeit ist und damit die wichtige Feuchteabgabe der Bauteile an die Raumluft gewährleistet.

Als Nächstes wagen wir uns weiter in die Bausubstanz vor und spüren die Verstecke der boshaften kleinen Mikroorganismen in der Außenhülle unserer Häuser auf. Das quietschvergnügte Molekültreiben, das dort von uns unbemerkt vonstattengeht, ist die Grundlage vielen Schimmelübels und deshalb durchaus eine Reise wert!

4

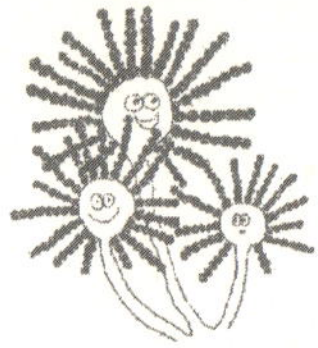

Wenn's gut werden soll ... Bauphysik-Basics

Wärmeverpackung fürs Haus

Nachdem die Menschen lange Zeit durch die Lande ziehend in Höhlen oder einfachen Tipis Unterschlupf fanden, wurden sie nach und nach sesshafter und ihre Behausungen entsprechend beständiger. In der Bronzezeit (ca. 2200 bis 800 v. Chr.) waren offenbar sogar vereinzelt raffinierte »Baumeister« am Werk. So wurde vor einigen Jahren bei Ausgrabungen in Hessen eine abgebrannte Siedlung aus der Zeit um 1400 v. Chr. entdeckt, deren Wände von heutigen Experten sehr anerkennend als »Energiesparwand« bezeichnet wurden. Sie bestanden aus Holzpfosten mit einem beidseitigen Flechtwerk, das mit Lehm beworfen war. Zwischen den in einem Abstand von 10 cm angeordneten Flechtwerkwänden wiederum befand sich eine wärmedämmende Gras-Schicht. Eine äußerst bemerkenswerte Konstruktion für die damalige Zeit, denn die üblichen Behausungen waren auch viele Jahrhunderte später noch deutlich weniger durchdacht und schützten ihre Bewohner mehr schlecht als recht gegen Kälte.

Selbst im 20. Jahrhundert war eine tatkräftige Wärmedämmung lange kein großes Thema. So drang beispielsweise durch die Fenster am meisten von der extra eingekauften Innenraumwärme nach draußen. Zwar gab es seit den 1950er Jahren eine DIN-Norm zum »Wärmeschutz im Hochbau« (so die alte Bezeichnung der *DIN 4108*, die heute »Wärmeschutz und Energie-Einsparung in Gebäuden« heißt) mit ersten verhaltenen Zielsetzungen für den Wärmeschutz. Doch aufgrund der niedrigen Preise für Heizenergie wurde das von Wärmedämmbefürwortern angemahnte »Mitheizen des Weltalls« munter weiterpraktiziert: Ein Teil der Heizwärme aus der guten Stube verflüchtigte sich durch die Außenhülle. Klar, dass das nicht ewig so weitergehen konnte. Erst stürmten doppelverglaste Fenster in bezahlbaren Varianten den Markt – und dann kam: Styropor! Es wurde eines dieser Fabrikate, das als Synonym für eine ganze Produktart steht – in diesem Fall für die Polystyrol-Dämmstoffe. In den Sechzigern gab es bereits Dämmstoffe für Außenfassaden, aber erst Ende der Siebziger, Anfang der Achtziger starteten sie als Wärmeverpackung unserer Häuserfassaden richtig durch.

Mittlerweile werden Polystyrole zu einem hohen Prozentsatz für die Außendämmung im Hausbau verwendet, wobei nach zunächst zaghaften 2–4 cm dicken Verpackungen mittlerweile meist 14–18 cm starke Dämmlagen verbaut werden.

Wenn die Moleküle Samba tanzen

Wird der Wärmeverlust eines Hauses durch eine Dämmung der Außenbauteile deutlich verringert, profitieren davon nicht nur unsere Haushaltskassen, sondern auch die innenliegenden Außenwandflächen, weil sie wärmer bleiben.

Vor allem im Winter herrscht bisweilen ein so großes Temperaturgefälle zwischen der heimelig aufgeheizten Innenluft und der bitterkalten Außenluft, dass eine Wärmebewegung in Richtung der niedrigen Temperatur stattfindet. Die Luft strebt, wenn man so will, nach Ausgleich: Ab durch die Wand mit der Wärme! In festen Stoffen wie den Komponenten unserer Häuser-Außenhülle wird die Wärme über *Wärmeleitung* weitergegeben. Das können Sie sich wie eine Art Energietransport vorstellen, denn die höhere Wärmeenergie der Raumluft wandert in Richtung der kalten Außenluftmassen. Die dabei im knackig kalten Winter bestehende Temperaturdifferenz zwischen etwa -5 °C außen und 20 °C innen begrenzt sich in einer Außenwand auf eine Strecke von durchschnittlich deutlich weniger als einem halben Meter. Auf diesem kurzen Weg ist das Temperaturgefälle folglich ziemlich steil, was konsequenterweise ein enormes physikalisches Ausgleichsbestreben zur Folge hat. Und ohne dass wir davon etwas mitkriegen, ist dabei so einiges los in der Wand: Die Moleküle der festen Materie schwingen und tanzen, was das Zeug hält – je höher ihre Temperatur, desto flotter, denn Wärmeenergie wird schubsend von Molekül zu Molekül weitergegeben, von der warmen Zimmerseite gen kühle Außenluft.

Da kommt die Dämmung ins Spiel! Jeder Baustoff hat eine fest definierte Wärmeleitfähigkeit, und während Metalle durch die Bank zu den guten Wärmeleitern gehören, kennen wir Polystyrol als ziemlich lausigen Wärmeleiter. Eben deshalb ist er ja auch eine so leistungsfähige Wärmeverpackung. Erschweren wir nun der Luft das Ausgleichsbestreben durch geschickte Platzierung guter Dämmmaterialien, wird der Temperaturausgleich durch die Wand abgeschwächt, und das Prinzip der Wärmedämmung greift.

Natürlich marschiert die Wärmeenergie nicht im Stechschritt durch jedwede Konstruktion. Einige Baustoffe wie bestimmte Mauerwerksarten haben sogar eine passable Wärmespeicherfähigkeit und geben aufgenommene Wärme nur langsam wieder ab. Pfiffikusse verbauen diese Materialien deswegen recht nah an der warmen Innenraumseite. Wenn jetzt noch eine patente Dämmung auf der kalten Außenseite hinzukommt, wirkt sich das selbstverständlich auch günstig auf unsere inneren Außenbauteiloberflächen aus. Dafür müssen wir die Außendämmung aber trocken halten, also vor Feuchtigkeit schützen. Ein nasser Wollpullover wärmt bekanntlich auch viel schlechter als ein trockener. Doch selbst mit einem trockenen

Pullover kann es uns beim Winterspaziergang womöglich derbe frösteln, vor allem wenn eine steife Brise weht. Dann hilft nur eine winddichte Jacke. Genau so muss auch die Außendämmung vor Feuchtigkeit und Wind geschützt werden, um ihre Aufgaben bestmöglich zu erfüllen – und das bekommt bereits ein entsprechender Außenputz hin.

Wärmespeichernde und wärmedämmende Materialien helfen dabei – insbesondere in Teamarbeit –, die Temperatur der Außenbauteil-Oberflächen im Innenraum hoch zu halten.

Keine Brücke für die Wärme

Es gibt allerdings Gründe, warum das nicht immer und überall perfekt funktioniert. Eine mitunter schadenswirksame Ursache sind sogenannte *Wärmebrücken*, also Schwachstellen, an denen Wärmeenergie vermehrt durch die Konstruktion wandert. An Wärmebrücken kann die innenliegende Oberfläche der Außenhülle infolgedessen bedenklich stark abkühlen.

Unter diesen Wärmebrücken (als Eselsbrücke: eine Brücke, über die die Wärme abhaut) gibt es grob betrachtet *materialbedingte* Brücken und *konstruktionsbedingte* Brücken. Materialbedingt bedeutet, dass hier Material verbaut wurde, das eine deutlich höhere Wärmeleitfähigkeit aufweist als die angrenzenden Baustoffe. Wenn Sie in einem Raum zwei sehr unterschiedliche Materialien berühren, beispielsweise erst die Stuhlbeine aus Edelstahl, dann den Sekretär aus Holz, merken Sie vermutlich ganz schnell, welches Material sich kälter anfühlt: das Metall, weil es eine viel höhere Wärmeleitfähigkeit hat als Holz. Die Körperwärme ihrer Hand wird im Material blitzschnell weitergeleitet, die Oberfläche wirkt kühl. Die Metallmoleküle sind somit viel flottere Sambatänzer als die trägeren Holzmoleküle.

Potenzielle Wärmebrücken sind zum Beispiel verbaute Metalle wie Balkenschuhe in Ständerbauweisen und Dachkonstruktionen, aber auch Fußpunkte von Außenwänden auf Kellerdecken, Stahlbetonbauteile und Befestigungsdübel. Mit einer konstruktiven Wärmebrücke haben wir es zu tun, wenn die Bauform einen erhöhten Wärmedurchgang fördert. Genaugenommen ist das überall dort der Fall, wo zwei Außenwände aufeinandertreffen, denn dort ist die warme Innenfläche der Wand kleiner als die kalte Außenfläche (die Gesamtwandfläche in Quadratmetern betrachtet). Treffen drei Bauteile aufeinander, was bei Flachdächern und am Übergang Außenwand-Bodenplatte bzw. Außenwand-Kellerdecke häufig vorkommt, wird das Missverhältnis Innenoberfläche zu Außenoberfläche sogar noch größer.

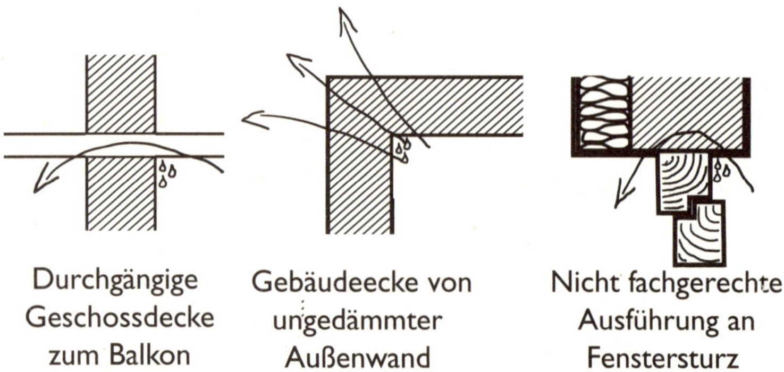

Beispiele für Wärmebrücken

Kein Wunder also, dass die listige Schimmel-Mannschaft es sich so gerne in den hintersten (Gebäudeaußen-)Ecken unserer vier Wände gemütlich macht. Stellen, an denen sich die Außenbauteildicke verringert, wie Heizkörpernischen und Aussparungen für Rollladenkästen, sind ebenfalls im Grunde konstruktive Wärmebrücken. Liebe Hausbesitzer, bevor Sie nun in heller Aufregung aufspringen und in ihren Häusern nach Schadstellen fahnden: Entwarnung! Denn obwohl die gerade in Altbauten »an jeder Ecke« sitzenden Wärmebrücken lokal zu höherer relativer Luftfeuchtigkeit führen können, kommt es nicht automatisch zu einem Schaden. In vielen Fällen verhindert in der Praxis nämlich eine umsichtige Raumnutzung, sprich ausreichendes Lüften und Heizen sowie die richtige Möblierung, dass aus der bauphysikalischen Schwachstelle ein echter Schandfleck wird. Ein ungünstiges Nutzerverhalten kann hingegen bei stark abkühlenden Wärmebrücken-beeinflussten Oberflächen ausschlaggebend für mikrobielle Schäden sein. Insofern sind viele bunte Schimmelkolonien eine Kombination aus einer Wärmebrücke in Verbindung mit zugestellten Außenecken (Kardinalsfehler: passgenaue Schrankwand), unzureichender Belüftung und einer zu niedrigen Raumtemperatur.

Wärmebrücken in der Konstruktion sind eine bauliche Schwachstelle. Die entsprechenden Innenraum-Oberflächen kühlen im kalten Winter stärker aus als die der umliegenden Bauteile, was unter Umständen lokal – auf den Bereich der Wärmebrücke begrenzt – zu hohen Feuchtigkeitswerten und Schimmelbefall führt.

Problemlöser Innendämmung?

Wer die Außenbauteile seines Hauses von innen dämmen lässt, sorgt für höhere Temperaturen an den jeweiligen Innenoberflächen. Klappt also! Doch da wäre noch die Kehrseite der Medaille: Innendämmungen führen leider dazu, dass die tragende Wandschicht nicht mehr von der warmen Innenseite her erwärmt wird und sie somit keine Wärme mehr speichern kann. Sprich: Im Winter ist diese Wandschicht trotz geheizter Räume deutlich kühler als ohne Innendämmung.

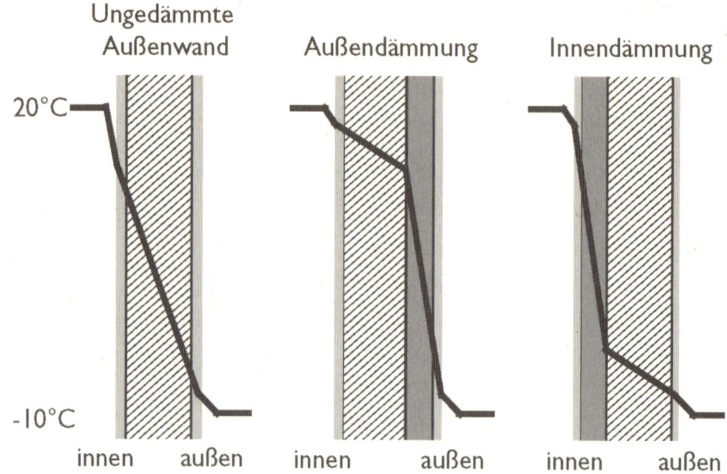

Temperaturverlauf bei ungedämmter Wand, Außendämmung und Innendämmung

Wer jetzt denkt *Na und?!*, dem sei gesagt: Das kann übel enden. Nicht nur, dass nun schlimmstenfalls eine in der betreffenden Wand verlegte Wasserleitung während eines bitterkalten Winters bersten kann, weil die Temperatur aufgrund der durch die Innendämmung viel kühleren Wand zu tief sinkt (Frostgefahr!). Auch in dem Fall, dass von außen Feuchtigkeit eindringt, erhöht sich durch eine nachträglich angebrachte Innendämmung die Schadensgefahr. Denn die Innendämmung verschlechtert die Austrocknungsoption durch Diffusion zur Innenseite hin drastisch. Das sind also zwei ernstzunehmende Gefahrenpunkte; in der Praxis jedoch entpuppt sich etwas ganz anderes als noch besorgniserregender. So birgt eine nachträgliche Innendämmung bei nicht perfekter Ausführung drittens die Gefahr, dass Innenraumluft hinter die Dämmung strömt und im kalten Winter (Temperaturgefälle!) auf der alten, nunmehr versteckten und ziemlich kalten Innenwandoberfläche für beste Kolonisierungsbedingungen sorgt. Die argen Konsequenzen vieler unfachmännisch ausgeführter Innendämmungen mit womöglich auch noch unpassender Materialauswahl bleiben dann meist unsichtbar und treten, wenn überhaupt, nur irgendwann als unangenehmer Geruch zutage. Insofern gehören sie zu den berüchtigten versteckten Schimmelschäden.

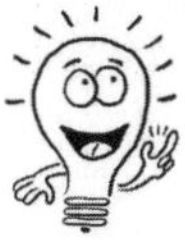

Eine Innendämmung ist zwar eine wenig aufwändige, aber nicht immer passende Lösung. Wer sich für eine nachträgliche Innendämmung entscheidet, sollte auf eine bauphysikalisch fundierte Planung und akkurate fachgerechte Ausführung achten. Wichtige Details sind neben der grundsätzlichen Materialauswahl die Anschlusspunkte: Fensteranschlüsse, Heizkörpernischen, Unterbrechungen für Steckdosen etc.

Leben in der Plastiktüte?

Ärgerlicherweise gibt es gleich noch ein Phänomen, das als muntere Hinein-in-die-Konstruktion-Wanderung beginnt und als scheußlicher, noch dazu gut versteckter Schimmelschaden enden kann. Hierbei handelt es sich um eine Luftströmung, physikalisch Konvektion genannt, die in Wand- oder Deckenaufbau unter Umständen – vor allem bei stümperhafter Bauausführung – zu einer beträchtlichen Durchfeuchtung von Bauteilen führt.

Ist infolge von Konvektion viel Wasserdampf in den Wand- oder Dachaufbau eingedrungen, kondensiert dieser bei einem bemerkenswerten Temperaturgefälle womöglich, was zu Flüssigwassermengen in weitaus größeren Dimensionen als bei der läppischen Wasserdampfdiffusion führen kann. Bei manchen Konstruktionen kann das ein Fest für Schimmelpilze und andere Mikrokollegen bedeuten: genug tote Materie (Baustoffe) als Nahrung, akzeptables Klima und keine störenden

UV-Strahlen. Selbst winzige, für unsereins kaum sichtbare Leckagen aufgrund schadhafter Bauausführungen oder ungeplanter Materialbewegungen bieten der Luft und damit dem schadensbringenden Wasserdampf perfekte Eintrittsmöglichkeiten in die Außenbauteile. Schlimmstenfalls können durch Konvektion tagtäglich einige hundert Gramm Feuchtigkeit in der betreffenden Wand- oder Dachkonstruktion anfallen.

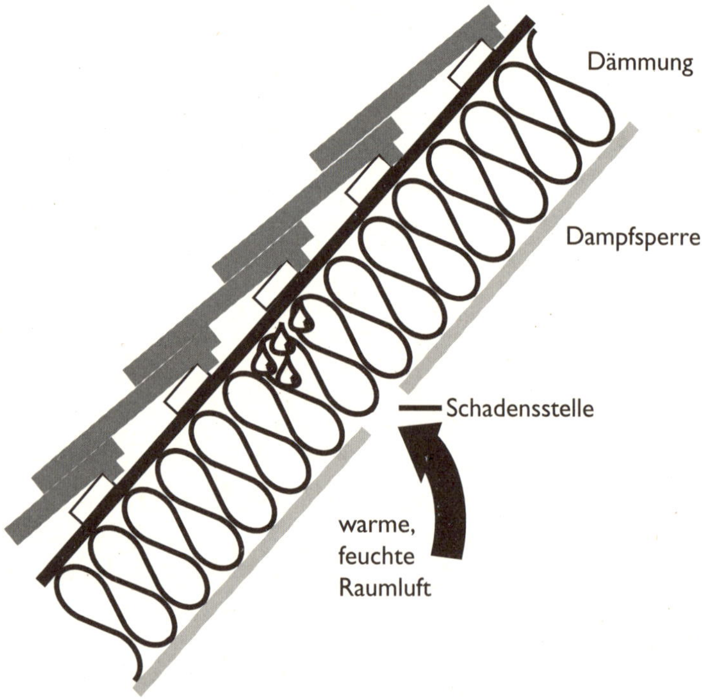

Konvektion und Tauwasseranfall in Dachkonstruktion

Die dort gestrandeten Mikroben schleudern von Zeit zu Zeit munter ihre Stoffwechselprodukte in die Gegend, die dann wiederum ihrerseits durch Leckagen in die Innenraumluft gelangen können. Diese – insbesondere bei Leichtbauweisen leider sehr verbreitete – wimmelnde Bescherung birgt fraglos das

Risiko einer Kontamination der Raumluft mit Allergenen und sonstigen nicht ungefährlichen Substanzen.

Kein Zutritt für Unbefugte!

Um die Außenkonstruktion möglichst gegen Feuchtigkeitsschäden und mikrobielle Mitbewohner infolge von Konvektion zu schützen, greift der moderne Baumeister zu einer weitgehend luftdichten Bauweise. Das funktioniert bei massiver Bauart auch recht gut. Dabei verlässt er sich in der Regel auf einen patenten und gut verarbeiteten Innenputz als »Luftstopper«. Für Dachkonstruktionen und Holzleichtbauwände ist »Luftdichtheit« ebenfalls der Masterplan, wobei solche Konstrukte erfahrungsgemäß häufiger Schwierigkeiten bereiten. Denn Materialien wie Holzbaustoffe »arbeiten« bei größeren Temperaturschwankungen gerne mal kräftig in ihrem eigenen Sinne und schaffen sich Freiraum von den angrenzenden Bauteilen, so dass oftmals kleine Ritzen und Fugen entstehen. Vor allem aber sind nicht-massive Bauarten wie Holzständerwerke und Sparrendachkonstruktionen besonders anfällig für mikrobielle Schäden infolge derart hineinströmender Innenraumluft. Da diese Konstruktionen normalerweise echte Feuchtigkeitsmimosen wie die Dämmstoffe enthalten, müssen sie unbedingt vor Feuchtigkeit geschützt werden.

Konvektion als Strömung von – meist feuchtwarmer – Innenraumluft in die – meist kühlere – Bausubstanz kann je nach Art der verwendeten Materialien, der bauphysikalischen Eigenschaften und der klimatischen Bedingungen schadensträchtig sein. Daher sind besonders in Leichtbaukonstruktion erbaute Außenhüllen vor Konvektion zu schützen.

Damit keine feuchtwarme Luft vom Innenraum in die Konstruktion strömen kann, werden auf der Innenseite einer Außenkonstruktion luftundurchlässige Materialien als »Luftdichtheitsebene« eingesetzt. Dazu müssen allerdings nicht nur die Baustoffe luftdicht sein, vielmehr muss die gesamte luftdichte Ebene eine Durchgangssperre für die Raumluft darstellen. Insofern sind alle Materialien an sämtlichen Anschlüssen fest und dauerhaft zu verkleben oder anderweitig abzudichten. Das führt in der Praxis vielfach zu einer wahren Verpackungs- und Verklebeorgie, bei deren Anblick man sich schnell fühlt wie in einer Plastiktüte, in der man nur dank eines Beatmungsschlauchs überlebt. Vollkommen abwegig ist das nicht, denn aufgrund der verschwindend geringen natürlichen, sprich auf Undichtheiten beruhenden Luftwechselraten in unseren superdichten Häusern mit den zwei- oder gar dreifachverglasten Fenstern sorgen immer öfter Lüftungsanlagen dafür, dass die Bewohner ausreichend Frischluft bekommen und anfallender Wasserdampf hinaustransportiert wird.

Die notwendige luftdichte Ebene auf der Innenseite einer Außenkonstruktion ist besonders bei feuchtesensiblen Konstruktionen sehr gewissenhaft auszuführen, um Schäden im Bauteil möglichst zu vermeiden.

Aber was nimmt man überhaupt als Basis für den Schutz nicht massiver und damit feuchtesensibler Außenhüllen? Ein Jutebeutel ist jedenfalls nicht luftdicht, weil durch sein Gewebe Luft hindurchströmen kann. Er ist also schon mal raus! Eine Plastiktüte hingegen ist luftdicht. Logo. Insofern wäre die Plastiktüte theoretisch eine Option für die luftdichte Ebene in einem Haus. In der Baupraxis wäre sie jedoch ähnlich verpönt, wie sie es inzwischen als Tragetasche für Einkäufe ist. Denn würde eine Plastiktüte als Baustoff Karriere machen, ginge sie als *Dampf-*

sperre an den Start. Bei dieser handelt es sich um verbaute Widerstände, an denen sich auch die Wassermoleküle die Zähne ausbeißen – und solche sind für diesen Zweck nicht mehr en vogue. Der Wirkungsgrad gegen Durchmarsch von Wassermolekülen wird für ein Baumaterial auf Basis seines Wasserdampfdiffusionswiderstands (multipliziert mit seiner Materialstärke) ermittelt: Profis kategorisieren Baustoffe in diffusionsdicht, diffusionshemmend und diffusionsoffen. Umgangssprachlich heißen diese Dinger aber weiterhin Sperre oder Bremse: *Dampfsperren* sind, wie der Name schon sagt, ziemlich harte Brocken für Wassermoleküle. *Dampfbremsen* hingegen vermindern oder »bremsen« die Wasserdampfdiffusion nur mehr oder weniger stark (je nach ihrem individuellen Widerstand). Bei »Gefahr in Verzug«, also bestimmten feuchtesensiblen Konstruktionen, werden Dampfbremsen häufig als Luftdichtheitsebene verbaut, und zwar in Form von Kunststoffbahnen wie PE-(Polyethylen-) Folien oder Kunststoffvliesen, zum Beispiel PP-(Polypropylen-) Vliesen.

Zudem hat man mittlerweile erkannt, dass sich schon ein ganz einfaches Prinzip bewährt: von innen nach außen diffusionsoffener bauen, um den wie auch immer in die Konstruktion gelangten Wassermolekülen den schnellsten Weg nach draußen zu weisen. Das heißt, man verwendet auf der Innenseite (z. B. vor dem Mauerwerk oder der Holzständerkonstruktion) weniger diffusionsoffene und auf der Außenseite umso diffusionsoffenere Materialien.

Wer eine Abneigung gegen das Plastiktüten-Feeling hat und eine Holzständerkonstruktion als Außenwand favorisiert, kann sich demnach auch einen alternativen Aufbau aussuchen, so beispielsweise innen als luftdichte Ebene eine OSB- oder gipsbasierte Platte (oder gleich eine Kombination aus beidem). Hauptsache, die schlaue Berechnungssoftware des verantwortlichen Ingenieurs spuckt als Ergebnis für den gewählten Gesamtaufbau ein »Gefällt mir« aus. Für Bauphysiker ist alles paletti, wenn luftdicht geplant und der Nachweis erbracht ist, dass die Feuchtigkeitsmimosen zwar nicht unbedingt in trockenen Tüchern hausen, aber die Konstruktion zumindest nicht »absäuft«.

Das periodische Paradies

»Die Konstruktion darf nicht absaufen« klingt nach einem ziemlich bescheidenen Ziel der Baumeister, was? Nun, Praxiserfahrungen zeigen immer wieder, dass schon winzigste Ritzen und Fugen infolge abgelöster Klebebänder oder Ähnlichem weitreichende Folgen für feuchtesensible Baustoffe in der Konstruktion haben können: Je nach Art der Raumnutzung und der klimatischen Bedingungen bekommen sie über kurz oder lang viel Feuchtigkeit ab. Dieser Effekt ist Experten zufolge – selbst wenn bei Ausführung der luftdichten Ebene alle Register gezogen werden – wohl nie ganz auszuschließen. Bauvorhaben, die nur bei perfekter Dichtheit schadensfrei bleiben können, gelten daher in Fachkreisen als »Murks«.

Haben sich nun überschaubare Feuchtigkeitsmengen per Diffusion oder – schlimmer noch – deutlich größere Mengen per Konvektion in die Außenkonstruktion geschlichen, müssen sie da wieder raus. Bauphysikalisch gesehen holt man die Kuh mit folgendem Plan vom Eis: Ein flexibles, gut durchdachtes Feuchtigkeitsmanagement, das auf der Wasserdampfdiffusion als Abtrocknungsprozess basiert, ist für die Außenhülle zu gewährleisten. Und weil echte Dampfsperren für diesen Prozess sehr hinderlich sind, kann unsere Plastiktüte ihre Karriere als Protagonist in der Konstruktion endgültig an den Nagel hängen. Der Prozess funktioniert so: Wie bei trocknender Wäsche erlangen die Moleküle bei wärmeren Temperaturen im Sommer wieder mehr Bewegungsenergie, das Händchenhalten wird aufgelöst, und die Moleküle düsen alleine los. Dumm nur, dass die Moleküle nun in einem Wandquerschnitt davonpreschen wollen und somit einen deutlich beschwerlicheren Weg vor der Nase haben als ihre ganz easy aus frisch gewaschener Wäsche hinausdiffundierenden Kollegen. Das anspruchsvolle Verabschiedungs-und-Losdüse-Procedere in der Wand dauert ziemlich lange und passiert in der Regel im Sommer. Deshalb werden die warmen Monate in Bauphysikerkreisen *Verdunstungsperiode* genannt. Im Winter kommt es bei eingedrungener Feuchtigkeit hingegen nicht selten zu unerfreulichem Tauwasserausfall in der Konstruktion, weshalb Fachleute diese Jahreszeit als *Tauperiode* bezeichnen. Planer gehen also davon aus, dass im Winter anfallendes Tauwasser im Laufe der Verdunstungsperiode wieder verschwindet und der Bausubstanz somit keinen dauerhaften Schaden zufügt. Nun aber die Masterfrage: Wie lange brauchen Schimmelpilze und Co., um ihre Kolonien zu errichten? Das kommt wie immer auf die Randbedingungen an, aber sicherlich nicht mehrere Monate, wie es bauphysikalisch kalkuliert wird. Vielmehr sind es bei guten Bedingungen sogar höchstens ein paar Wochen. Das heißt, die Feuchtigkeit bleibt, nicht zuletzt wegen einer mitunter langen Tau- und Übergangsperiode, bis zur sommerlichen Austrocknung (denn das ist ja eigentlich nicht Jahreszeit- sondern schlichtweg Außentemperaturabhängig), schön lange in der Konstruktion und bereitet Mikroorganismen somit ausreichend lange recht passable Lebensbedingungen.

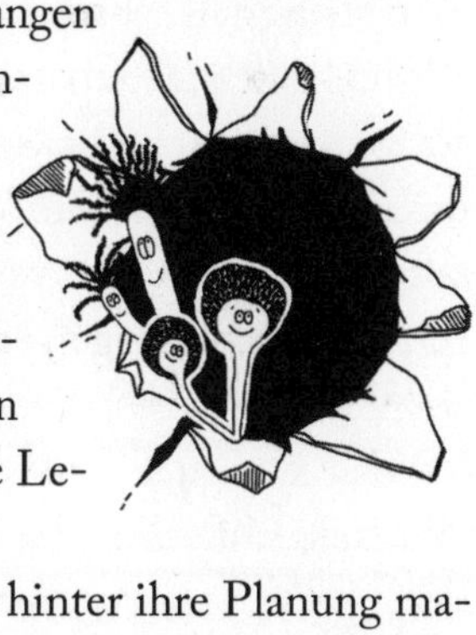

Wenn die Ingenieure einen Haken hinter ihre Planung machen, weil die durch Konvektion eingetragene Feuchtigkeit in ihren theoretischen Berechnungen irgendwann von allein wieder abdampft, ist aus mikrobieller Sicht also noch längst nicht alles roger … Planer beschäftigen sich bedauerlicherweise meist nur mit dem möglichen Tauwasseranfall und dessen Beseitigung, also den frechen Wassermolekülen, nicht aber mit den mikrobiellen Konsequenzen. Jammerschade!

Pfui Schimmel! Eine selbstgemachte Plage?

Egal ob gut verklebte Plastiktüten-Bude, alternative Öko-Hütte ohne Plastiktüten-Feeling oder Mischmasch-Häuschen – die Luftdichtheit in Neubauten ist schon seit längerem Pflicht. Das staatlich verordnete Ziel heißt Energieeinsparung. Die zugehörige Verordnung, die derzeit gültige Energieeinsparverordnung (EnEV), betont die Notwendigkeit der Luftdichtheit einer Gebäudehülle. *Transmissionswärmeverluste* aufgrund eines hohen Wärmedurchgangs durch die Konstruktion (Stichwort »Mitheizen des Weltalls«) sollen aus energetischen Gründen stark verringert oder gar vermieden werden. Folglich sind die modernen Häuser flächendeckend sehr viel »luftdichter« als früher. Das klingt zwar super für den Geldbeutel, bedeutet aber höhere Anforderungen an die Raumnutzer: In die neuzeitlichen Hütten strömt nicht mehr genügend frische Luft durch die Haut des Hauses nach, um selbst in Wohnungen, in denen absolute Lüftungsmuffel leben, ein brauchbares Feuchtemanagement sicherzustellen. Unser jahrzehntelang praktiziertes Lüftungsverhalten reicht in solchen Hütten für eine gute Luftqualität und maßvolle Luftfeuchtigkeit in den Räumen nicht mehr aus.

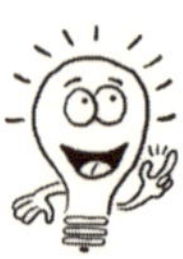

Die modernen, luftdicht ausgeführten Häuser erfordern ein daran angepasstes Feuchtemanagement durch die Bewohner.

Die nicht ausreichende Undichtigkeit

Die EnEV hat Gesetzescharakter und wurde seit 2002 hinsichtlich der Anforderungen an die Energieeffizienz von Gebäuden mehrfach verschärft. Sie schreibt seit längerem eine dauerhaft luftdichte Gebäudehülle für Neubauten vor, pocht aber zudem auf den sogenannten Mindestluftwechsel: »Zu errichtende Gebäude sind so auszuführen, dass der zum Zwecke der Gesundheit und Beheizung erforderliche Mindestluftwechsel sichergestellt ist.« Aha! Den Machern sind die Nachteile der dichten Bauweise also offenbar hinreichend bekannt, um auf einen Ausgleich zu drängen. Dafür braucht es also eine handfeste Lösung. Die Idee dazu ist ein individuelles Lüftungskonzept für jede neu gebaute oder bauphysikalisch stark veränderte Hütte, das laut DIN-Norm 1946-6 (»Lüftung von Wohnungen«) berechnet werden sollte und unter anderem den Mindestluftwechsel zur Feuchtigkeitsabfuhr sicherstellen soll.

Die EnEV fordert eine möglichst luftdichte Gebäudehülle, und die DIN 1946-6 (Stand 2009) benennt die Infiltrationsrate infolge Undichtheiten der Außenhaut als Kriterium, ob eine freie Lüftung (ohne Unterstützung lüftungstechnischer Maßnahmen) ohne weiteres funktioniert. Und zwar zum Feuchteschutz in etwa so: Wenn die Undichtheit der Gebäudehülle nicht ausreicht, sind Außenluftdurchlässe notwendig. Außenluftdurchlässe sind – Tataa! – nichts anderes als gewollte Leckagen in der Außenhülle, durch die Frischluft strömen kann (z.B. Luftschlitze im Fensterrahmen). Doch ab wann liegt so eine »nicht ausreichende Undichtheit« vor?

Dazu berechnen die Ingenieure den Luftstrom über Infiltration (Wie viel Luft strömt durch Undichtheiten in der geplanten Außenhaut hinein?) und stellen diesen der zum Beispiel für den Feuchteschutz nötigen Frischluftzufuhr gegenüber. Ist die errechnete Frischluftzufuhr über Undichtigkeiten der Außenbauteile groß genug, ist die »ausreichende Undichtheit« gegeben. Aber genau das – eine wirksame »Frischluftzufuhr« wie von Geisterhand durch die Hülle – wird heute ja meist durch deren bewusst luftdichte Verpackung verhindert. Die DIN 1946-6 können wir also getrost als eine Norm ansehen, wonach kein Gebäude mehr ohne »Zwangslüftung«, das heißt nutzer-*un*abhängige Lüftung errichtet werden sollte. Nun ist eine DIN-Norm allerdings keine Verordnung wie die EnEV, sondern nur »hinweisgebend«. Somit liegt die Entscheidung für oder gegen den Einbau einer »Zwangslüftung« derzeit (noch) in den Händen der Bauherren. Wer möchte, kann also weiterhin die Sache selbst in die Hand nehmen und regelmäßig ordentlich durchlüften (mehr zum Thema Lüften in Kapitel 9).

Jeder Planer wiederum, der sich über den erhöhten Lüftungsbedarf infolge neuerer Bauweisen im Klaren ist, sieht vermutlich in dem von ihm zu erstellenden Lüftungskonzept eine nutzerunabhängige Lüftung vor, die den Räumlichkeiten ohne menschliches Zutun ausreichende Mengen Frischluft zuführt. Denn eines ist klar: Das Nutzungsverhalten der späteren Bewohner – Frischluftfan oder Lüftungsmuffel – kann in der Planungsphase nicht einkalkuliert werden. Darum sind in Neubauten, insbesondere in Mehrfamilienhäusern, heutzutage nahezu flächendeckend irgendwelche Lüftungsanlagen zu finden.

Energetisches Sanieren: ein Husarenstreich

Die *DIN 1946-6 – Lüftung von Wohnungen* in der Version von 2009 hat nicht nur den Neubaumarkt gehörig aufgemischt. Werden im Bestand mehr als ⅓ der vorhandenen Fensterflächen ausgetauscht oder wird bei Einfamilienhäusern im Bestand mehr als ⅓ der Dachfläche neu abgedichtet, fordert die Norm auch ein Lüftungskonzept für das neue Haus. Wieso das »neue Haus«? Tja, hinter diesem dringenden Appell der DIN-Norm steckt die Erkenntnis, dass solche Modernisierungsmaßnahmen (und im Grunde auch die Verpackung eines Hauses mit Wärmedämmung) die Bauphysik eines Hauses grundlegend verändern. Rein bauphysikalisch betrachtet hat man danach tatsächlich ein Haus mit ganz neuen Eigenschaften.

Die Modernisierungsmaschinerie wird derzeit satt gefördert und derbe beworben. »Ha«, mag der findige Eigentümer eines schmucken, aber alten Häuschens nun denken. »Jetzt pimpe ich das Haus mal durch neue Fenster auf ... Das spart Heizenergie und erhöht den Wert der Immobilie!« Damit hat er erst mal nicht Unrecht. Manchmal aber – und das ist in der Praxis leider gar nicht so selten – hat er nachher ungeahnten Ärger an den Hacken. Denn zu viele Teilsanierungen der jüngsten Zeit stellen sich leider einige Zeit später als waschechte Bauchklatscher heraus. In vielen teilsanierten Häusern kommt es zu Schimmelbefall. »Aber wir haben doch bloß die alten Fenster gegen neue austauschen lassen.« Tja, manchmal ist genau *das* das Problem: Kleine Ursache – große Wirkung! Bislang war die Sache in Bestandsbauten mit ihren alten, undichten Fenstern ganz einfach: Bei kalter Witterung zeigte sich an den Fensterscheiben das bekannte Tauwasser-Schauspiel, das den cleveren Bewohner bisher schnell reagieren ließ: Fenster auf, frische Luft rein! Denn bekanntermaßen schleicht sich viel Wärmeenergie durch alte, schlecht isolierte Fenster nach draußen, was bei kalten Außentemperaturen zu Tauwasserbildung an den Scheiben führt.

Dumm nur, dass die neuen, topisolierten Fenster in ansonsten unsanierten Altbauten jetzt nicht mehr wie gewohnt die kälteste Außenhaut-Oberfläche im Raum sind. Die Bewohner freuen sich also darüber, dass kein Tauwasser mehr an den Fenstern entsteht, bekommen aber fatalerweise nicht mit, dass nun andere Außenbauteile die kältesten Oberflächentemperaturen haben. Ihre zuverlässige Alarmanlage für »Zu viel Feuchtigkeit in der Luft!« wurde ja ausgebaut. So kann sich der unsichtbare

Sorptionsfilm an den kühlen Wandoberflächen ungestört bilden – und die hocherfreuten Mikroorganismen fangen eines Tages voller Tatendrang an, bunte Kolonien zu errichten. Das war ganz sicher nicht das Ziel der teuren Modernisierungsmaßnahme!

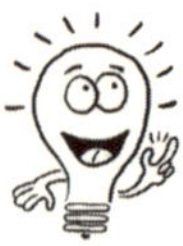

Auch wenn die Eingriffe in die Bausubstanz auf den ersten Blick gar nicht so drastisch zu sein scheinen: Wer eine energetische Teilsanierung an seinem Haus hat durchführen lassen, sollte wissen, dass die bisherigen Lüftungsgewohnheiten nun eventuell nicht mehr funktionieren.

Daher gilt: Unfachmännisch ausgeführte, vor allem aber nicht für das Gesamtgebäude konzipierte energetische Sanierungen von Bestandsbauten verwandeln diese mitunter in eine bauphysikalisch schwächelnde Bude. Mit einem perfekten Feuchtemanagement können Bewohner bauphysikalische Unstimmigkeiten oftmals kompensieren, doch verzeihen jene Gebäude zumeist keine groben oder regelmäßigen Nutzungsfehler mehr. Insofern sollten sich Eigentümer lieber für ein *durchdachtes* Aufpimpen ihrer Hütte entscheiden. Bei einer energetischen Sanierung müssen die einzelnen Komponenten (Fensteraustauch, Geschossdeckendämmung, Dachdämmung, Außendämmung etc.) aufeinander abgestimmt werden. Es gibt darauf spezialisierte (Bau-)Fachleute, die den Bestand auf seine bauphysikalischen Eigenschaften hin untersuchen und dann ein stimmiges Gesamtkonzept zur energetischen Sanierung des Hauses erstellen.

Eine energetische Sanierung sollte auf Basis eines bauphysikalisch stimmigen Gesamtkonzepts geplant und durchgeführt werden. Sie verändert die Eigenschaften eines Hauses zumeist grundlegend, was bei der späteren Nutzung berücksichtigt werden muss.

Doch nicht nur im Worst Case, dem Modernisierungs-Fiasko, glotzt der Schimmel an der Wand die Bewohner gegebenenfalls eines Tages frech an. Auch nach baulich gut geplanten und perfekt ausgeführten Aktionen ist noch nicht automatisch alles in Butter. Denn dafür müssten die Bewohner von Neu- und »energetisch sanierten« Bestandsbauten über die Luftdichtheit ihrer Behausungen informiert sein. Es ist wirklich paradox: Für jedes noch so selbsterklärende kleine Produkt gibt es eine bisweilen scheinbar albern-überflüssige Gebrauchsanweisung, damit bloß nichts schiefläuft. Stichwort Produkthaftung. Aber für moderne und modernisierte Gebäude? Fehlanzeige! Schon ein simples Informationsblatt über das empfohlene Nutzungsverhalten könnte dabei helfen, das um sich greifende Schimmeldilemma einzudämmen.

Generation Wellness

Auch manche Facetten unseres modernen Wohnverhaltens tragen mitunter dazu bei, dass »Schimmel in Innenräumen« trotz enormer bauphysikalischer Verbesserungen zu einem Massenphänomen geworden ist. Oft ist es übrigens eine Ursachenkette von keine-Fehler-verzeihender Bausubstanz und unangepasstem Lüftungsverhalten, die irgendwann zum Schaden führt. Überlegen Sie zum Beispiel mal, wie oft die Mitglieder Ihrer Familie im Laufe einer Woche duschen oder baden.

Früher wurde nur einmal, meist am Ende der Arbeitswoche in eigens dafür erhitztem Wasser gebadet, an den anderen Tagen musste eine Katzenwäsche mit kaltem Wasser genügen. Ganz anders die gut gepflegten Menschen des 21. Jahrhunderts: Manche brauchen jeden Morgen den »Frischekick« der heißen Dusche, andere legen sich abends zum »Relaxen« in die Badewanne. Wellness im heimischen Bad. Danach haben wir entweder morgens just-in-time zur Arbeit zu hetzen oder abends direkt in den nötigen Schönheitsschlaf zu sinken. Das oft folgenreiche hohe Feuchtigkeitsaufkommen in unseren neuen Wellnesstempeln nehmen wir meist nur kurz zur Kenntnis.

Auch in puncto Wäschetrocknen hat sich seit Uromas Zeiten so einiges getan. Früher trocknete die frischgewaschene Wäsche komplett unter freiem Himmel oder auf dem zugigen Dachboden. Flatternde Laken und Unterbuxen auf der Leine gehörten zum Stadtbild wie streunende Katzen. Heutzutage ist die Wäscheleine im Hof oder auf dem Balkon aus ästhetischen Gründen verpönt und in vielen Mehrfamilienhäusern untersagt. Herzlichen Glückwunsch zu dieser ungesunden Prioritätensetzung! Kam früher überhaupt jemand auf die Idee, nasse Wäsche in der Wohnung auszubreiten, so tat er es ausschließlich vor dem bullernden Ofen, der zuverlässig für eine sehr kurze Trocknungszeit sorgte und die feuchte Luft via Kamin hinausbeförderte.

Manche unserer modernen Lebensgewohnheiten führen zu mehr Feuchteproduktion in den heimischen vier Wänden, als es früher der Fall war. Entsprechend häufiger und intensiver muss gelüftet werden – insbesondere in luftdichten Häusern ohne kontrollierte Wohnraumlüftung.

Jetzt wissen wir, wie die Wassermoleküle in der Raumluft in die Schranken zu weisen sind. Was aber, wenn sie als ungebetener Mega-Flashmob bei uns anrücken? Wenn sie sich locker-flockig an den Händen halten und eine für uns unvorstellbar große Anzahl von Kollegen mitbringen? Stürmen Wassermoleküle in der Flüssigphase unsere Behausungen, haben wir meist einen verheerenden Wasserschaden an den Hacken. Daher sollten wir uns genauer anschauen, auf welchen Wegen sie sich Zutritt verschaffen – und wie wir das möglichst verhindern.

5

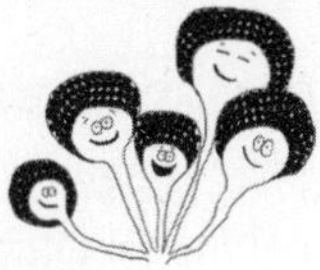

Wenn Wasser seiner Wege geht … Typische Feuchtigkeitsschäden

Tschüss Neubaufeuchte!

»Neubaufeuchte? Das soll ein großes Problem sein? Pah! Der Name sagt es doch schon, das bisschen Feuchte …« Wasser wird als Bestandteil diverser Baumaterialien in einen Neubau getragen oder gepumpt und trocknet dann – wie von Geisterhand – ab. War immer schon so, wird immer so bleiben, läuft! Tatsächlich aber funktioniert so ein »Trocknungsprozess von Geisterhand« immer seltener. Warum? Das sehen wir uns lieber mal genauer an, denn für die meisten Menschen bricht eine Welt zusammen, wenn es im tapfer abzustotternden Traumhaus Probleme mit mikrobiellem Befall gibt und das Traumhaus zur Alptraumhütte mutiert. Solch ungeahnten mikrobiellen Besuch bekommen leider viel zu viele Häuslebauer: Experten befürchten, dass es mittlerweile in – grob geschätzt – über 50% der Neubauten Probleme mit (meist verstecktem) Schimmelbefall gibt. Sichtbare Schäden sind zudem oft nur die Spitze des Eisbergs – das Hauptquartier der Mikroben befindet sich dann hinter den Kulissen. Dabei ist nicht auszuschließen, dass die Dunkelziffer von verstecktem Schimmelbefall noch deutlich höher ist: Einige Schimmelexperten mutmaßen sogar, dass so gut wie jeder Neubau mehr oder weniger stark davon betroffen ist. Häufig klagen die Bewohner über gesundheitliche Verschlechterungen, fühlen sich wider Erwarten irgendwie nicht wohl im neuen Zuhause. »Es riecht auch manchmal so komisch moderig …« Die Quelle des gefährlichen verborgenen Befalls, der – wenn überhaupt – viel zu spät entdeckt wird, ist in etlichen Fällen die Neubaufeuchte. Haben wir etwa das Häuserbauen verlernt?

Einzug der Wassermassen

Also der Reihe nach: Was enthält bei Einzug in einen Neubau eigentlich alles »Wasser«? Und wie viel davon muss abtrocknen?

Auf der Baustelle kommen diverse pastenartige, kriech- oder fließfähige Materialien zum Einsatz: Mörtel, Putz, Tapetenkleber und Farbanstriche. Sie alle enthalten eine ordentliche Portion Wasser, das immer zu einem gewissen Anteil ausdiffundiert.

Den zweifelsfrei größten Anteil an Wasser bescheren uns allerdings Beton bzw. die meisten Estrich-Arten. Diese in sehr vielen Neubauten verarbeiteten Substanzen bestehen vor allem aus Zement und … Na? Genau: aus Wasser! Zement ist dieses furchtbar staubige graue Zeugs, was allein nichts zustande bringt, außer bei uns Husten auszulösen. Bei der Liaison mit Wasser entsteht jedoch ein schön fließfähiger Zementleim. Dieser spielt – je nach Einsatzgebiet unterschiedlich komponiert und versetzt mit allerhand Zuschlägen wie körnigem Gestein – als Geschossdecke, Zementestrich, Bodenplatte oder alternativ dazu als sogenannte Weiße Wanne (Keller, siehe auch Seite 124 ff.) sehr oft eine *tragende* Rolle beim Hausbau. Zur Tragfestigkeit muss der Zementleim allerdings seine Konsistenz ändern, denn wer möchte schon ein geschmeidig-fließfähiges Haus ohne die gewohnte Festigkeit? Der Leim muss also unbedingt *aushärten*. Doch das Aushärten ist alles andere als ein banaler Trocknungsprozess. Der Zementleim durchläuft nämlich einen Hydratationsprozess, wobei Hydratation bedeutet: Bindung von Wassermolekülen an Festkörper. Und das so gebundene Wasser diffundiert *nicht* aus. Ein Großteil des Anmachwassers hockt folglich im Zementstein. Aber Vorsicht: Eine gewisse (je nach Rezeptur festgelegte) Menge des Wassers ist sogenanntes *Überschusswasser*, das aus dem erhärtenden Zementgefüge herausdiffundiert und sich wie bei trocknender Wäsche in der Raumluft verteilt. Genau dieser flüchtige Teil des Anmachwassers in Form von unzähligen, putzmunter in der Luft herumturnenden Wassermolekülen bereitet uns heutzutage ziemlich viel Ärger. Früher war ein Hausbau in der Regel ein jahresfüllendes Programm. Häufig startete man im Sommer, hatte den Rohbau vor dem nasskalten Winter fertiggestellt, und zu Beginn des Frühjahrs ging es an den Innenausbau. Die aus den trocknenden Bauteilen ausdiffundierenden Wassermoleküle konnten während des Winters frisch von der Seele weg in die weite Welt hinaus abdampfen – und so erledigte sich ein wichtiger Teil der Feuchtigkeitsfreisetzung tatsächlich wie von Geisterhand.

Tempo, Tempo!

Heute gilt: Zeit ist Geld. Kaum noch jemand will geduldig warten, bis das lahmarschige Gemisch aus Zement, Wasser und Zuschlagstoffen endlich mal mit seinem Hydratationsprozess zurande kommt. Neuerdings hat alles Schlag auf Schlag zu gehen, auf der Baustelle stehen sich die einzelnen Gewerkler gegenseitig auf den Füßen, damit das Haus binnen weniger Monate bezugsfertig ist.

Für den Innenausbau wird die Hütte deshalb so schnell wie möglich geschlossen, und ruckzuck mutiert ein Rohbau zu einem dieser berüchtigten luftdichten Häuser, womit den Wassermolekülen eine schwer überwindbare Barriere vor die Nase gesetzt wird. Ein »Ab durch die Wand!« ist bekanntermaßen nicht der Masterplan zur Entfeuchtung einer luftdichten Hütte (vgl. Seite 83). Denn sobald zu viel Feuchte freigesetzt wird, ohne nach außen entweichen zu können, kapituliert die Raumluft über kurz oder lang vor dem Ansturm der Wasserdampfmoleküle – und das Unheil nimmt seinen Lauf. Was also müsste man tun, um die hohe relative Luftfeuchtigkeit in dem nagelneuen Innenraum zu meistern? Sie haben's bestimmt schon erraten. LÜFTEN! Insbesondere die häufigsten Estricharten bescheren der Innenraumluft eine gehörige Portion Wasserdampf: Ob nun Zementestrich oder Calciumsulfatestrich (früher: Anhydritestrich), die Komponenten werden mit Wasser zu einem schwabbeligen Leim vermengt und in die bereits geschlossenen Hütten ausgegossen. Und wohin verdunstet das Überschusswasser? Natürlich in die Raumluft. Vor den neuen Bewohnern ziehen also schon in der Bauphase erst mal zigtausend Liter Wasser ein. Kein Wunder, dass es da in einem Neubau – vor allem während der ersten Wochen nach Herstellung der Luftdichtheit – ohne sorgfältiges Feuchtemanagement zu gefährlich hohen Luftfeuchtigkeitswerten von mehr als 80 %, mitunter sogar zu Tauwasserausfall auf Innenraumoberflächen kommen kann … Beileibe kein guter Start für ein Haus!

Wie weit die »Trocknung« eines Baustoffs fortgeschritten ist, lässt sich anhand spezifischer Vergleichswerte und klarer Vorgaben überprüfen. Im Schnitt gibt ein Neubau bei »natürlicher Entfeuchtung«, also ohne technische Bautrocknung, noch bis zu zwei Jahre lang Feuchtigkeit an die Raumluft ab. In dieser Zeit müsste also besonders gewissenhaft gelüftet und geheizt werden. Viele Schäden entstehen allerdings schon in den ersten Wochen nach Einbau der pastenartigen und fließfähigen Materialien, weil die Feuchtigkeitsfreisetzung dann am stärksten ist. Einfach »alle Fenster dauerkippen« ist leider auch nicht immer eine gute Idee, denn je nach Materialien, Witterung und Baufortschritt wirkt sich eine Permanentbelüftung nachteilig auf die Trocknungsprozesse aus. Darum ist ein individuelles Konzept für die Abfuhr der Feuchtigkeit vonnöten (zum Beispiel mehrmaliges Durchlüften pro Tag oder sogar eine technische Bautrocknung – jedoch unbedingt nach Vorgaben des fachkundigen Estrichlegers). Andernfalls steht die Bude schwuppdiwupp im eigenen Saft. Und erst wenn das Wasser an allen Fenstern herunterläuft, als hätte es drinnen geregnet, wachen manche für den Bau verantwortlichen Pappenheimer auf und »lüften mal kurz durch«. Das ist lediglich Augenwischerei und reicht in der Anfangsphase des Innenausbaus bei weitem nicht aus. Eine derart sorglose Einladung für Mikroorganismen und die logische Folge, die mikrobielle Eskalation, ist allerdings vermeidbar. Abhilfe schaffen – insbesondere bei ungünstigen Witterungsverhältnissen (Außenklima zu trocken-kalt oder zu schwülwarm für Dauerlüftung oder sehr häufiges Intensivlüften) – technische Bautrocknungen, die idealerweise von Bautrocknungsprofis geplant und umgesetzt werden.

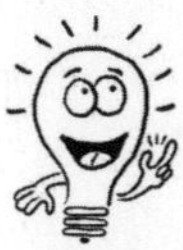

Einige tausend Liter Überschusswasser müssen in einem neuen Haus abtrocknen. Ist der Bau bereits luftdicht, ist die Innenraumluft mit der Feuchtigkeitsmenge schnell überfordert. Das erhöht die Gefahr für Kondensation und Schimmelbildung drastisch – sofern kein angemessenes Feuchtemanagement betrieben wird. Zur Schimmelprophylaxe ist je nach Witterung und Bauablauf eine technische Bautrocknung erforderlich.

Trockenbau kann jeder?

Apropos *trockener Bau*: Der sogenannte Trockenbau umfasst viele Arbeitsschritte des Innenausbaus, von denen die meisten gänzlich ohne Wasser(-basierte Baustoffe) auskommen – und leider oft auch ohne Fachpersonal: »Das bisschen Trockenbau kann doch nun wirklich nicht so schwierig sein – und Selbermachen spart schließlich Geld!« Diese Auffassung scheint hierzulande sehr verbreitet zu sein. Jedenfalls entscheiden viele Häuslebauer, den Innenausbau teilweise oder gleich komplett selbst in Angriff zu nehmen. »Bauen« ist allerdings manchmal ganz schön tricki … Ich erinnere nur an die vielen Fallstricke beim Erstellen von Innendämmung und luftdichter Ebene (siehe Seite 91 ff. und 95 ff.). Wenn Do-it-yourself-Enthusiasten oder auch Leute vom Fach hierbei schlampig arbeiten, kommt es, wie zahlreiche Sanierungsfälle zeigen, zu meist lange unsichtbaren, meist viel später entdeckten Überraschungen der unschönen Art.

Über die grundsätzlichen Stolpersteine hinaus gilt: Die Arbeit und damit die Verantwortung der (Heim-)Handwerker beginnt schon mit der Inspektion des Untergrundes. Wann kann dieser verputzt werden? Wann kann tapeziert werden? Wann ist der Estrich reif für den Bodenbelag? Hierzu existieren Untersuchungsmethoden, die unerlässlich sind. Insbesondere die Belegreife-Prüfung des Estrichs stellt jedoch für viele Hobbyhandwerker – und leider auch für so manchen Fachmann – offenbar eine zu hohe Hürde dar. Was daraus folgen kann, ist großer Mist: ein versteckter Schimmelschaden in der Fußbodenkonstruktion und gegebenenfalls gar ein sich wellender oder aufquellender Bodenbelag.

In den Untiefen des Fußbodens

Wird nicht hinreichend geprüft, ob der Untergrund reif zum Weiterbauen ist, rächt sich das besonders bei Fußbodenkonstruktionen, weil sowohl Betondecken als auch Estrich noch lange für *nachstoßende Feuchtigkeit* sorgen können. Ist erst mal alles hübsch, aber vorschnell mit dem ausgesuchten Bodenbelag samt Fußleisten verbaut worden, sieht kein Mensch mehr das sich anbahnende Drama in den Untiefen des Fußbodenaufbaus. Zutage kommt bei einer Untersuchung womöglich ein mikrobieller Befall unter dem Oberboden, im Kleber oder in den Randfugen bzw. hinter den Fußleisten. Der Klassiker ist jedoch die verseuchte Estrichdämmung. Kommt beim Blick hinter die schicken neuen Fußleisten Schimmelbefall zum Vorschein, dürfte dieser mal wieder nur die Spitze des Eisbergs sein … Ach, hätte man dem Überschusswasser doch bloß ein wenig mehr Zeit gegönnt, um sich zu verdünnisieren.

Nicht selten offenbaren sich derartige Katastrophen durch Schimmelpilz & Co. (wenn überhaupt) erst Monate nach Einzug. Die verantwortlichen Erbauer verkaufen den Eigentümern respektive Bewohnern das Schlamassel dann schlimmstenfalls als Ergebnis eines falschen Lüftungsverhaltens. Oft steht der gelackmeierte Laie also nicht nur in einer ungesunden Hütte, sondern ohne Gutachter auch auf verlorenem Posten.

Vor dem Weiterbau muss der Untergrund fachgerecht auf seinen Feuchtegehalt hin überprüft werden. Wird trotz zu hoher Restfeuchte im Bauteil weitergebaut, verschlechtert das den Abtrocknungsprozess und Schimmelbefall droht. Besonders anfällig für versteckten Schimmel sind die Fußbodenkonstruktionen.

Im Regen stehen gelassen

Baustoffe müssen aber nicht unbedingt fließfähig oder pastenartig sein, um später versteckte Schimmelschäden zu begünstigen. »Baufeuchte« kann nämlich auch schlicht und ergreifend durch Regenwasser entstehen. Regen als nicht kalkulierbares Naturereignis ist für ein Haus erst dann vollkommen unkritisch, wenn es komplett dicht ist: vier Außenwände, Dach drauf, und auch die erdberührenden Bauteile gegen von außen oder unten drückendes Wasser abgedichtet. Die Abdichtung gegen Wasser von außen wird meist sehr ernst genommen, allerdings oft nur für das fertige Gebäude. In der Bauphase hingegen verlassen sich viel zu viele Baufachleute darauf, dass nass gewordene Baustoffe schon irgendwann wieder abtrocknen werden. Die Folge: Das Abdichten des unfertigen Bauwerks wird vernachlässigt, was zu – meist versteckten – Schimmelschäden führen kann. Besonders schlecht kann ein schnelles Weiterbauen sein, wenn Bauteile klitschnass geworden sind - zum Beispiel die prompte Wärmeverpackung des Hauses nach einem schweren, alles durchnässenden Unwetter (»Der Bauablauf muss schließlich eingehalten werden!«). Richtig wäre es, erst mal alle feucht oder nass gewordenen Bauteile trocknen zu lassen, bevor man weiterbaut, sie dadurch quasi einhaust und die Abtrocknung so massiv erschwert.

Und noch etwas kann tragisch enden: Welcher Handwerker schert sich schon um eine feucht eingebaute und irgendwann schimmelverseuchte Dämmung? Merkt doch hinterher kein Mensch – also schnell ab zur nächsten Baustelle ... Baustoffe werden nun einmal auch dann angeliefert, wenn sich niemand auf der Baustelle befindet oder sich gerade niemand um die Lieferung kümmern kann. Manchmal lagern die Baustoffe danach tage- oder gar wochenlang mehr oder weniger ungeschützt im Freien, wobei deren Verpackungen, die ohnehin keinen geeigneten Wetterschutz darstellen, oftmals beschädigt sind. Die logische Konsequenz dieser mangelnden Fürsorge vor dem Einbau ist dann nicht nur eine durchfeuchtete Dämmung, sondern oft auch ein mikrobieller Befall im Material. Vor allem in Dämmungen ist selbst ein starker Befall aber längst nicht immer sichtbar, weshalb die darin hockenden Schimmelkolonien häufig als erste Bewohner in die neue Hütte einziehen. Aber auch spürbar feuchte und ob der quicklebendigen Mikrobewohner teils lustig-bunte Dämmungen werden nicht selten kurzerhand ins nagelneue Häuschen eingebaut. Besser wäre es, durchfeuchteten Baustoffen grundsätzlich Hausverbot zu erteilen und sie durch trockene zu ersetzen. Doch sowohl wegen knapp kalkulierter Kosten als auch wegen brutal enger Bauzeitenpläne wird in vielen Fällen leider die falsche Priorität gesetzt.

Richtfest! Seit Jahrhunderten ein aufregender Meilenstein für die Häuslebauer. Ist der Dachstuhl errichtet, wird traditionell die endgültige Formgebung des Hauses gefeiert und den Handwerkern gedankt. Damit der hübsche Richtkranz noch einige Zeit bewundert werden kann, deckt man das Dach meist nicht sofort ein. Kein Problem, solange Petrus keinen Regen schickt. Denn wird der Dachstuhl kurz vor oder nach dem Richtfest extrem durchnässt und dann trotzdem schnell weitergebaut, kann die schnieke neue Hütte ebenso schnell Schaden nehmen. Zu hohe Materialfeuchte im Dachstuhl eines Neubaus ist immer wieder ursächlich für Schimmelbefall. Die Feuchtigkeit der nassen Hölzer diffundiert aus und steigert dadurch die Feuchtigkeit in der gesamten Konstruktion. Bei niedrigen Wintertemperaturen ist das Abtrocknen bekanntlich schwieriger, und manchmal fällt sogar Tauwasser an, häufig gefolgt von einer stattlichen Schimmelkolonie. Übrigens ist auch ein industriell vorgefertigtes Holzhäuschen eine Feuchtigkeitsmimose erster Klasse und somit während Lagerung, Transport und Aufbau tunlichst gegen Regen zu schützen.

Kleines Malheur – großer Schaden

Einer wissenschaftlichen Studie zufolge scheint die mitunter verheerende Wirkung von Flüssigwasser auf Baustellen vielen Bauleuten gar nicht bewusst zu sein. Hier fällt ein Eimer Anmachwasser um, dort entpuppt sich die Armatur als noch nicht dicht angeschlossen … Große und kleine Wasserschäden sind während der Bauphase offenbar an der Tagesordnung. Vielfach wird das Wasser nicht mal aufgewischt (»Wasser trocknet von alleine!«) – und meist verschwindet ein Teil gluckgluckgluck in der Baukonstruktion. Bei den früher »über Winter« austrocknenden und verlassen in der Republik herumstehenden Rohbauten waren derartige Missgeschicke auch halb so wild, doch das hohe Tempo, mit denen unsere modernen Gebäude entstehen, erfordert eine deutlich bewusstere Handhabung des auf-, aus- oder gar eintretenden Wassers.

Läuft beispielsweise eine Menge Wasser in die Randfugen des Estrichs, kann es dort ein mikrobielles Schlamassel auslösen.

Doch wer stellt schon eine professionelle Trocknung der Estrichkonstruktion auf die Beine, weil irgendwo ein ordentlicher Schwung Wasser seiner Wege gegangen ist? Die verursacht schließlich Kosten und verzögert den Bauablauf; und praktischerweise muss man das selbstverursachte Malheur nicht einmal unter den Teppich kehren, es ist ja buchstäblich von selbst darunter verschwunden …

Der Bau ist bestmöglich vor Regen und auslaufendem Wasser zu schützen, einmal nass gewordene Bauteile müssen vor dem Weiterbau ausreichend trocknen. Feuchtesensible Baustoffe wie Dämmstoffe sollten keinesfalls feucht eingebaut werden, sondern im Falle einer Durchfeuchtung durch trockene ersetzt werden.

Trutzburg oder löchriger Käse?

»My home is my castle!« Dieses englische Sprichwort haben so manche zur Aufhübschung der eigenen Festung als Wandtattoo überm Sofa, auf der Fußmatte oder als nostalgisches Schild im Flur. Gleichzeitig ist es ein Hinweis an alle anderen: »Hier regiere ich, und wehe dem, der es wagt, unerlaubt in meine Burg einzudringen!« Schade, dass Mikroorganismen nicht lesen können. Aber selbst dann würden sie wohl kaum auch nur einen Pfifferling darauf geben … Die deutlich kleineren Wassermoleküle sind sogar noch schwieriger in die Schranken zu weisen und dringen ebenfalls ungefragt in unsere Privatsphäre ein. Kommen sie in beherrschbaren Scharen, können wir ihrer auch Herr werden. Starten Wassermoleküle aber eine beispiellose Großoperation in Form von Starkregen, zeigt sich schnell, ob unsere Burg den Wassermassen zu trotzen im Stande ist oder nicht. Wenn sich die eigene Hütte als doch nicht so gut geschützt herausstellt wie geplant, sind die Konsequenzen oft katastrophal. Ohnehin ist ein Haus, das wie ein löchriger Käse in der Gegend herumsteht, jedem Regenereignis schutzlos ausgeliefert. Grund genug, es gewis-

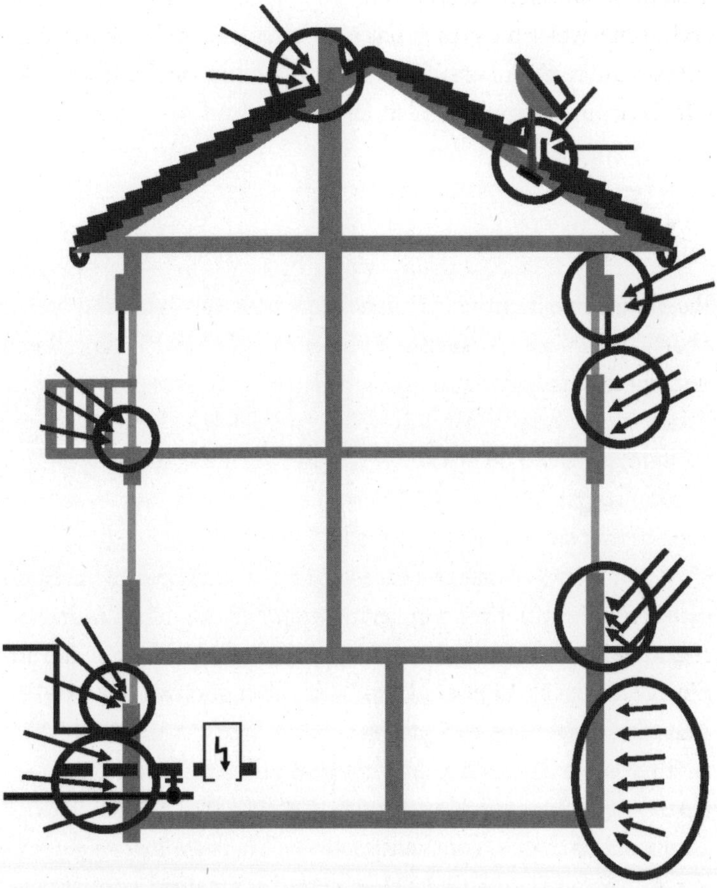

Abdichtung der Außenhülle – typische Fehlerquellen

senhaft mit einer regendichten Hülle zu planen und auszustatten. Wie kommt es bloß, dass sich zahlreiche Bücher mit »Bauschäden« beschäftigen und Mängel infolge von Wassereintritt dabei traditionell besonders viel Raum einnehmen? Nun, bereits bei der Abdichtung eines Bauwerks kann eine Menge schiefgehen. Aber auch nach Fertigstellung des Gebäudes sorgen oft schleichende Einflüsse wie Verwitterung, Versprödung und Materialausdehnung oder heftige Stürme für Leckagen, die dem Wasser freien Eintritt gewähren und uns Bewohnern viel Ärger bereiten. Die möglichen Ursachen für fehlerhafte Ausführungen und schadhafte Stellen an unserer dritten Haut sind derart vielfältig, dass wir nicht jede einzeln betrachten können und uns diesem Problem daher strukturell nähern.

Regencape fürs Haus

Besonders eklatant wirkt sich bei Gebäuden ein klassischer Dachschaden aus. Schließlich kommt der angriffslustige Regen von oben. Insofern hat das Dach den wichtigsten Job, wenn es darum geht, dem Wasser Einhalt zu gebieten. Gelingt es, die Außenhaut des Daches durchweg wasserundurchlässig auszuführen, so kann man darauf vertrauen, dass das Wasser auf der geneigten Dachfläche fix abfließt. Denn die Devise für Häuslebauer lautet: »Wasser muss fließen!« – und bei einem Haus bitteschön immer flott vom Haus weg. Fall erledigt. Dimensioniert man den Dachüberstand zudem üppig, hat man nicht nur einen praktischen Sonnenschutz, sondern auch weite Teile der Fassade vor Niederschlagswassers geschützt.

Pferdefuß eines jeden Daches sind allerdings die zahlreichen Unterbrechungen der Dachfläche: Kamine, Dachflächenfenster, Gauben etc. Zudem sorgt die moderne Haustechnik für so einiges an Verrohrungen und Schächten, die aus der Dachhaut herausragen und somit als Anschlussdetails viel Schadenspotenzial bergen. Schließlich sollten all diese Anschlüsse tunlichst regendicht und witterungsbeständig ausgeführt und regelmäßig überprüft werden. Auch nach einem starken Sturm mal nachzusehen, ob man noch alle Pfannen auf dem Dach hat und auch Bleche sowie sonstige Materialien an ihrem Platz sitzen und ihren Wasserabschirmdienst verrichten, kann gravierende Schäden verhindern.

Da es heute gängige Praxis ist, ein Dachgeschoss bis auf den letzten verfügbaren Zentimeter für Wohnzwecke nutzbar zu machen, ist eine zuverlässige Wasserdichtheit der Dachhaut wichtiger denn je. Und wann ist das Dachgeschoss besonders gut als Wohnraum nutzbar, ohne dass man sich immer die Rübe an den blöden Schrägen stößt und nirgends Platz für den Kleiderschrank findet? Genau: bei Flachdächern. Deshalb sind Flachdächer auch absolut »in« – in der unrühmlichen Dachschaden-Statistik allerdings auch ganz vorne mit dabei, weil sie zur Wasserableitung mit einem äußerst mickrigen Gefälle auskommen müssen. Jedes Flachdach muss somit sehr sorgfältig ausgeführt und regelmäßig auf seine Wasserundurchlässigkeit hin überprüft werden, da unerkannte Undichtigkeiten üble Wasserschäden nach sich ziehen können. Verklebte oder verschweißte, meist bituminöse Ausführungen sind erst mal »dicht«, mit den Jahren aber anfällig, vor allem gegenüber mechanischer Beschädigung und UV-Strahlung, weshalb man sie häufig mit Hilfe von Kiesaufschüttungen oder Dachbegrünungen davor schützt.

Exkurs: Der unnötigste aller Dachschäden

Dachschäden habe ich schon so einige erlebt, doch die Hitliste meiner persönlichen Dachschäden führt ausgerechnet ein von einem Dachdecker verursachter Schaden an …

Wer ein Dachfenster einbaut, muss schon mal eine Weile entspannt auf einem steilen Dach stehen können. Dafür schiebt man sich schon mal eine Pfanne hoch, um sich auf die darunterliegende Dachlattung zu stellen. Nun heißt's Achtung, denn wenn man jetzt versehentlich die *Unterspannbahn* kaputttritt, ist ein nicht ganz unwesentlicher Teil des Steildaches hin: die wasserdichte Schicht. Ob das Steildach mit Dachziegeln, Dachsteinen oder sonstigen Materialien gedeckt ist: Sie sind zwar stets wasserableitend, wasserdicht gegen daruntergedrückten Regen (oder Flugschnee) ist die Unterspannbahn. Sie führt Wasser, das bis dorthin gelangt ist, in Richtung Regenrinne ab und sollte deshalb unbedingt durchgängig schadensfrei sein. Dazu dürfen natürlich auch an den Durchdringungen keinerlei Risse oder sonstige Lücken auftreten. Jener Dachdecker an eben jenem Tag aber war ein sorgloser Zeitgenosse, und so flickte er weder die von ihm beschädigte Bahn, noch rückte er die Dachpfanne in ihre eigentliche Position zurück. Muss ich extra erwähnen, dass tags darauf ein bemerkenswerter Regen einsetzte und das Haus massiv durchnässte? An der Innenwand der darunterliegenden Etage entstand eine Beule hinter der Tapete, gefüllt mit literweise Wasser. Das war nun aber lediglich der sichtbare Teil des Schadens; das Gros der eingedrungenen Regenmengen hat die Konstruktion geschluckt, insbesondere die wie ein Schwamm wirkende Dachdämmung. Klar, dass das hätte umfassend saniert werden müssen. Doch was passierte? Die Pfanne wurde zurechtgerückt und die stark durchfeuchtete Innenwand neu tapeziert. Die auf mehreren Quadratmetern durchnässten Dachbauteile aber wurden ihrem Schicksal überlassen. Wegen der unterbliebenen Freilegung und Trocknung der durchnässten Materialien schienen die Mikroben hinter den Kulissen ihr Hauptquartier aufgeschlagen zu haben. Allerdings war davon – wie so oft – nichts zu sehen und nichts zu riechen, so dass nicht schimmelsensibilisierte Menschen meine gesundheitliche Malaise als Schimmelsensibelchen überhaupt nicht verstanden …

Die Moral von der Geschicht': Unterschätz' den versteckten Schimmel nicht!

Häuser mögen keine nassen Füße

Schlagregen auf die Fassade kann bei mangelnder Dichtheit je nach Bauart im schlimmsten Fall die komplette Wand durchnässen. Allerdings sind hierfür in der Regel weniger die kleinen Risse im Putz verantwortlich als eklatante Löcher. Je größer, desto schlimmer. Diese entstehen zum Beispiel, wenn die Bohrmaschine zum Einsatz kommt, um Markisen, Leuchten, Werbeschilder oder Vordächer zu befestigen. Werden solche Löcher nicht gut abgedichtet oder – noch tragischer – bei etwaiger Demontage der Installation einfach nicht wieder geschlossen, sind meistens Schäden am Gebäude die Folge. Diese können je nach Wandaufbau und Randbedingungen (z. B. Schlagregenseite), wenn's dumm läuft, sogar zu einem Schimmelbefall in den angrenzenden Innenräumen führen.

Ein Teil der Fassade hat besonders unter heftigem Regen zu leiden: der *Sockelbereich*. Der arme, weil zuunterst befindliche und von einem Dachüberstand am wenigsten geschützte Sockel hat aber noch ein weiteres Problem, wenn es regnet: Er ist dem Spritzwasser ausgesetzt. Mit der einfachen Formel Einfallswinkel = Ausfallswinkel donnert der schlagkräftige Regen zusammen mit dem Dreck von Straße oder Zuwegung gegen die Fassade. Eine Riesensauerei, die hohe Ansprüche an die Dichte des Sockels stellt. Baumeister verwenden daher *Sockelputz mit einem Durchfeuchtungsschutz* (oder eine sonstige *Feuchtigkeitssperre*). Zudem wird der Bau im Sockelbereich gegen aufsteigende Feuchtigkeit geschützt, indem er einen lückenlosen Anschluss zur darunterliegenden Abdichtung von Keller oder Bodenplatte erhält. Nasse Füße verträgt nun mal kein Haus. Diese äußerst wichtigen Details erfordern deshalb eine akkurate Ausführung – und immer gilt: *Abdichtungsebene ist die Rohbauebene* (also zum Beispiel das tragende Mauerwerk)!

Für Bestandsbauten ohne Nasse-Füße-Schutz lassen sich solche Sperren fachgerecht nachrüsten, um feucht-moderigen

Dauerproblemen im Sockelbereich einen Riegel vorzuschieben. In der Praxis werden durch Spritzwasser und Schlagregen verursachte Schäden manchmal kurzerhand einer vermeintlich aufsteigenden Feuchtigkeit in die Schuhe geschoben, obwohl tatsächlich »nur« die äußere Sockelabdichtung nicht funktioniert. Manch (teure) Sanierungsmaßnahme ist also sprichwörtlich für die Füße.

Die Schwachstellenparade

Keine Frage, die knusprigen Stellen in Planung und Ausführung sind mal wieder die Anschlussdetails. Ob an Haus- oder Balkontür: Die Abdichtung sollte akkurat ausgeführt werden, damit es später keine bösen, sprich feuchten Überraschungen aufgrund von Undichtigkeiten gibt. Deshalb lautet der wichtigste Leitsatz auch hier: *Abdichtungsebene* (z.B. unterhalb der Balkontür) *ist stets die Rohbauebene*!

Und der zweite Leitsatz – »Wasser immer schnell weg vom Gebäude!« – wird sich hoffentlich in dem ausreichenden, vom Haus wegführenden Gefälle von Terrasse, Loggia oder Balkon widerspiegeln. Andernfalls fließen die Regenwassermengen auf die Außenbauteile zu, um dort jede fehlerhafte Außenabdichtung zu überwinden. Und schwuppdiwupp steht plötzlich Wasser in der Bude – allerdings selten gut sicht- und aufwischbar, sondern zum Beispiel unter dem Estrich versteckt. Die daraufhin höchstwahrscheinliche mikrobielle Besiedlung der durchnässten Konstruktion bleibt oftmals unbemerkt, es sei denn, dass aus den Randfugen nach einiger Zeit ein muffiger Geruch aufsteigt oder zufällig eine bunte Schimmelkolonie hinter den Fußleisten entdeckt wird.

Weitere Löcher in der Außenhülle sind zum Rausschauen und für ausreichend Tageslicht im Zimmer gedacht: unsere immer größer und immer zahlreicher werdenden Fenster. Hier ist ebenfalls auf die Sicherstellung der Dichtheit zu achten, was nach neuesten Standards nicht mehr mit dem guten alten Bauschaum, sondern nur mit modernen Dichtungslösungen zu bewerkstelligen ist.

Auch Rollladenkästen sind echte Sorgenkinder. Nicht nur, dass sie mitunter als Wärmebrücken von sich reden machen und die davor liegenden Innenwandflächen in Schimmelhochburgen verwandeln. Ist der Rollladenkasten zudem nicht luftdicht zum Innenraum hin abgedichtet, kann im Rollladenkasten versteckter Schimmel für eine Belastung der Raumluft sorgen. Die Erklärung ist eigentlich sehr einleuchtend: Rollläden, die klitschnass eingefahren wurden, bleiben meist bis zu 16 Stunden lang in ihrem Kasten, bevor sie wieder ausgefahren werden. Na, und wer schleicht sich nun fröhlich in den Kasten und findet dort perfekte Bedingungen vor? Klar: unsere miesen Destruenten. Aufgrund der bei Mistwetter regelmäßig hohen Feuchtezufuhr sind »verschimmelte« Rollladenkästen (mitunter auch die Rollläden selbst) leider keine Seltenheit. Umso wichtiger also, dass der Kasten luftdicht vom Innenraum getrennt ist, damit deren Substanzen nicht noch in die Innenraumluft gelangen. Selbstredend liefern moderne elektrische Bedienelemente bereits eine bessere Abtrennung zum Rollladenkasten als die alten Muckis trainierenden Gurte mit ihren scheunentorartigen Wandöffnungen.

Ein Haus muss gegen von außen eindringende Feuchtigkeit geschützt werden. Dabei stellen die vielen Anschlussdetails auf dem Dach und an den Fassaden häufige Fehlerquellen dar. Eine sorgfältige Ausführung und regelmäßige Überprüfung der Abdichtungen ist deshalb unerlässlich.

Keller – ein hoffnungsloser Fall?

Wir kennen es von alten Häusern: Der Keller ist feucht und riecht etwas muffig. Bei echten Haus-Methusalems wird so ein feuchter, von unzähligen Mikroorganismen okkupierter Keller ja schon fast als charakteristisches Merkmal angesehen. Entweder wurden die Kelleraußenwände gar nicht gegen Wasser bzw. Feuchtigkeit aus dem Erdreich abgedichtet, oder sie haben Abdichtungen, die ihre guten Jahre längst hinter sich haben. Für Altbauten mit gemauerten Kellern gibt es jedoch eine Reihe von Maßnahmen, mit denen die Abdichtung zumindest deutlich verbessert werden kann. Wer Interesse hat, sollte sich an darauf spezialisierte Ingenieure und/oder entsprechende Fachfirmen wenden. Deren Aufgabe ist es, das individuell auf die Gegebenheiten (Bauart und Zustand des Kellers sowie Bodenbeschaffenheit, Grundwasserstand usw.) passende Dichtungssystem auszuwählen und umzusetzen. Wer hingegen seinen moderigen, feuchten Altbaukeller nicht antasten will, sollte sich des ungesunden Raumklimas und des begrenzten Nutzwerts bewusst sein. Solche »Schimmelkeller« sind grundsätzlich schadhaft und wenn überhaupt geeignet, um dort weniger feuchtesensible Vorräte wie Kartoffeln oder Weinflaschen zu lagern. Komplett untauglich sind sie jedoch für jeglichen feuchteempfindlichen Kram wie Akten, Kartons und Bücher, Kleidung, Möbelstücke und nicht luftdicht verpackte Lebensmittel wie Mehl und Zucker sowie als Aufenthaltsort für Mensch und Tier.

Als damit begonnen wurde, wirksam gegen feuchte Keller vorzugehen, brachte man zunächst eine abdichtende Außenhaut auf. Rundherum verklebte, bituminöse, mittlerweile durch Kunststoffmodifikationen stark weiterentwickelte Abdichtungen lieferten mit ihrer von den Bitumen herrührenden Farbe auch gleich den Namen: *Schwarze Wanne*. Das funktioniert heute natürlich auch noch (bei perfekter Ausführung und frei von jeglicher Beschädigung). Die Alternative ist die *Weiße*

Wanne. Eigentlich mausgrau handelt es sich um ein wasserundurchlässiges Betongebilde aus Bodenplatte und Wänden ohne die äußeren (Bitumen-)Abdichtungen, auf denen die »Schwarze Wanne« basiert.

Als problematisch erweist sich allerdings die Tatsache, dass die Weiße Wanne per se gar keine Wanne ist, sondern erst zu einer gemacht werden muss. Bodenplatte und Wände werden entweder vor Ort hergestellt oder – wie im Falle der Wände – gegebenenfalls vorgefertigt angeliefert. Easy. Jetzt aber kommt der schwierige Part des Unterfangens: Die Bodenplatte muss dicht mit den Wänden verbunden werden, um den Wannencharakter hinzubekommen. Das erfordert wiederum eine sehr gründliche, fehlerfreie Abdichtung von Dehn- und Arbeitsfugen.

Eine Wanne, ob nun weiß oder schwarz, muss als Bauwerk rundum dicht sein, denn auch ohne drückendes Wasser oder Sickerwasser ist das Erdreich drum herum immer so feucht, dass nur eine perfekte Abdichtung dauerhaft vor Durchfeuchtung schützt. Zudem gibt es auch beim Keller – unabhängig von der Bauweise – die Stellen der höchsten Alarmstufe: die Durchdringungen! Werden Lichtschächte nicht fehlerfrei in die Wanne integriert, abgedichtet und fachgerecht entwässert, findet das Wasser hier seinen Weg in den Keller. Weitere potenzielle Lecks sind die vielen Hausanschlüsse für Wasser, Elektro, Gas, Telefonnetz etc. Da kommen so einige Löcher zusammen. Abdichtungen bedürfen nicht nur einer besonderen Sorgfalt bei der Ausführung, sondern sollten im Laufe der Jahre auch gelegentlich überprüft werden. In der Praxis entwickelt sich leider so mancher Neubau-Keller zu einem Feuchtgebiet: Eigentlich vielversprechende »Wannen« stehen mit Rissen im Beton, Fugenundichtigkeiten oder sonstigen Leckagen im Boden versenkt herum und machen Ärger als Baumurks-Keller und beliebte Wohnstätte lästiger Mikroorganismen.

Schimmel im Keller resultiert häufig aus fehlender oder fehlerhafter Abdichtung des Kellers gegen Erdbaufeuchte bzw. drückendes Wasser. Auch bei Neubauten ist eine fehlerfreie Ausführung aller Details zum Schutz vor eindringender Feuchtigkeit unabdingbar.

Geht aufs Haus! – Leitungsschäden und Abdichtungsfehler

Wasser-Marsch!-Leitungen gibt es zur Optimierung des Wohnkomforts in unseren Häusern mehr, als man denkt. Jederzeit frisches Leitungswasser in Küche, Bad, Waschkeller oder Hauswirtschaftsraum ist Standard. Doch wie das Frischwasser den Weg in unsere vier Wände findet oder das unrühmliche Abwasser zuverlässig abtransportiert wird, bekommen wir meist gar nicht mit. Was in einem modernen, komfortabel ausgestatteten Haushalt nicht alles einen Wasseranschluss braucht: Waschbecken, Dusche, Badewanne, WC im Bad, WC und Waschbecken im Gäste-WC, Küchenspüle, Spülmaschine, Waschmaschine, Waschbecken im Waschkeller. Das sind die wichtigsten und am häufigsten verbauten Wasserentnahmestellen. Im Schnitt etwa 20 Anschlüsse für Zu- bzw. Abwasserleitungen verteilt auf diverse Räume im Haus. Schon ein gut ausgestattetes Einfamilienhaus kommt so schnell auf rund hundert Meter Wasserleitungen – und mit jedem Meter steigt theoretisch die Gefahr eines Leitungsschadens. Dabei sind Luxusausstattungen mit mehreren Bädern je Wohneinheit sowie Wasseranschlüssen auf Terrasse oder Balkon noch nicht einmal mitberücksichtigt. Rechnet man das nun auf ein Mehrfamilienhaus mit zwölf Parteien hoch, summiert es sich auf weit über hundert Anschlussdetails, die durch einzelne Leitungsabzweigungen in einem dann schon ziemlich langen Netz bedient und korrekt ausgeführt werden müssen. Dank immer besserer Materialien und Verbindungstechnologien ist so ein ausuferndes Leitungsnetz im Normalfall und bei fachgerechter Ausführung eigentlich kein Grund zur Sorge. Eigentlich …

Ein Riesenschlamassel

Wasserführende Leitungen in unseren Häusern gelten als langlebig, annähernd 50 Jahre sollten sie schon schaffen. Allerdings sieht es in der Praxis oft anders aus, denn schon Wasserleitungen, die etwa 30 Jahre auf dem Buckel haben, gelten als schadensanfälliger. Und von diesen Leitungssenioren gibt es in unserer Republik eine ganze Menge! Aber auch in Gebäuden mit hochmodernen Installationen kommt es erstaunlicherweise zu einer Häufung von Leckagen aller Art. Ein Blick auf die Schadensstatistiken diverser Versicherer, den Kostenträgern vieler Schadensfälle, zeigt: Leitungsbrüche sind eindeutig eine Hauptursache. Dabei fallen die Schadensfälle in Jahren mit intensiven, langen Frostperioden stets zahlreicher aus. Offenbar sind viele Leitungen, die in Außenwänden verlaufen, nicht ausreichend gegen Frost geschützt. Typische Fehlerquellen sind neben berstenden oder leckenden Rohren und widerspenstigen Schläuchen insbesondere fehlerhafte Geräte, Armaturen und defekte Rohrverbindungen. Natürlich kommen auch kaputte Dichtungen sowie abgerissene oder geplatzte Waschmaschinen- und Spülmaschinenschläuche vor, in den Schadensstatistiken rangieren sie jedoch weit hinten.

Auch Montage- und Gerätefehler können zu gravierenden Havarien führen – und meist ist dann gleich recht viel Bausubstanz betroffen. Findige Installateure beugen dem durch gewissenhafte Qualitätskontrollen (Druck- oder Sichtprüfungen) ihrer Arbeiten vor. Schadensstatistiken zufolge überwiegen Ausführungsfehler deutlich gegenüber Planungsfehlern, Produktmängeln oder den jeweiligen »Betriebsbedingungen«, womit vor allem Frostschäden gemeint sind. Auslaufende Heizungsanlagen, die insbesondere bei Fußbodenheizungen erhebliche Schäden anrichten können, scheinen seltener aufzutreten als Schäden am Leitungsnetz.

Im Gegensatz zu solchen Horrorszenarien sind fehlerhaft ausgeführte Verbindungen und Anschlüsse – wen wundert's – der Grund für äußerst hinterhältige, weil in der Wand versteckte Schimmelschäden. Bei jeder Benutzung rinnen kümmerliche Wassermengen durch minimale Lecks in die Bauteile (Leichtbaukonstruktion, Mauerwerk oder Geschossdecke) und werden fatalerweise erst Wochen oder Monate später oder manchmal gar nicht entdeckt. Denn macht der Schaden hinter der Vorwand nicht durch einen moderigen Geruch oder gar aufquellende Bauteile auf sich aufmerksam, haben die Bewohner von diesem Schlamassel oft keinen Schimmer. Übrigens kann auch der trotz guter Lüftungsgewohnheiten einfach ums Verrecken nicht in den Griff zu bekommende Schimmelbefall von (Silikon-)Fugen auf eine Durchfeuchtung der dahinterliegenden Bauteile hindeuten.

So ein unmerkliches Durchfeuchten von Teilen der Bausubstanz mit geringen Wassermengen pro Nutzungsvorgang besitzt also erhebliches Schadenspotenzial. Und die beliebten Vorwandinstallationen, welche die Leitungen für Waschbecken und WC-Spülkästen gut kaschieren, machen die Diagnose nicht einfacher, zumal diese meist aus der Trockenbau-Allzweckwaffe Gipskarton bestehen. Selbst deren »Feuchtraumvariante« ist nicht gegen eine kontinuierliche Attacke von Flüssigwasser gefeit. Trockenbau sollte eben Trocken(!)bau bleiben.

Bei meinen unzähligen Wohnungsbesichtigungen blieb mir als Schimmelpilzallergikerin nichts anderes übrig, als beherzt zum Feuchtigkeitsmessgerät zu greifen, um wenn möglich alle Wasseranschlüsse und damit die »Schimmelwahrscheinlichkeit« der Wohnung zu überprüfen. Es gab erschreckend viele Anschlüsse, an denen mir das Gerät hysterisch piepend signalisierte: Feuchte Wand! Hier ist bei der Montage offensichtlich was schiefgelaufen …

Liegt bei Anschlüssen ein Montagefehler vor, läuft das Wasser selten auf der Fliese hinab – wäre praktisch, denn dann sähen wir es ja. Stattdessen rinnt es hinterrücks der Fliese in die Wand und durchnässt je nach Ausmaß der Undichtigkeit von uns unbemerkt bis zum Boden alles, was dort verbaut ist. Ohne ein verlässliches Instrument ist die Chance minimal, dieser Malaise auf die Schliche zu kommen, *bevor* sie für jedermann wahrnehmbar wird und der Schaden dann bereits beträchtlich ist. Bei Leichtbauwänden mit fehlerhaften Anschlüssen sind es zum Beispiel meist die sehr saugfähigen Materialien wie darin verbaute Dämmungen, die verhindern, dass der Schaden durch ein Aufquellen des Verbaus zutage tritt.

Konnte ich die jeweiligen Wohnungseigentümer auf die Missstände hinweisen, kamen in vielen Fällen entweder sie selbst als Hobbybescheidwisser oder deren auf den Plan gerufenen »Experten« zu dem Ergebnis: »Alles okay! Die Tussi spinnt doch …« Schade, denn erstens leben deshalb vermutlich eine ganze Reihe ahnungsloser Menschen in einer Zwangs-WG mit unzähligen mikrobiellen Gesellen, und zweitens erklärt diese Reaktion, weshalb fehlerhafte Anschlüsse in den offiziellen Schadensstatistiken selten bis gar nicht auftauchen: Sie bleiben oft unentdeckt und spielen sich schlichtweg unter dem Radar der Sanierer und Versicherungen ab.

Leitungen sollten keine Wasserverluste erleiden und Armaturen wie Abläufe unserer zahlreichen Wasserentnahmestellen nachweislich dicht angeschlossen sein. Häufig führen kleinste Undichtigkeiten an den Anschlüssen zu verstecktem Schimmel.

Die tägliche Planscherei

Insbesondere beim Bau eines hauseigenen Wellnesstempels kann mal wieder so einiges in den Sand gesetzt werden. Heutzutage sollte jedes neu gebaute Badezimmer als klassischer »Feuchtraum« mit einer *Verbundabdichtung* versehen sein. Diese Maßnahme ist eine Art Dichtungswanne und schützt die umliegenden Bauteile in der »Gefahrenzone« Bad, so dass beim Planschen in der Badewanne, bei überlaufendem Wasser sowie undichten Fugen im Spritzwasserbereich keine gravierenden Bauschäden entstehen können. Clever! Leider aber bilden in etlichen Bädern noch immer Fliesen und Fugen die einzige Abdichtungsebene zu der dahinter oder darunter liegenden schützenswerten Bausubstanz. Diese mögen auf den ersten Blick einen patenten Eindruck gegen Wasserandrang machen, als klassische »Abdichtung« gelten sie aber nicht. Vielmehr sind die Fugen sogar so etwas wie wassersaugende Ritzen und bei übermäßigem Wasserandrang überfordert. Von dem in Pfützen anstehende Wasser gelangen so peu à peu kleine Mengen in die Untiefen der Konstruktion, wo es auf Dauer zu Schäden führen kann. Bei herausgebrochenen Fugen oder gerissenen Fliesen im Nassbereich mit spritzendem oder überschwappendem Wasser ist ohnehin ein Schimmelschaden »hinter den Kulissen« oft die Folge versäumter Reparaturen.

Auch in der Küche sind Silikonfugen häufig die »Abdichtung« der Wahl in spritzwasserintensiven Bereichen. Diese Verfugungen werden zwar als einigermaßen zuverlässige Wassersperren angesehen, sind aber lediglich »Wartungsfugen«. Das bedeutet nicht, dass man wartet, bis sie den Dienst vollends quittieren, sondern dass sie regelmäßig zu kontrollieren und nach einiger Zeit zu erneuern sind, will man sich ihrer wasseraufhaltenden Funktion sicher sein. Kümmert sich aber niemand um diese »Wartungsfugen«, wird im Laufe der Nutzungsjahre infolge einer porösen Silikonfuge unter Umständen ein ernstzunehmender Feuchteeintrag in die angrenzende Bausubstanz samt folgendem Schimmelbefall. Ein vermeidbares Ärgernis.

Einmal in die Bausubstanz gelangtes Wasser, das von dort wieder ausdiffundiert, ist nicht selten die Quelle für eine unnatürlich hohe relative Luftfeuchtigkeit – zuallererst im Raum des Schadens, bei ständig offenstehenden Türen, gegebenenfalls auch in der ganzen Wohnung. Sinkt diese im Winter trotz regelmäßigen Lüftens und angemessenen Heizens nicht unter 50 %, ist vermutlich etwas faul. Achtung: Das gilt nicht für nagelneue Häuser, denn in denen ist bekanntlich je nach Bauart noch einige Monate lang (manche Experten sprechen von bis zu 2 Jahren) mit einer erhöhten Luftfeuchtigkeit und erhöhtem Lüftungsbedarf wegen abtrocknender Materialien zu rechnen.

Wasser, das in kleinen Mengen regelmäßig in die Bausubstanz dringt, ist eine häufige Ursache für versteckten Schimmel. Eine dauerhaft ungewöhnlich hohe relative Luftfeuchtigkeit kann auf ausdiffundierende Feuchtigkeit aus der Bausubstanz und damit auf versteckte Schäden hindeuten.

Bloß weg mit der ekligen Suppe!

Manchmal findet das Abwasser aus unseren Häusern nicht über das Gefälle in der Leitung den Weg ins städtische Kanalnetz, weil es in Räumen anfällt, die unterhalb der Rückstauebene des Sammelkanals in der Straße liegen. Häufig sind davon mit WCs, Duschen oder einer Waschküche ausgestattete Keller betroffen. Dann sind technische Maßnahmen gefragt, genauer eine Hebeanlage, die das Schmutzwasser per Druckleitung hinaufpumpt. Idealerweise ist diese wie ein normaler Abfluss auch mit einer zuverlässigen Rückstauklappe im Keller ausgestattet. Hebeanlagen sind notwendige, leider aber auch fehleranfällige Einrichtungen. Ich habe mal einen Wasserschaden im Keller eines Mehrfamilienhauses erlebt, weil ein Elektriker die Steuerung der Hebeanlage mit dem Lichtschalter des Raumes verknüpft hatte, statt ihr Dauerstrom zu gönnen. Vielleicht hätte diesem Master of Desaster vorher jemand die Information zustecken sollen, dass Waschmaschinen ebenso gut und gerne ihren Dienst im Dunkeln verrichten und nicht in der Lage sind, sich mit einer lichtschaltergesteuerten Hebeanlage abzustimmen.

Zum Glück war in diesem Keller kein stilles Örtchen verbaut! Denn egal ob infolge ausgefallener Hebeanlagen oder berstender Rohre: In der Regel werden über die Abwasserleitungen auch Toiletten entwässert. Tritt deren eklige Brühe im Schadensfall aus, ist das größte Problem daran schon am bestialischen Gestank zu erahnen. Fäkalienhaltiges Wasser enthält eine Menge an (mitunter pathogenen) Keimen und bietet Mikroorganismen ohnehin perfekte Lebensbedingungen: massenweise Nährstoffe bei sehr viel Feuchtigkeit.

Jetzt aber schnell! – Havarie-Management

Bei echten Havarien, sprich plötzlich auftretenden (sichtbaren!) Wasserschäden aufgrund undichter Außenbauteile, abgerissener Geräteschläuche, defekter Geräte oder Leitungsschäden aller Art sind Sprinterqualitäten gefragt. Um eine Schädigung der Bausubstanz in Grenzen zu halten, ist zunächst die Wasserzufuhr zu stoppen, und zwar pronto. Entweder wie bei Waschmaschinen über den Anschluss selbst oder über den Haupthahn im Hausanschlussraum. Jetzt heißt es, das stehende Wasser möglichst schnell abzupumpen. Bei kleineren Schäden genügt es, das Wasser gründlich aufzuwischen. Hauptsache, die betroffenen Bauteile bekommen gar nicht erst die Möglichkeit,

Unmengen an Wasser zu »ziehen«. Sind diese beiden Sofortmaßnahmen geschafft, kann man erst mal etwas durchschnaufen. Aber bitte nicht zu lange, denn wer sich jetzt tage- oder gar wochenlang Zeit lässt, bis sich möglicherweise ein Vertreter der Versicherung herbemüht und Ansagen macht, kann bei den dann oftmals schon eingezogenen Mikroorganismen auch gleich Miete einkassieren gehen. Bei vielen Baustoffen verteilt sich das Wasser im Material (es wird quasi »eingesaugt«), so dass sie oberflächlich nur noch leicht feucht sind und der Schaden womöglich gar nicht mehr so arg wirkt. Das Feuchtigkeitseldorado ist jedoch eine herrliche Spielwiese für Destruenten aller Art – auch ganz ohne Fäkalienbeteiligung.

Wie lange es bis zur Ansiedelung der Mikrokollegen dauert, lässt sich nicht pauschal beantworten. Klar ist aber, dass jeder Tag ohne Trocknungsmaßnahmen ein verlorener Tag ist, wenn Sie die ungeliebten Winzlinge am dauerhaften Einzug hindern wollen. Hier kommt die Agenda zur Bewältigung der Langstrecke in puncto Schadensbehebung, sobald die Sprintstrecke der Sofortmaßnahmen absolviert wurde.

Die To-do-Liste

1. Ein Experte (Dachdecker bei undichtem Dach, Installateur bei Leitungsschäden usw.) muss sich um die Ursachenbehebung kümmern.
2. Bautrocknungsexperten – also keine Spezis, die der Meinung sind, dass jegliche Bausubstanz nach massivem Wassereintritt von selbst trocknet – beginnen möglichst zeitnah, die erforderlichen Trocknungsmaßnahmen einzuleiten. Hierzu begutachtet der Fachmann die betroffene Bausubstanz und entscheidet, ob und welche technischen Trocknungsverfahren nötig sind. Das jeweilige Vorgehen ist vom Ausmaß des Schadens, der Art des austretenden Wassers sowie Art und Lage der betroffenen Bauteile abhängig.

3. Auch schwer erreichbare Bauteile müssen freigelegt und getrocknet werden.
4. Trockenbaukonstruktionen mit Dämmkern, Vorwandinstallationen und Verbauten für Hohlräume wie Installationsschächte aus Gipskartonwerkstoffen sowie »schwammartige« Baustoffe wie Dämmmaterialien in Leichtbauwänden sollten besser gleich ganz entfernt werden – das gilt insbesondere nach Hochwasserschäden und Abwasserschäden mit Fäkalien.
5. Ist keine fachmännisch geplante und durchgeführte Trocknung vonnöten, lässt sich Schlimmeres in vielen Fällen mithilfe intensiver Belüftung der Räumlichkeiten verhindern. Eine hohe Luftzirkulation ermöglicht einen schnelleren Abtransport der Feuchtigkeit und verschlechtert die Bedingungen für eine Koloniebildung. Aber Achtung: Ist es draußen tropisch heiß, wird beim Lüften nur noch mehr Feuchtigkeit in die Räume getragen. Dann ist die Hilfe eines Trocknungsprofis ein Muss.

Sind die Mikroviecher jedoch bereits wahrnehmbar eingezogen, muss der Befall erst mal entfernt oder zumindest abgeschottet bzw. desinfiziert werden, bevor Trocknungsgeräte zum Einsatz kommen, denn diese verstärken im Schadensfall die unerwünschte Freisetzung und Verwirbelung der mikrobiellen Hinterlassenschaften in der Luft, was im Sinne des Gesundheitsschutzes aller Beteiligten unbedingt zu vermeiden ist.

Die härteste Nuss für Trocknungsprofis

Zum Schluss noch ein leider sehr häufiger Fall, bei dem nicht selten das Zoff-O-Meter unter Baufachleuten den vollen Ausschlag zeigt: Wie schlimm ist ein Wasserschaden in einer Fußbodenkonstruktion?

Im Hinblick auf die Trocknung abgesoffener Fußbodenkonstruktionen gibt es eine Reihe unterschiedlicher Verfahren. Das zeigt, dass die Beseitigung von Wasser aus den Untiefen unserer Behausungen alles andere als ein Kinderspiel ist. Mehr als schwierig ist es, einer mikrobiellen Besiedelung vorzubeugen, wenn der Wasserschaden bis zur Estrichdämmschicht vorgedrungen ist. Denn die eingepferchte, durchnässte Dämmschicht unter dem Estrich hat im Wasserschadensfall ganz schlechte Karten: Die Feuchtigkeit kann kaum – meist nur über die Randfugen – ausdiffundieren. Oftmals wird dann versucht, über eine technische Trocknung das Wasser herauszubekommen. Dass dies allerdings oft gar nicht vollständig gelingt, ist selbst vielen Fachleuten unbekannt. Und so ist denn manch Baufachstratege der Meinung, dass der Drops gelutscht sei, wenn über das technische Trocknungsverfahren kein Wasser mehr ausgeleitet werden kann. »Jetzt muss ja alles rappeltrocken sein!« Träumt weiter, Leute! Untersuchungen haben ergeben, dass selbst bei fachmännischer, durchgängig technischer Trocknung, bis aus der Konstruktion keine Feuchtigkeit mehr abgeführt werden kann, eine flächendeckende Durchtrocknung keinesfalls gesichert ist. So fanden die Experten sogar in fachmännisch intensiv getrockneten Konstruktionen teilweise eine beachtliche Restfeuchte und – selbstredend – ein mikrobielles Katastrophen-Konglomerat vor. Darunter besonders zahlreich: die wissenschaftlich bisher wenig beachteten Bakterien.

Um einen mikrobiellen Befall nach starkem Wassereintritt mit Sicherheit zu vermeiden, muss die Estrichdämmung sinnvollerweise ausgetauscht werden. Das wird allerdings oftmals vermieden, weil der Estrich dazu im betroffenen Bereich herausgestemmt werden müsste und das Haus somit zur Großbaustelle würde. Stattdessen wird dann aufwändig zu trocknen versucht … Auf diesen kniffligen Sonderfall spezialisierte Experten entscheiden jeweils in Abstimmung mit den Eigentümern, was einerseits hygienisch notwendig und andererseits wirtschaftlich vertretbar ist. Denn neben dem kompletten Austausch der Gesamtkonstruktion gibt es auch noch spezielle Verfahren, um die Konstruktion nach »Trocknung« abzudichten und so ein Entweichen von allerhand Unrat aus der geheimen Mikroben-Zentrale in die Raumluft zu verhindern.

Tipp: Für die Gebäudetrocknung gibt es übrigens extra Praxisseminare und Weiterbildungen, in denen die notwendigen Kenntnisse für diese Tätigkeiten vermittelt werden und die von den ausführenden Dienstleistern besucht worden sein sollten. Regelmäßige, nachweisbare Fortbildungen in Sachen Gebäudetrocknung deuten bei Fachbetrieben gemeinhin auf eine hohe Fachkompetenz hin.

Wird die Trocknung einer abgesoffenen Hütte rasch eingeleitet und fachgerecht ausgeführt, kann ein mikrobieller Befall in vielen Fällen gänzlich verhindert oder zumindest stark eingedämmt werden. Entgegen der Vorstellung vieler Laien gilt: Lange nicht jede größere Havarie führt zwangsläufig zu einem entsprechend großen Schimmelschaden. Bisweilen mündet erst die tage- oder wochenlange Untätigkeit von Eigentümer oder Entscheidungsträger in eine vermeidbare Schimmel-Großbaustelle.

Das richtige Vorgehen erfordert in jedem Wasserschadensfall viel Sachverstand und Gewissenhaftigkeit. Engagieren Sie also nur extra geschulte Fachleute. Und warten Sie bitte nicht zu lange mit einer fachmännischen Trocknung, wenn Sie kein Interesse an ausufernden (versteckten) Schimmelkolonien haben.

Das wäre geschafft! Die Kuh ist vom Eis, die Hütte wieder in trockenen Tüchern. Aber ist auch die hygienische Situation unter Dach und Fach? Nicht nur nach eklatanten Wasserschäden zahlt es sich aus, auf dezente Hinweise für mikrobielle Untermieter zu achten. Diese spielen nämlich für ihr Leben gerne Verstecken – und zwar in unserer Bausubstanz …

6

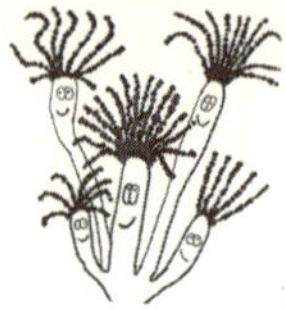

Wenn die Lumpen sich versteckt halten ... Tückischer Schimmel

Alarmstufe ROT – Warnsignale für einen unsichtbaren Befall

Mikroorganismen sind eigentlich keine Prahlhänse. Selfies auf Facebook oder Instagram? Geschenkt! Auch auf der freien Wandfläche zu posieren entspricht nicht unbedingt ihrem Naturell. Lieber verrichten sie ihren Job im Verborgenen: im Waldboden, im Komposthaufen und leider auch hinter den Kulissen unserer Häuser. Dort eingezogen, sind sie nicht nur für Laien kaum ausfindig zu machen. Nun aber geht es den verstohlenen Knilchen an den Kragen: Wo hocken sie am liebsten? Wie können wir bei dem blöden Versteckspiel triumphieren? Und vor allem: Wer kann uns dabei helfen? Die in Expertenkreisen herumgeisternde Zahl von über 80 % versteckter Schäden in Innenräumen ist für viele Menschen Kokolores, Quatsch oder Unfug und stößt landauf, landab auf Unverständnis. Selbst für die meisten Bauschaffenden scheint es noch immer ein Hirngespinst zu sein, dass in so vielen Räumlichkeiten tatsächlich ungeahnte Überraschungen in der Baukonstruktion lauern. Auch ich als hochsensibilisierte Schimmelallergikerin war anfangs regelrecht entgeistert, wie tadellos sich manche hochbelasteten Bauteile vordergründig präsentierten, obwohl sich im oder hinter dem Bauteil bombastische Schimmelkolonien ausgebreitet hatten. Ihre liebsten Schlupfwinkel: in Fußbodenkonstruktionen, in Leichtbauwänden und in Versorgungsschächten, hinter abgehängten Decken, Wandverkleidungen (z. B. aus Gipskarton oder Holz) und hinter (fehlerhaften) Innendämmungen. Bei Durchfeuchtung einer Außenwand errichten Mikroorganismen ihr Hauptquartier auch gerne hinter der Tapete, die von vorne betrachtet erstaunlich tiptop aussehen und somit eine nicht befallene Wand vorgaukeln kann. Ganz besonders tückisch ist es bei mehrfach überstrichenen Tapeten, denn dann dringt der Schimmel selbst im schlimmsten Schadensfall kaum noch bis an die Oberfläche vor.

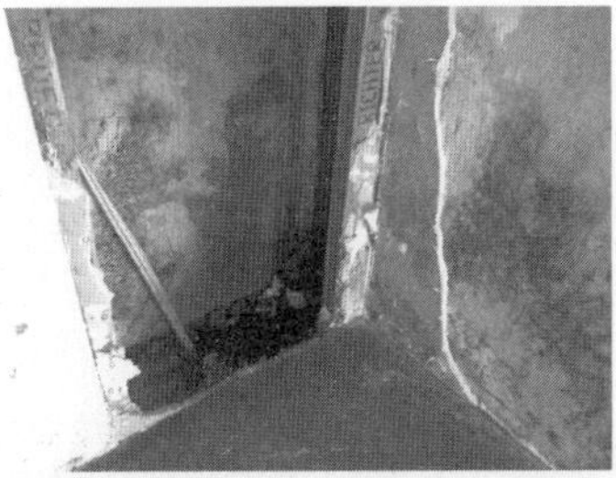

1: Befall innerhalb einer Leichtbauwand

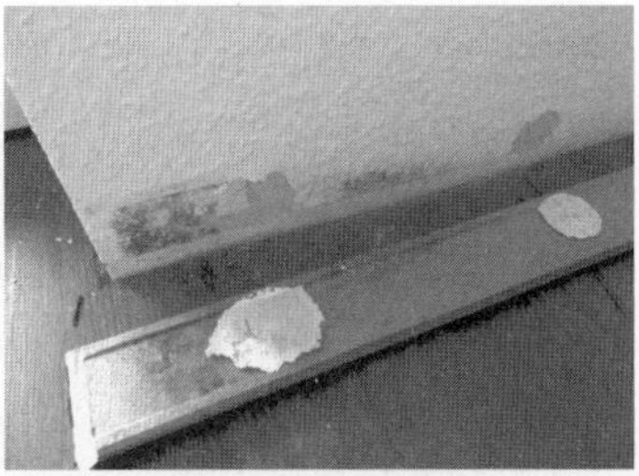

2: Befall hinter Fußleiste

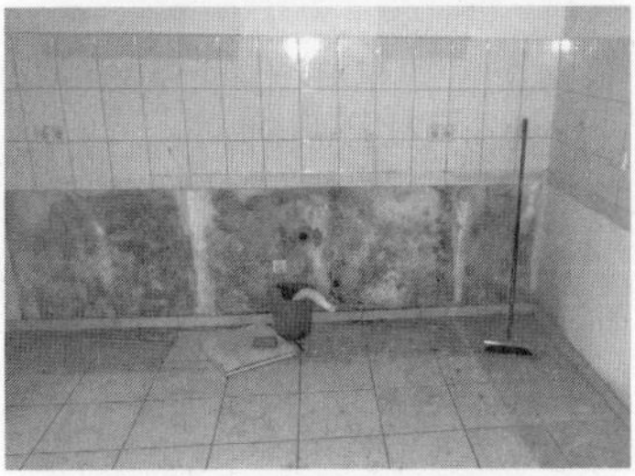

3: Befall hinter Küchenzeile

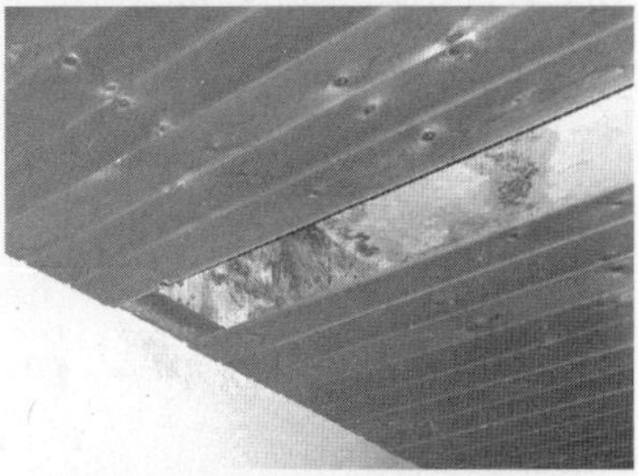

4: Befall hinter abgehängter Decke

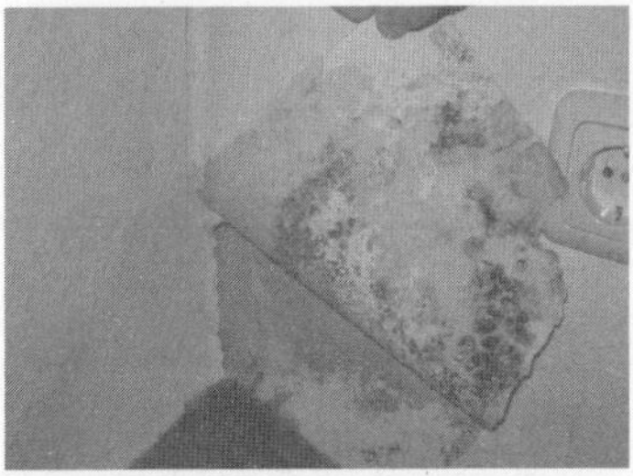

5: Befall hinter Tapete

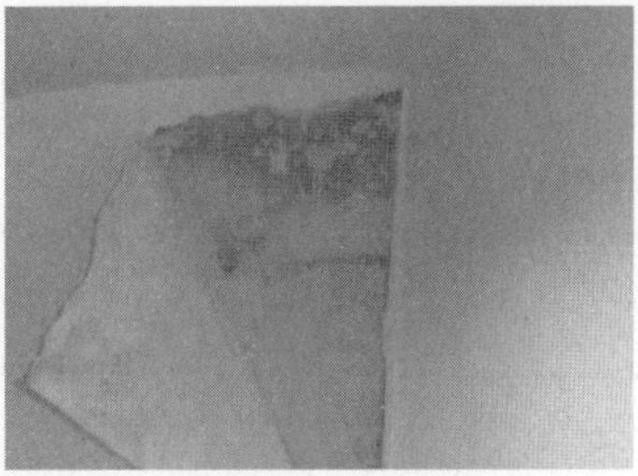

6: Befall hinter Tapete

Typische Verstecke für mikrobiellen Befall

Die kleinen Schurken machen es uns wirklich nicht leicht: Augenscheinlich ist die liebevoll eingerichtete Traumwohnung in einem Topzustand; kein normaler Mensch würde auch nur einen Cent auf die Anwesenheit einer ekelerregenden Großkolonie hinter der schmucken Tapete wetten. Bis sich eines Tages bei einem oder mehreren Bewohnern so ein komisches Gefühl einschleicht: »Irgendwas ist anders! Man sieht nix, man riecht nix, aber irgendwie fühle ich mich hier gar nicht mehr wohl!« Mit dieser beunruhigenden Erkenntnis gehen viele Schimmel-Leidensgeschichten los. Besonders stark wird der Leidensdruck für Menschen, die von gesundheitlichen Beeinträchtigungen gequält werden: z. B. chronischer Husten, ständige Reizung der Atemwege oder Fließschnupfen, brennende, trockene Augen, Kopfschmerzen, Konzentrationsstörungen, extreme Müdigkeit, Hautreaktionen oder ein schwächelndes, weil überfordertes Immunsystem samt den unausweichlichen Infekten oder Entzündungen der Nasennebenhöhlen usw. Weniger sensible Zeitgenossen schütteln nur verständnislos den Kopf. »Schimmel? Da ist doch gar keiner!« Meist führt den Leidtragenden sein erster Weg zum (Fach-)Arzt, der sich allerdings nur mit den Symptomen beschäftigen kann und dessen Ursachenanalyse lediglich auf seiner Anamnese beruht. Möglicherweise zieht er ein Sick-Building-Syndrom (siehe Seite 42 f.) in Betracht, doch die wenigsten Ärzte kommen auf die Idee, eine Wohn- oder Arbeitsraum-Inspektion zu empfehlen.

Werden die Beschwerden besser, sobald man sich mehrere Tage lang nicht in den suspekten vier Wänden aufhält (im Fall des Arbeitsplatzes kann schon übers Wochenende eine merkliche Besserung eintreten), sollte sofort die »Alarmlampe« blinken: Hütte untersuchen lassen! Aus eigener Erfahrung weiß ich jedoch, dass Arbeitgeber und Kollegen mitunter wenig Interesse an derartigen »Schauergeschichten« haben. Mein Tipp: Hartnäckig bleiben! (Mehr dazu siehe ab Seite 238)

Bei Schimmelbefall treten meist nur bei einem Teil der exponierten Personen gesundheitliche Probleme auf. Wie gut oder schlecht ein Mensch die biologischen Attacken der Winzlinge verkraftet, hängt maßgeblich davon ab, wie oft und wie lange er ihnen ausgesetzt ist und wie seine gesundheitliche Gesamtkonstitution ist.

Ein dezenter Duft liegt in der Luft

Etwas klarer wird die Lage bereits, wenn sich ein »ortsfremder« Geruch bemerkbar macht, der auch nach intensivem Lüften immer wiederkommt. Handelt es sich um die unverkennbar schimmeligen »Düfte«, kommen die Bewohner möglicherweise irgendwann selbst auf den Trichter, dass sich Mikroorganismen in der Bausubstanz eingenistet haben könnten. Manchmal aber ist der Geruch gar nicht schimmeltypisch oder nur in unregelmäßigen Abständen wahrnehmbar. Dann geht die Verunsicherung los: »Kann das wirklich Schimmel sein? Oder bilde ich mir diese widerliche Duftnote in der Luft etwa ein? Gestern war's ja auch gar nicht so schlimm …« In der Tat gehört es offenbar zu den Spezialkompetenzen der sich verbergenden Fieslinge, uns an der Nase herumzuführen, indem sie dann und wann kurze Duftmarken setzen. Davon sollten Sie sich nicht beirren lassen, denn bekanntlich kommt es immer auf die jeweiligen Randbedingungen und den Lebenszyklus der Mikroorganismen an, ob und in welchem Maße sie für Menschen wahrnehmbare Geruchsstoffe bilden (siehe Seite 30 ff.). Hinzu kommt, dass unser Geruchssinn zu einem Gewöhnungseffekt neigt. Sind wir regelmäßig und langfristig einem Odeur ausgesetzt, nehmen wir ihn irgendwann kaum noch wahr. Natürlich erreichen die Duftmoleküle weiterhin unsere Nasenschleimhäute, aber das Gehirn stuft die Geruchsinformationen nach einiger Zeit nicht mehr als bedeutsam ein. Diese Gewöhnung an wiederkehrende Reize nennen Wissenschaftler *Habituation*. Und wie wir alle wissen, ist unsere Wahrnehmungsschwelle für Gerüche eine ziemlich subjektive Angelegenheit: Während der eine sehr deutlich einen widerlichen Mief wahrnimmt, registriert der andere rein gar nichts. Frauen wird im Allgemeinen eine etwas bessere Riechleistung nachgesagt, weshalb ER unter Umständen nur genervt mit den Augen rollt, wenn SIE mal wieder die Nase rümpft … Interessant ist allerdings noch etwas ganz anderes: Offenbar sind wir nämlich in der Lage, geruchliche Reize auch *unbewusst* aufzunehmen, die in unserem Gehirn dann Reaktionen in Gang setzen. Und tatsächlich wabern viele flüchtige Stoffe der miefenden Mikroorganismen unterhalb unserer bewussten Wahrnehmungsschwelle herum, was ein Unwohlsein in gewissen Räumlichkeiten erklären könnte.

Herumflitzende Indikatoren

Werden in der Wohnung plötzlich putzmuntere, silbergraue Flitzpiepen gesichtet, sollten Sie bei deren regelmäßigen Kurzauftritten keine Ekelattacken bekommen, sondern lieber nüchtern analysieren: *Silberfische* am Start … Oho! Vor allem wenn diese harmlosen, flugunfähigen Insekten in größerer Truppenstärke Einzug gehalten haben, ist Obacht geboten, weil sie durchaus als »Bioindikatoren« für Feuchtigkeitsschäden mit Schimmelbefall taugen. Silberfische sind wie wir Menschen Allesfresser (Kohlehydrate, Fette, Eiweiße) und bevorzugen hohe relative Luftfeuchtigkeitswerte von über 75 %. Zu ihren Leibspeisen gehören neben Zucker und Zellulose kleinere Geschöpfe wie Milben und Schimmelpilze. Touché! Da ist das biologische Katastrophen-Konglomerat »Hausstaub« logischerweise ein reichlich gedeckter Tisch, zu dem sich die lichtscheuen Tierchen bei Dunkelheit tapfer aus den Untiefen der Bausubstanz (wo auch der Schimmel haust) hervorwagen. Insbesondere die über alle Etagen durchgehend verlegten Versorgungsschächte moderner Häuser bieten Silberfischen beste Möglichkeiten zu ausgedehnten Ausflügen durchs ganze Haus. Insofern kann von ihrer Anwesenheit nicht immer auf einen Schimmelbefall in der Nähe geschlossen werden. Unter normalen Umständen sollten unsere Behausungen den Silberfischen allerdings nirgends das perfekte Wohlfühlklima bieten. Wenn doch, so haben wir nicht nur irgendwo ein Feuchte-, sondern vermutlich auch ein Schimmelproblem.

Darauf können übrigens auch die Gliederfüßler-Kollegen der Silberfischchen hinweisen: *Staubläuse*. Diese sind schon etwas wählerischer, wenn's um ihre Ernährung geht. Anders als ihr Name vermuten lässt, stürzen sie sich mit Vorliebe auf Mikroorganismen. Und solche Unterweltenbummler wie ihre silbrigen Kollegen sind sie auch nicht; sie gelten eher als Nesthocker. Tauchen Staubläuse also zum Beispiel in Heerscharen auf einem bestimmten Bereich der Fußleisten auf, lohnt sich durchaus ein Blick dahinter und in die Randfuge.

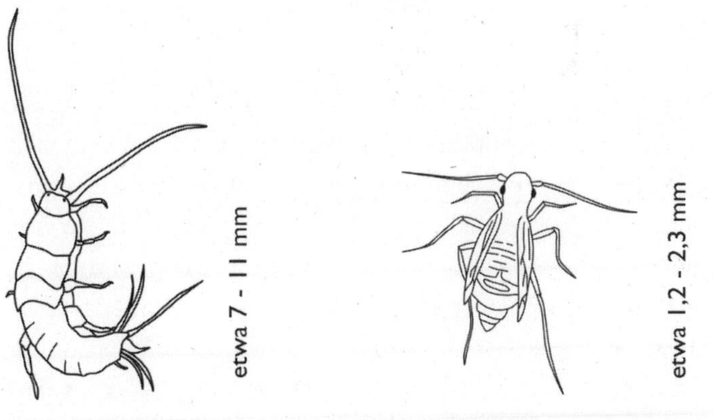

Silberfisch und Staublaus

Feuchtigkeit liebende *Kellerasseln und Tausendfüßler* hingegen halten sich normalerweise in feuchten, dunklen Territorien auf, zum Beispiel in entsprechenden Kellerräumen, unter den Steinplatten oder dem Geräteschrank auf der Terrasse. Entdecken Sie welche in Innenräumen, so deuten sie ebenfalls auf ein Klima hin, das Schimmelpilze & Co. frohlocken lässt und uns Menschen zu denken geben sollte.

»Ein Fleck, ein Fleck!«

Werden Wände oder Decken plötzlich partiell bunter, ist unmissverständlich »Alarmstufe Rot!« angesagt. Feuchtigkeitsschäden hinterlassen häufig oberflächliche Verfärbungen an Putzen, Tapeten und Verkleidungen. Landläufig werden die kleinen Spots, die aussehen wie Fliegenkacke, als harmlose *Stockflecken* abgetan. Stockflecken zeigen aber in der Regel einen mikrobiellen Befall an, der eben (noch) nicht so schön watteartig anmutet, wie wir es von imposanten Großkolonien kennen. Gelegentlich deutet auch ein »Wasserrand« auf einen Feuchteschaden hin. Er schaut aus wie mit dem Filzstift aufgetragen und kommt tatsächlich meist folgendermaßen zustande: Wasser, das durch Bauteile hindurchdringt, kann dabei Farbstoffe oder Mineralien herauslösen, die durchaus zu bräunlichen, gelblichen, grünlichen, sogar rötlichen Flecken oder »Rändern« auf den Oberflächen führen. Ist also nicht gerade ein Schwung Wasser oder Wein gegen die Wand geschwappt, gilt es, die Ursache für das plötzlich aufgetretene Muster zu ergründen. Und da dieses Phänomen eher selten durch Kondensation entsteht, muss man wohl oder übel hinter der Bauteiloberfläche auf die Pirsch gehen … Womöglich stößt man dabei auf einen ausgeprägten Schaden mit imposanter Schimmelkolonie. Die gute Nachricht: In solchen räumlich begrenzten Fällen ist die detektivische Arbeit meist überschaubar.

Kommen uns die Baumaterialen ein kleines Stück entgegen, ist der Hinweis auf einen Feuchtigkeitsschaden und damit die Gefahr eines mikrobiellen Befalls schon sehr deutlich. Vor allem bei Holz und Holzwerkstoffen kann es aufgrund von Durchfeuchtung zu Aufquellen oder Materialverformungen kommen. Da die Untiefen unserer Fußbodenkonstruktionen bei ausreichend hoher Feuchtigkeit viel Potenzial für Schimmelkolonien bergen, sollten Sie selbst bei vermeintlichen Kinkerlitzchen hellhörig werden, zum Beispiel bei Türen, die plötzlich über den Boden schrappen. Hat ein unsichtbarer Feuchteschaden die Unterkonstruktion aufquellen lassen?

Unmotiviert an der Wand herumflatternde Tapetenenden wiederum können im besten Fall auf einen Kleber sparenden Tapezierer hindeuten. Oder haben wir es doch mit einem Feuchteschaden samt mikrobiellem Befall zu tun?

Und last but not least kann eine erhöhte relative Luftfeuchtigkeit im Raum, die sich einfach nicht senken lässt, egal, wie gut Sie lüften und heizen, ein weiterer Indikator sein. Möglicherweise hat sich irgendwo ein Feuchtigkeitsschaden und infolgedessen eine Schimmelsiedlung breitgemacht.

Auf versteckten Schimmel können – neben einem schimmelspezifischen Geruch und gesundheitlichen Beschwerden – auch gehäuft auftretende Gliederfüßler sowie eine ungewöhnlich hohe relative Luftfeuchtigkeit hinweisen.

Achtung: Kompetenzillusionisten unterwegs!

Ein ungutes Gefühl im Raum, gesundheitliche Beschwerden, manchmal auch ein muffiger Geruch … Irgendwann sind die Bewohner zu Recht beunruhigt und verlangen nach Erklärungen. Gut so! Doch wo findet man eigentlich eine wirklich brauchbare Hilfe in so einem Verdachtsfall? So mancher Hauseigentümer fragt zuallererst mal den Malermeister aus der Nachbarschaft oder den Freund der Familie, der »irgendwas mit Bau« macht. Nach deren freundlich gemeinter Blitzinspektion folgt dann oft die vermeintliche Entwarnung: »Schimmel ist nirgends zu sehen!« Aha. Was von einem solchen Kurzschluss (nix zu sehen = kein Schimmel) zu halten ist, wissen wir bereits. Doch offenbar ist die Vorstellung »Schimmel ist nur da, wenn ich ihn sehen kann« auch in den Köpfen vieler Bauschaffender dermaßen fest verankert, dass solche vollmundigen »Prüfberichte« an der Tagesordnung sind, obwohl es sich oft um verheerende Fehldiagnosen handelt. Und die meisten Bewohner verlassen sich selbstverständlich auf das Analyseergebnis – vor allem wenn es »Kein Schimmel in der Bude!« lautet. Schließlich hat ja ein Baufachmann alles abgecheckt ... Das eigentliche Dilemma besteht also in der Kompetenzillusion von Bauschaffenden. Deren Basis-Ausbildung macht sie nämlich keineswegs zu Experten für Schimmelschäden, schon gar nicht für die Königsdisziplin *Versteckte Schimmelschäden.* In der Praxis lässt nicht nur das biologische Grundwissen über Mikroorganismen, sondern leider auch das bauphysikalische Wissen oftmals zu wünschen übrig. Tatsächlich ist es so, dass es für das um sich greifende Problem unerwünschter Schimmelkolonien in Innenräumen von Haus aus überhaupt kein Fachpersonal geben kann, weil weder eine Fachausbildung noch eine offizielle Berufsbezeichnung und schon gar kein Schimmel-Diplom oder Schimmel-Master existiert. In keiner einzigen Berufsausbildung wird die für Schimmelschäden notwendige Sachkunde in allen Einzelheiten vermittelt. Ein möglicher »Schimmelschaden-Experte« muss sowohl über Bauphysik-Know-how und mikrobiologisches Spezialwissen verfügen als auch über profunde Kenntnisse zu allen nötigen Messverfahren. Im Grunde ist das Erkennen, Bewerten und Beseitigen von (erheblichen) Schimmelschäden in Innenräumen eine interdisziplinäre Gemeinschaftsaufgabe von bauphysikalisch bewanderten Baufachleuten und Mikrobiologen, die sich auf Schimmelschäden und die daran beteiligten Mikroben spezialisiert haben. Dieser Missstand einer fehlenden Allround-Kompetenz mit Berufsausbildung in Verbindung mit dem Umstand, dass man mit dem um sich greifenden Schimmel in anderer Leute Häusern gutes Geld verdienen kann, lässt auf dem Anbietermarkt viel Raum für zahlreiche Kuriositäten von selbstgekürten Schimmel-Spezialisten.

Schimmelprofi dringend gesucht!

Viele Menschen sind der Auffassung, dass bei Problemen mit Feuchtigkeit und Mikroorganismen in Wohnräumen, insbesondere also bei Schimmelbefall, ein Baubiologe der Mann der Stunde ist. »Der weiß doch bestimmt alles über Bau und Biologie, oder?« Alles sicher nicht, aber hoffentlich doch so einiges … Baubiologe ist allerdings nicht einmal eine gesetzlich geschützte Berufsbezeichnung. Jeder Jeck, der sich das zutraut, kann morgen mit dem anderen Bein aufstehen und seine Dienstleistung als »Baubiologe« anbieten. Insofern haben wir es auf diesem »Fachgebiet« mit erheblichen Qualitätsunterschieden zu tun. Nicht umsonst wird diese Profession von manchen Zeitgenossen in die Esoterik-Ecke gerückt und entsprechend kritisch beäugt. Doch es gibt auch Könner: Manche Baubiologen haben zum Beispiel eine biologische (Biologiestudium) oder eine bauphysikalische (Bauingenieur- oder Architekturstudium) Grundausbildung. Seriöse Baubiologen bilden sich regelmäßig weiter und gründen ihre Laufbahn auf dem Fundament einer intensiven Zusatzausbildung, einer Art Kurzstudium zum Baubiologen. Das erhöht die Seriosität natürlich enorm. Selbstverständlich bekommt Schimmel als einer von vielen Innenraumschadstoffen in dieser Ausbildung seinen großen Auftritt. Die dreiste Großinvasion des Schimmels in unseren vier Wänden hat aber auch darüber hinaus in der Fachwelt ein sehr deutliches Echo ausgelöst: Inzwischen ist die gezielte Weiterbildung für (Bau-)Fachleute zum Schimmel-Experten etabliert.

Das Know-how wird allerdings wieder einmal in unterschiedlichen Seminarvarianten ganz unterschiedlichen Umfangs offeriert. Der Weiterbildungsmarkt entpuppt sich daher bei genauerem Hinsehen als unreglementiertes Riesenkuddelmuddel an mehr oder eben weniger qualitativ hochwertigen Angeboten. Die Absolventen solcher Schimmelseminare führen unterschiedlichste Sachkunde-Bezeichnungen, in denen beeindruckende Begriffe wie »Sachverständiger« oder »Fachkraft« vorkommen. Da ist es gut zu wissen, dass es sich auch hierbei um keine gesetzlich geschützten Berufsbezeichnungen handelt. Vielmehr kann sich jedermann ohne jegliche Weiterbildung »Sachverständiger«/»Fachkraft« für Schimmelerkennung, Schimmelbeseitigung oder Ähnliches nennen und loslegen. Zudem begnügen sich manche Dienstleister mit einem Wochenendseminar rund um das Thema Schimmel und starten dann mit viel Selbstbewusstsein als »qualifizierte Schimmel-Sachverständige« ganz ohne (bau-)fachliche Grundausbildung durch. Infolgedessen turnen derzeit diverse »Schimmel(pilz)experten« mit teils fragwürdigen »Sachkundenachweisen« in den Behausungen verzweifelter Leute herum. Da wundert es kaum, dass so mancher Pappenheimer noch nie etwas von versteckten mikrobiellen Schäden gehört hat und schon bei der Ursachenforschung eines sichtbaren Schadens an seine Grenzen stößt. Begeben sich nicht ausreichend ausgebildete »Schimmelsachverständige« noch dazu auf das anspruchsvolle Fachgebiet der Gesundheitsgefahren eines Schadens, kommen viel zu oft unseriöse und vor allem drastische »Diagnosen« dabei heraus. Entweder wird der Schaden zu einem Horrorszenario aufgebauscht oder vollkommen bagatellisiert – nach reiner Inaugenscheinnahme und somit ohne die beteiligten Arten und die sie beeinflussenden Randbedingungen zu kennen! Selbst ausgewiesene Schimmelexperten wissen um die Komplexität dieser Thematik, weshalb es mittlerweile spezifische Seminare zur Gesundheitsgefährdung von Schimmel gibt.

Rundumschlag-Weiterbildungen wie z. B. die zum »Sachverständigen für Schäden an Gebäuden« oder »Sachverständigen für Schadstoffe in Innenräumen« beinhalten ebenfalls das Thema Schimmelbefall und sind insofern ein klarer Hinweis auf grundlegende Sachkunde.

»Aber wie findet man nun eine echte Kompetenzgranate in dem Anbieterdschungel?«

Darauf sollten Sie bei der – zugegebenermaßen anspruchsvollen – Suche nach einem Schimmelprofi achten:

- Auf eine fundierte Grundqualifikation (bauphysikalische oder mikrobiologische Fachausbildung).
- Auf eine nachgewiesene und umfassende Zusatzausbildung, idealerweise speziell für *Schimmel/Schimmelpilze* oder *mikrobielle Schäden* in Innenräumen, sowie regelmäßige Weiterbildungen auf dem Gebiet. Beides sollte für den Kunden transparent und gut nachvollziehbar sein.
- Auf Standards zur Qualitätssicherung und die Berücksichtigung einschlägiger Leitlinien.
- »Sachverständige«, die bereits am Telefon Ferndiagnosen abgeben, können Sie getrost abhaken. Auch jene, die mal eben per Inaugenscheinnahme eine Einschätzung zum Gefahrenpotenzial abgeben (»Alles halb so wild. Ungefährliche Schimmelart!«), ohne eine fundierte mikrobielle Analyse vorgenommen zu haben, sind nicht seriös und besser wieder nach Hause zu schicken.
- »Sachverständige«, die – egal ob sichtbarer Schaden oder Verdacht auf versteckten Schimmel – ungeachtet der indi-

viduellen Situation strikt nach Schema F vorgehen (»Wir machen diese Messungen immer!«) und ihren unsicheren Messmethoden (dazu gleich mehr) blind vertrauen, gehören nicht zur ersten Garde. Erfahrene Experten wählen ihre Untersuchungen unter Berücksichtigung der individuellen Begebenheiten aus.

Auf Sporensuche

Wer sich auf »Sporensuche« bzw. Schimmelsuche oder noch genauer: auf die Fährte versteckter mikrobieller Kolonien begibt, braucht doch eigentlich nur so ein Schimmel-Messgerät, oder? Schnell das Ding angeschafft, an die Wand gehalten – und dann gibt's umgehend die Info. Rot heißt: Uiuiui, Schimmelbesuch. Grün: Jepp, schimmelfreie Zone! Ach, wenn's doch so einfach wäre ... Denn leider geben diese Geräte, die von Laien erwartungs- und hoffnungsvoll angeschafft werden, in der Regel lediglich Auskunft über akzeptable oder erhöhte Feuchtigkeit. Insofern handelt es sich nur um eine sogenannte *Indikatormessung*. Vorhandene Feuchtigkeit als Indikator für gute Schimmelkolonie-Bedingungen. Deshalb gehört das Messen der Feuchtigkeit im Bauteil oder auf Bauteiloberflächen mit den entsprechenden Messgeräten auch zu den seriösen und standardisierten Untersuchungsmethoden echter Experten. »Messgeräte für Schimmel« aber gibt es nicht!

Bei der Schimmelpirsch wird grob unterschieden zwischen *schimmelspezifischen Analysen* und *baulichen Untersuchungen*. Erstere sind Methoden, mit denen mikrobielle Quellen in Innenräumen oder in der Baukonstruktion nachgewiesen werden, während die baulichen Untersuchungen ergründen, inwiefern eine erhöhte Feuchtigkeit, der Masterfaktor für Schimmelwachstum, vorliegt und welche Ursachen die Feuchtigkeit hat.

Resultiert der Verdacht auf einen versteckten Befall aus gesundheitlichen Problemen, einem unguten Gefühl in dem betreffenden Raum, einem »ortsfremden« Geruch oder herumflitzenden Silberfischen bzw. lokal herumwuselnden Staubläusen, beginnt die Schimmelpirsch häufig mit einer Begehung der Räumlichkeiten und intensiven Feuchteuntersuchungen. Clever, denn die mikrobiellen Stinkstiefel brauchen bekanntlich viel Feuchtigkeit. Hierzu taugen Feuchtemessgeräte nahezu aller Couleur und Methodik, aber längst nicht aller Qualitäten. Selbst die Bestimmung der ach so wichtigen Oberflächenfeuchte als Indikator für die Lebensbedingungen der leidigen Mikroorganismen erfordert Sachverstand. Mal schnell im Baumarkt ein preiswertes Holzfeuchtemessgerät gekauft und losgelegt – nee, so funktioniert das leider nicht. Für eine erste Einschätzung (eventuell) betroffener Bereiche setzen Fachleute stattdessen geeignete Profigeräte ein, deren korrekte Handhabung viel Erfahrung und grundlegende Kenntnisse der Materialeigenschaften erfordern.

Vorsicht vor der Do-it-Yourself-Verwendung einfachster Feuchtemessgeräte! Damit lässt sich hauptsächlich die Holzfeuchte (Lagerholz, Brennholz etc.) messen, für viele Baustoffe sind diese Geräte aber nicht geeignet.

Eine professionell durchgeführte Feuchtigkeitsuntersuchung ist gewissermaßen die Suche nach der Grundlage für einen potenziellen Schaden und damit nach Indizien; einen Besuch von Schimmelpilz & Co. bestätigen bzw. widerlegen können sie aber nicht. Vielleicht sollte man dann lieber mal nachschauen, was so in der Innenraumluft herumsegelt …

Was fliegt hier in der Luft herum?

Im Mittelpunkt der Fahndung nach konkreten Anzeichen für versteckte Mikrobenkolonien stehen natürlich ihre Grüße in die Raumluft, denn das ist schlicht und ergreifend alles, was sie von ihren verborgenen Hauptquartieren aus preisgeben. Haben Mikroorganismen, die sich in der Bausubstanz tummeln, ihren Stoffwechsel angeworfen (*Aktivität einer biologischen Innenraumquelle*), sind in der Raumluft meistens entsprechende Stoffwechselprodukte, manchmal auch Sporen vorhanden. Mikrobieller Unrat in der Raumluft ist ja der Grund dafür, dass wir die Lumpen entweder riechen, uns dort unwohl fühlen oder uns mit Symptomen herumplagen, die verdammt gut zu einer Schimmel-Exposition passen. Was so alles an gasförmigen und partikelartigen Emissionen von einem mikrobiellen Schaden aus in die Innenraumluft gelangen kann, dämmert pfiffigen Wissenschaftlern zwar allmählich. Doch die komplexen, von diversen Randbedingungen beeinflussten biochemischen Vorgänge der Mikroorganismen sind noch nicht ausreichend erforscht, um für jeden (vermuteten) Einzelschaden kochrezeptartig die richtige Untersuchung aus dem Hut zaubern zu können. Und auch wenn man langsam den Eindruck gewinnen könnte, die Schimmel-Schallplatte habe einen Sprung: Es ist nun mal nicht so einfach mit den pfiffigen Biestern. Die haben's in so gut wie jeglicher Hinsicht in sich. So ist denn auch jeder in die Raumluft emittierte *Biococktail* höchst einzigartig in seiner Zusammensetzung und die Sachlage somit geradezu vertrackt. War ja eigentlich klar, oder? Am liebsten würde ich auch zu den Untersuchungen auf Schimmelaktivität schreiben: »Der Profi macht das schon!« und das Thema damit ad acta legen. Doch nicht nur meine persönliche Erfahrung mit Spezis, die ihren Messungen blind vertrauen, sind haarsträubend … Viel zu viele falsche Alles-paletti-Untersuchungsergebnisse verlängern das Leid von Betroffenen unnötig. Es hilft also alles nichts:

Wir müssen uns kurz den Messmethoden und ihren Mankos widmen.

Methode 1: Kultivierbare Verfahren

Diese Verfahren, von denen die Luftkeimmessung (auch Luftkeimsammlung genannt) die beliebteste ist, erfasst mikrobielle Partikel, also Sporen und Pilzfragmente, die während der Messung in der beprobten Luft unterwegs sind. Den bei der Messung eingesackten *vital und keimfähigen* Sporen oder Hyphenfragmenten gewährt man dann mindestens eine Woche Zeit, um auf einem »Nährboden« neue Kolonien zu errichten. Die dafür zu stark schwächelnden Partikel sind bei dieser Methode hingegen nutzlos, denn man setzt die Knirpse in eine Petrischale und wartet ab, bis die fitten Exemplare schicke Fortpflanzungsorgane zustande gebracht haben, um anhand derer die Übeltäter genau bestimmen zu können.

Methode 2: Partikelmessung/Ermittlung der Gesamtzellenzahl

Bei dieser Methode werden ebenfalls »tote« wie »lebendige« Sporen bzw. Pilzfragmente aus der Luft gewonnen. Die Fachleute versuchen, bei ihrer Probenahme einen ordentlichen Schwung aller in die Raumluft abgegebenen Partikel zu erwischen, und zählen diese dann unter einem Lichtmikroskop aus – egal ob tot oder lebendig. Nachteil gegenüber Methode 1: Die genaue Artenbestimmung auf diesem Weg ist – ohne die Ausbildung von Fruktifikationsorganen abzuwarten – die ganz hohe Kunst der Schimmelanalyse und gelingt folglich nur echten Meistern dieses Fachs. Ihr klarer Vorteil gegenüber der Anzucht-Analyse ist jedoch das schnelle Ergebnis bei Verdacht auf Schimmelschäden: rote Karte (Schimmelalarm) oder grüne Karte (Entwarnung: vermutlich kein Schimmel). Vielfach genügt ein fachkundiger Blick durchs Mikroskop, denn saniert werden muss die Sauerei so oder so, ganz unabhängig von der Art der beteiligten Konsorten.

Natürlich kann man die Raumluft grundsätzlich auch auf Bakterien, jene bisher meist vernachlässigten Übeltäter im Schimmelgewimmel, untersuchen. Das erfordert jedoch Zusatzmaßnahmen und Zusatzkosten. Folglich wird in der Praxis über Luftanalysen in den meisten Fällen nur nach den üblichen Verdächtigen, den Schimmelpilzen, gefahndet.

Beide Methoden sind Kurzzeitmessungen, stellen also lediglich eine Momentaufnahme dar. Schimmelpilze geben jedoch nicht wie am Fließband Sporen und Stoffwechselprodukte ab,

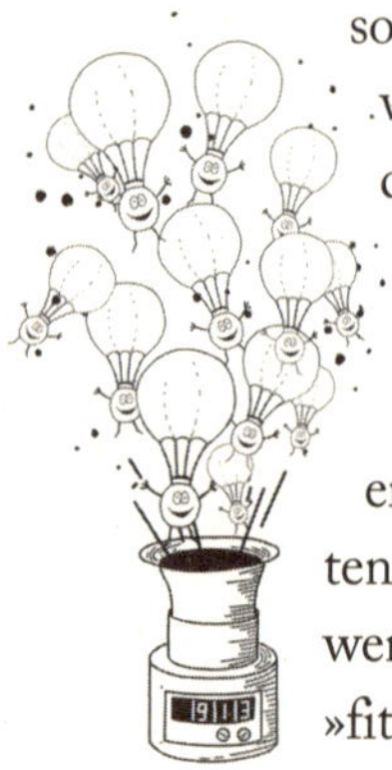

sondern zeichnen sich bei all ihren Aktivitäten – wie übrigens auch Bakterien – durch außerordentliche Unberechenbarkeit aus. Folglich kann man bei einer Kurzzeitmessung der Raumluft eine Phase erwischen, während der kaum mikrobieller Unrat in der Luft herumsegelt, und ergo falsch-negative Ergebnisse erhalten. Experten gehen zudem davon aus, dass in der Regel nur wenige der in der Raumluft befindlichen Sporen »fit« genug sind, um überhaupt eine neue Kolonie im Labor zu bilden. Dabei können tote oder arg schwächelnde Sporen bzw. Hyphenfragmente ebenso allergen und reizend sein wie ihre vitalen Kollegen.

Darüber hinaus gibt es relativ große, klebrige Sporen, die so schlechte Flieger sind, dass sie, wenn überhaupt, nur ganz kurz herumschwirren und es daher ebenfalls selten in die Ergebnistabellen einer Luftkeimmessung schaffen. Trotzdem können sie im Raum vorhanden sein, werden dann immer mal wieder aufgewirbelt und von uns Raumnutzern eingeatmet. Durch diverse Tricks wie Referenzmessungen (z.B. der Außenluft) oder die Verwendung mehrerer Testreihen ist zwar die Fehleranfälligkeit verringerbar, die Abgabe von Partikeln aus der verborgenen Kolonie und deren Fähigkeit, in die Raumluft zu gelangen, bleibt jedoch die große Unbekannte.

In Expertenkreisen gelten solche Raumluftuntersuchungen daher als kritisch, vor allem wenn eine Einzelmessung als alleinige Untersuchungsmethode zum Einsatz kommt. Das Ergebnis dieser Messung, also selbst eine scheinbar hochoffizielle Schimmel-Entwarnung, ist folglich keinesfalls als das »amtliche Endergebnis« einer Inspektion zu werten, sondern mit Vorsicht zu genießen. In der Praxis aber ist die Luftkeimmessung nach Ansicht vieler Sachverständiger offenbar noch immer das beste Pferd im Stall. Folglich vergaloppieren sich nicht wenige Sachverständige immer wieder, weil sie die Ergebnisse ihrer Raumluftmessungen (z.B. Ergebnis negativ, aber tatsächlich Belastung der Raumluft durch bioaktive Innenraumquelle vorhanden) als bare Münze nehmen. So kommt es denn in vielen Fällen zu fatalen »Die Luft ist rein«-Parolen. Klappe zu, Affe tot! Zurück bleiben verunsicherte Bewohner mit ihren gesundheitlichen Beschwerden … »Komisch, dabei hat der Experte doch festgestellt, dass hier nix ist!« Das kann für leidgeplagte Schimmelopfer ein Riesenproblem sein – vor allem wenn die Sache nicht weiterverfolgt wird oder sich die Argumentation bzw. Begutachtung der Sachlage auf diese »falschen« Messergebnisse stützt. Für Betroffene im Einzelfall sehr ärgerlich, und zwar nicht nur, weil viel Geld für scheinbar »wasserfeste« Messungen ausgegeben wurde.

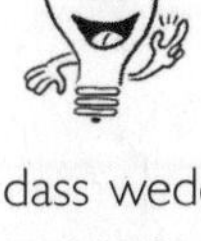

Eine Raumluftuntersuchung auf kultivierbare Pilze oder Gesamtpartikel, also die klassische »Sporensuche«, stellt eine sogenannte Indikatormessung dar. Das bedeutet, dass weder eindeutig positive Befunde als Beweis (sondern nur als Indiz) für einen mikrobiellen Befall noch negative Ergebnisse als Nachweis für eine Schadensfreiheit in den untersuchten Räumlichkeiten gedeutet werden dürfen.

Noch unsicherer sind natürlich Do-it-yourself-Untersuchungen der Raumluft, wovon das Umweltbundesamt deshalb auch klar abrät. Dabei handelt es sich um »Schimmel-Schnelltests«, bei denen der Laie selbst die von einem Labor zugeschickten Petrischalen im Raum aufstellt, um sie dann entweder ans Labor zurückzusenden oder sogar selbst den Hobbybiologen zu spielen, indem er die Proben nach beiliegendem »Kochrezept« auswertet. Das mag ja ganz lustig sein, der Erkenntnisgewinn in Sachen (versteckter) Schimmel ist aber dermaßen vage, dass manche Anbieter vorsichtshalber beschwichtigend darauf hinweisen, dass zum Beispiel manche Sporentypen einfach schlecht flugfähig seien und von dieser Untersuchungsmethode daher nicht »angezeigt« werden könnten.

Keine Frage, da müssen wir wohl gucken, ob wir den gut versteckt in der Baukonstruktion hockenden Schimmelpilzen und ihren Mikro-Kollegen anderweitig auf die Spur kommen.

Wie misst man Mief, den man nicht riecht?

Mittlerweile wurden die mikrobiellen Stoffwechselprodukte als potenzielle Auslöser diverser gesundheitlicher Beschwerden überführt. Für unsere Schimmelpirsch ist es entscheidend zu wissen, dass es sich dabei um Moleküle handelt und nicht um Partikel wie bei Sporen, weshalb diese noch viel besser durch die Baukonstruktion hindurch in die Raumluft gelangen können. Was könnte also sinnvoller sein, als ihre leichtflüchtigen Stinkegrüße (MVOC) »unter die Lupe« zu nehmen?

Gute Idee, aber selbst für Profis eine echte Herausforderung, denn in unseren Zimmern geben die verschiedensten Quellen flüchtige organische Verbindungen (VOC) in die Raumluft ab: Tabakrauch, Parfüm, Zimmerpflanzen, Kochen und Backen etc. Dummerweise handelt es sich dabei zum Teil um die gleichen chemischen Verbindungen wie die der mikrobiellen Stinkstiefel aus der Leichtbauwand! Nun sind Messgeräte leider nicht pfiffig genug, die aus dem Schimmelversteck abgegebenen Substanzen herauszufiltern. Bei der Messung sind also häufig vorkommende VOC als »Störquellen« zu berücksichtigen, weshalb diese VOC-Messung nur von wahren Innenraumanalytik-Experten durchgeführt werden sollte und leider derzeit noch nicht flächendeckend zum Standard-Messrepertoire der gemeinen Schimmel-Sachverständigen-Garde gehört.

Der Gespensterkacke-Check

Und wenn schon mal so ein patenter Raumluftanalytiker vor Ort ist, dann kann er ja auch gleich noch ein paar herumliegende Wollmäuse eintüten, um im Labor prüfen zu lassen, was dieses Katastrophen-Konglomerat an Indikatoren für einen mikrobiellen Befall bereithält, denn ein paar Tage alter Hausstaub kann in puncto Schimmel recht aussagekräftig sein. Stop! So einfach ist natürlich auch das nicht, die Analyse von Hausstaub ist nämlich ebenfalls ein fehleranfälliges Verfahren. Denn auch hier haben wir es mit Störfaktoren zu tun, seien es von draußen hereingeschleppte Partikel oder Indoor-Quellen wie Pflanzen oder Bioabfall, die das Ergebnis verfälschen können. Insofern ist bei der vertrackten Analyse von Staubproben eine Menge Know-how und Erfahrung erforderlich, weshalb auch nur wenige Experten mit diesem Verfahren umgehen können.

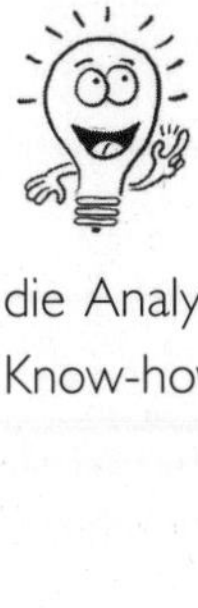

Grundsätzlich sind MVOC-Messungen bei Verdacht auf versteckten Schimmel besser geeignet als die verschiedenen Partikelmessungen. Doch ob MVOC-Messung oder die Analyse von Staubproben: Hier muss ein echter Profi mit viel Know-how und Erfahrung ran!

Prinzipiell ist es auch möglich, Staubproben auf Toxine hin zu untersuchen. Noch aber ist es nicht zuverlässig gelungen, die in der Lebensmittelanalyse bewährte Mykotoxin-Untersuchung auf Innenräume (Untersuchung von Raumluft oder Hausstaub) zu übertragen.

Und leider gibt es bisher auch keine Methode, um die aus gesundheitlicher Sicht besonders wichtigen Zellwandbestandteile (vor allem PAMPs) nachzuweisen, weswegen sie in der Praxis unter unserem Radar durch die Raumluft segeln. Nun würde es mich nicht wundern, wenn Sie die Arme über dem Kopf zusammenschlügen. »Um Schimmels willen! Wenn nicht mal auf die Ergebnisse von Sachverständigen immer Verlass ist, worauf denn dann?«

Vierbeiner mit dem richtigen Riecher

Bei allem Respekt für den Aufwand und detektivischen Spürsinn engagierter Zweibeiner: Das ganze Mess- und Analyse-Tohuwabohu ist häufig gar nicht nötig. Denn ganz spezielle Schimmel-Profis sind in der Lage, unsere vier Wände in Rekordzeit auf versteckten Schimmel hin zu untersuchen …

Nase voraus! So bewegen sich Hunde voller Begeisterung über Wiesen, Wald- und Gehwege. Hundeexperten behaupten sogar, die Tiere läsen die »Hundezeitung«, wenn sie schnüffelnd, Haken schlagend und hochkonzentriert ihrer Wege gehen, als würden sie den Boden staubsaugen. Wir Menschen können diese Begeisterung für die Gerüche auf Fußsohlenniveau natürlich nicht nachvollziehen. Zum einen tragen wir unseren Riechkolben hoch oben im Wind spazieren, zum anderen hat die Nase in unserer Wahrnehmung längst nicht den Stellenwert wie bei Hunden. So müssen wir zum Beispiel mühsam »Michael was here« in die Baumrinde ritzen, damit unsere

Mitmenschen es registrieren. Einfach an den Baum zu pinkeln reicht da nicht aus. Für Hunde ist eben dies jedoch ein probates Mittel, ihren Artgenossen eine aussagekräftige »Anwesenheitsnotiz« zu hinterlassen: »Charly was here!«

Die Welt der Schnüffelprofis

Vor allem für die primäre Wahrnehmung unserer Umwelt gilt: Menschen sehen, Hunde riechen. Die fast rüsselartige Hundeschnauze bietet den Riechzellen viel mehr Platz als das menschliche Rüsselchen. So haben wir klägliche 5 Millionen, der Hund hingegen gut 200 Millionen Riechzellen auf ihrer um ein Vielfaches größeren Riechschleimhaut. Die Riechleistung eines Hundes ist um das 1- bis 2-Millionen-Fache besser als die menschliche. Zudem haben Hunde eine spezielle Schnüffeltechnik, die wir Menschen gerade mal beim prüfenden Inhalieren der neuen Rotweinsorte abkupfern. Intensiv schnüffelnd gelangen dank der hohen Atemfrequenz und des Verwirbelns der Luft in kurzer Zeit sehr viele Duftmoleküle auf die Riechschleimhaut. Tatsächlich erhöhen Hunde ihre Atemfrequenz beim Schnüffeln enorm, von etwa 30 Atemzügen im Ruhezustand auf etwa 300. Kein Wunder also, dass die hündische Muskulatur im Nasenbereich viel kräftiger ist als bei uns. 15 Minuten intensives Dauerschnüffeln hält vermutlich kein Mensch durch! Bei Hunden strömt die eingeatmete Luft zudem durch seitliche Nasenschlitze wieder aus, so dass die Geruchsquelle nicht beeinflusst wird.

In der Nase springen Geruchsrezeptoren auf die einströmenden Duftmoleküle an. Natürlich haben Hunde auch sehr viel mehr Arten von Geruchsrezeptoren als wir, wobei einzelne Arten auf bestimmte Stoffgruppen spezialisiert sind. Deshalb können Hunde auch viel mehr »Düfte« registrieren und erkennen, abgesehen davon, dass sie Moleküle selbst in sehr geringer Dosierung riechen.

Die in den Gerüchen enthaltenen Informationen werden an das Riechzentrum im Gehirn übermittelt. Während beim Menschen etwa 1 % des Gehirns für die Verarbeitung von Geruchsinformationen zuständig ist, macht das Riechhirn der Hunde ca. 10 % der Gesamthirnmasse aus. Wenn man so will, ist das Riechhirn von Hunden eine riesige, olfaktorisch-orientierte Festplatte, auf der neue Gerüche abgespeichert werden und fortan zum Wiedererkennen zur Verfügung stehen.

Und was wir im Gegensatz zum Hund auch nicht gut können, ist das Selektieren von Gerüchen. Kommen wir in einen Raum, riechen wir im Grunde nur das dominierende Odeur, ob nun das moderige Gemüffel eines Schimmelbefalls, frisch gekochten Kaffee oder ein Parfüm. Hunde hingegen können selbst geringste Mengen an Duftmolekülen aus einem Geruchskonglomerat isolieren und diesen zielgerichtet folgen. Klarer Fall: Hunde sind echte Schnüffelprofis, wir Menschen leider nicht.

Wie Bello den Braten riechen lernt

Mit dieser Gabe perfekter Nasenarbeit sollte sich doch auch in Bezug auf unser Riesenproblem »versteckter Schimmel« etwas anfangen lassen … Immerhin gibt es bereits Lawinensuchhunde, Vermisstenspürhunde, Sprengstoffspürhunde, Drogenspürhunde, Trüffelsuchhunde, Spürhunde für Diabetiker und Epileptiker etc. Spürhund ist also nicht gleich Spürhund, sondern kann ganz verschiedene Supernasenberufe erlernen. Dafür gibt es idealerweise spezielle Spürhundeschulen, in denen die Hunde trainiert werden, und zwar mit bestimmten Geruchsstoffen, die sie in ihrem »Beruf« notwendigerweise kennen, wiedererkennen und einordnen müssen. Zu den von Mikroorganismen ausgepupsten Stoffwechselprodukten gehören bekanntlich auch ihre meist unangenehmen Düfte. Und – Tataa! – da diese nun mal fast jede Barriere überwinden, sind sie ein perfekter

Indikator für versteckte biologische Aktivität. Doch die Schimmelstrategen sind, wie wir wissen, ausgemachte Individualisten, ziemlich unberechenbar, und sie führen uns ständig an der Nase herum. Insofern spielt die Ausbildung zum Schimmel(pilz)-spürhund auch in einer ganz anderen Liga als eine Ausbildung zum Drogen- oder Sprengstoffspürhund, wo die geruchsauslösenden Substanzen eindeutig sind und immer überall gleich riechen. So muss beim Schimmelspürhunde-Training beispielsweise mit eigens dafür erzeugten Proben aus qualifizierten Laboren gearbeitet werden, es reicht nicht, ein bisschen an verschimmelter Tapete herumzuschnüffeln.

Der überschwemmte Schnüffelmarkt

Und genau das ist mal wieder das Problem. Denn wer meint, nun nur noch einen Schimmelspürhund im Internet aufspüren zu müssen, und schon ist das Problem so gut wie gelöst, dem sei gesagt: Augen auf bei der Spürhundsuche! Denn mittlerweile quillt der Markt der Schimmelspürhund-Teams geradezu über. Klar: Je mehr Schimmel-Leidgeplagte, desto größer die Nachfrage nach Superspürnasen. Da wittert so mancher Zweibeiner ein lukratives Geschäft. Wer will, bildet seinen Bello mit schimmeligen Holzlatten und gammeligen Silikonfugen im eigenen Garten aus, um ihn dann als Schimmelspürhund im Internet anzupreisen. Das altbekannte Schimmelkompetenz-Dilemma lässt grüßen, denn leider gibt es weder rechtlich bindende Qualitätssicherungsrichtlinien noch Ausbildungsleitlinien und schon gar keine offiziellen Schimmelspürhund-Schulen. Die Ausbildung wird folglich weder reglementiert noch von amtlicher Seite qualitätsüberwacht, was auf dem Anbietermarkt naturgemäß zu erheblichen Qualitätsunterschieden führt. So variiert zum Beispiel die Ausbildungszeit je nach Ausbilder von wenigen Monaten bis zu mehreren Jahren; und manch selbsternannter Schimmelspürhund-Trainer arbeitet wahrhaftig in dem Irrglauben, ein Hund erschnüffle Schimmelpilz*sporen*! Mitunter stellen Hundeschulen oder Ausbilder den selbst ausgebildeten Hunden sogar eigene Zertifikate aus. Doch welchen Wert hat ein internes Zertifikat, mit dem jemand seine eigene Ausbildungsleistung nach eigenen Methoden beurteilt?

Andere Spürhundeführer wiederum werben damit, dass die Arbeit des Hundes regelmäßig mittels Materialproben im Labor geprüft werde. Doch das ist nur eine Seite der Medaille und stellt keine umfassende Qualitätssicherung der Spürhundearbeit dar. Denn mit dieser Methode lässt sich lediglich belegen, dass der Hund tatsächlich befallenes Material entdeckt hat. Was aber, wenn der Hund einen versteckten Schimmel überschnüffelt hat? Dann gibt es leider keine einfache Möglichkeit des Qualitätschecks. Kurzum: Ohne Nachweise durch unabhängige Prüfinstanzen sind sämtliche Superlative und Qualitätsversprechen wenig hilfreich.

Angesichts dieses Wirrwarrs an Angeboten diverser Möchtegernexperten ist es für den Laien schwierig, die Spreu vom Weizen zu trennen. Der *Bundesverband Schimmelpilzsanierung e. V.* (BSS) hat diese Problematik erkannt und 2013 ein unabhängiges Qualitätssicherungsinstrument eingeführt. Er bietet eine Zertifizierung für Spürhundeteams an, die vom Umweltbundesamt unterstützt und begleitet wird und derzeit die einzige offizielle Qualitätsüberwachung darstellt. Ein solches Zertifikat ist maximal zwei Jahre gültig; danach muss es erneuert werden. Bei wenig überzeugender Performance läuft das Zertifikat schon nach einem Jahr ab. Die regelmäßige Rezertifizierung gewährleistet, dass der Spürhund stets auf einem hohen Ausbildungsniveau trainiert ist. Auf seiner Homepage (www.schimmelpilzspuerhund.com) listet der BSS die aktuell zertifizierten Spürhunde-Teams auf. Da im Internet jedoch mannigfach »zertifizierte Spürhunde(-Teams)« angeboten werden, achten Sie immer darauf, welche Art von Zertifikat vorliegt und ob es noch Gültigkeit besitzt.

Von Skeptikern und Schwarzmalern

Falls Sie sich für die Dienstleistung »Schimmelspürhund« entscheiden, rechnen Sie auch aus der Branche der Schimmelsachverständigen mit möglichem Gegenwind. Unter ihnen gibt es offenbar Strategen, die Schimmelspürhunden skeptisch bis ablehnend gegenüberstehen. Neben klassischen Hundehassern sind es in der Regel einerseits diejenigen, die schlechte Erfahrung mit schlecht ausgebildeten Spürhunden gemacht haben und daraufhin gleich die ganze Methodik infrage stellen. Schwarzmaler sind aber oft auch jene, die die Untersuchungsmethode »Spürhund« schlichtweg nicht verstehen oder gar als Konkurrenz und nicht als Bereicherung ansehen.

Manche Sachverständige begründen ihre ablehnende Haltung gegenüber Spürhunden folgendermaßen: »Das Verfahren ist keine *anerkannte Regel der Technik.*« Daraus lässt sich die Frage ableiten, ob sich die Sucharbeit eines Hundes überhaupt mit technischen Verfahren vergleichen lässt. Vielmehr ist es so, dass die außerordentlichen Fähigkeiten eines ausgebildeten Spürhundes dort Abhilfe schaffen, wo die Technik an ihre stets vorhandenen Grenzen stößt, zum Beispiel bei der Vermisstensuche. Interessanterweise ist der Ruf nach strikten »anerkannten Regeln der Technik«, sprich standardisierten Messverfahren hierbei überhaupt kein Thema. Kein Wunder, denn noch haben die Menschen keine technischen Methoden entwickelt, die in direkte wirtschaftliche Konkurrenz zu der Sucharbeit der Tiere treten.

Sherlock Spürhund

Im Vergleich zu technischen Messungen und Laboranalysen haben Schimmelspürhunde tatsächlich entscheidende Vorteile:

1. Das Ergebnis gibt es zerstörungsfrei, also ohne dass dafür Bauteile dran glauben müssen. Der Hund zeigt einfach nur die Schadensstellen an, zum Beispiel indem er eine Pfote drauflegt oder davor verharrt und uns Menschen quasi mit der Nase darauf stößt.
2. Das Ergebnis gibt es prompt.
3. Das Ergebnis gibt es in der Regel ziemlich präzise lokalisiert.

Wenn das kein pragmatisches Arbeiten ist! Denn wer möchte schon gesundheitlich beeinträchtigende Schimmelherde wochenlang unangetastet lassen, bis die Laborergebnisse endlich vorliegen – nur um dann im Falle eines positiven Ergebnisses nach einer Luftkeimmessung immer noch nicht zu wissen, wo sich der Schaden eigentlich befindet … Ein schneller Sanierungsbeginn ist nun mal oft entscheidend, wenn es darum geht, die gesundheitliche Gefahr zu bannen.

So kann ein BSS-zertifizierter Spürhund insbesondere bei gesundheitlichen Symptomen, die einen versteckten mikrobiellen Befall vermuten lassen, oder bei einem »komischen« Geruch in der Bude weiterhelfen. Aber auch bei der Wohnungs- oder Haussuche von Schimmelpilzallergikern und Menschen, die einen versteckten Schimmelbefall in den neuen vier Wänden generell ausschließen wollen, lohnt es sich, in die Spürarbeit zu investieren. So kann ein Spürhund vor dem Hauskauf unverzüglich und zerstörungsfrei alles intensiv absuchen und sofort die grüne oder rote Karte zeigen – und das für Kosten, die im Promillebereich des Kaufpreises liegen.

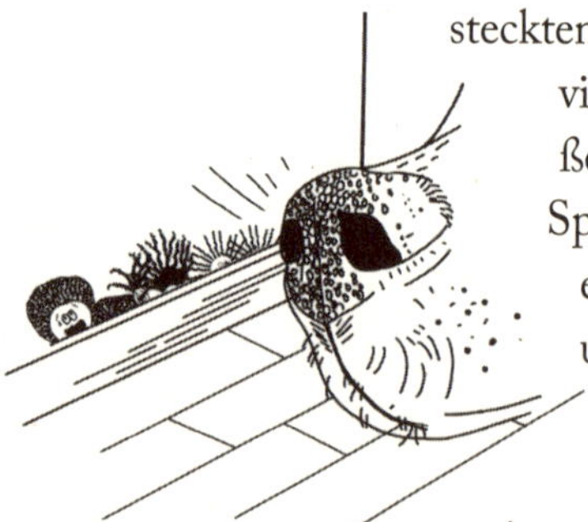

Butter bei die Fische – Methodencheck

Das Nonplusultra zur Schimmeldetektion gibt es im Grunde noch nicht. Da jedoch viele Schimmelschäden vor Gericht landen (siehe Kapitel 8), sind Beweise natürlich heißbegehrt. Der Schimmelspürhund aber gilt nicht als »anerkannte Regel der Technik«, weshalb seine Arbeit im Zuge von Gerichtsverfahren (Gutachten) zu selten eingesetzt wird. Es wurden allerdings auch erste Urteile gefällt, in denen die Richter weniger »technikgläubig« waren und die Sachlage anhand der Ergebnisse einer Spürhund-Begehung entsprechend beurteilt haben. So wurde in einem Fall der Vergleich zu Drogen- und Leichenspürhunden gezogen, deren Arbeit die Polizei seit jeher als anerkannte Methode einsetzt.

Doch nicht nur deshalb kommen bei der Schimmelsuche oftmals nur die technisch anerkannten Methoden zum Einsatz. Mit der Einstellung »Eine Luftkeimmessung muss reichen!« werden Schadensfälle vielfach allzu schnell abgefrühstückt. Der feste Glaube an gängige, aber höchst fehleranfällige Methoden kann im Einzelfall zu schwerwiegenden Fehlurteilen auf Kosten der Gesundheit führen. So müssen sich beispielsweise immer noch Kita- oder Schulkinder in mikrobiell belasteten Räumlichkeiten aufhalten, obwohl sie unter den typischen gesundheitlichen Beschwerden leiden.

Darüber hinaus stockt ein möglicher Umdenkprozess auch deswegen, weil es bislang kaum fundierte Feldstudien gibt, in denen gängige Untersuchungsmethoden einander gegenübergestellt werden. Der organisatorische wie finanzielle Aufwand für eine statistisch aussagekräftige Feldstudie ist aber auch enorm, insbesondere wenn ein Methodenvergleich unter realen Bedingungen, also mit natürlich gewachsenen mikrobiellen Schäden erfolgt.

Umso wertvoller, dass Fachleute vor einiger Zeit ein kleines

Pilotprojekt auf die Beine gestellt haben. Hierfür wurden zehn Gebäude einer Multi-Inspektion – bestehend aus den gängigen Raumluftuntersuchungen, einer MVOC-Luftmessung und (teils) Begehung mit einem Schimmelspürhund – unterzogen.

Am Ende lieferten dann die untrüglichen Materialanalysen in allen Gebäuden den Nachweis für versteckten massiven Schimmelbefall – quasi als Referenzmethode.

Das Ergebnis: Der Schimmelspürhund wurde in allen Wohnungen, in denen er zum Zuge kam, fündig. Trefferquote: 100 %. Die MVOC-Messung lieferte in 7 von 10 Fällen ein Ergebnis, das eindeutig auf eine mikrobielle Innenraumquelle hinwies. Trefferquote: 70 %. Mit den gängigsten Methoden zur Untersuchung der Raumluft auf Partikel gelang hingegen nur in jeweils 3 Fällen der deutliche Hinweis auf Mikroorganismen in der Baukonstruktion. Trefferquote: jeweils 30 %.

And the looser is …

Obwohl diese kleine Studie selbstverständlich nicht als repräsentativ gelten kann, bleibt festzuhalten: Wäre – wie in der Praxis oft üblich – nur die Raumluft auf schimmelspezifische Partikel untersucht worden (häufigste Methode: Luftkeimmessung), stünden nun 7 von 10 Parteien ohne korrektes Untersuchungsergebnis da.

Auch die langjährigen Praxiserfahrungen führender Experten zeigen: Mit derartigen Messmethoden wird versteckter Schimmel leider viel zu oft übersehen …

Eine Raumluftuntersuchung auf keimfähige Mikroorganismen zur Fahndung nach verstecktem Schimmel (am beliebtesten ist die Luftkeimmessung) hat deutliche Schwächen und ist als alleinige Methode kritisch zu sehen. Experten greifen bei Verdacht auf versteckten Schimmel eher zu MVOC-Messungen, einer Spürhund-Begehung oder zu einer Kombination aus mehreren Methoden – je nach individueller Sachlage.

Jetzt wissen wir Bescheid, wie wir die miesen kleinen Destruenten aufspüren und dem Spuk endlich ein Ende setzen können. Dann auf zur Sanierung!

7

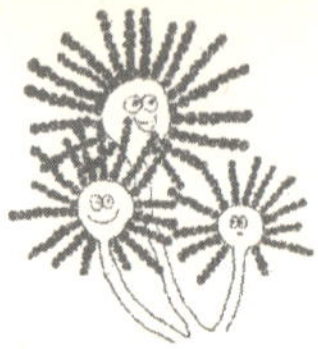

Wenn's den Schurken an den Kragen geht … Schimmelsanierung

»Ist das Schimmel?« – Das ABC der Schadensbewertung

Für den Fall, dass wir gut versteckte Kolonien findiger Mikroorganismen in unseren eigenen vier Wänden vermuten, wissen wir nun schon mal, dass besser zwei- und vierbeinige »Meisterdetektive« auf die Suche gehen sollten. Zumindest den Zweibeinern fällt der Nachweis von verborgenen Missetätern allerdings trotz mannigfaltiger Methoden gelegentlich schwer, weshalb schon die Sucherei mitunter äußerst nervenaufreibend ist. Wurden die Delinquenten dann endlich entdeckt und eingekreist, handelt es sich oftmals nicht um ein Bagatelldelikt. Da lohnt es sich, einen Profi an der Hand zu haben, der eine passende Sanierung ausarbeitet und begleitet.

Was aber, wenn bei den Bewohnern aufgrund kleiner, farbiger Spots, vieler winziger »Stockflecken« oder eines komischen feinen »Flaums« in einem Bereich von Wand, Decke oder Boden nur der leise *Verdacht auf Schimmelbefall* aufkommt? Womöglich wird ein Thread in irgendeinem mehr oder weniger geeigneten (Baufach-)Forum im Internet gepostet und meist – welch Überraschung! – mit folgender Frage versehen: »IST DAS SCHIMMEL?«

Hinzu kommen sehr ulkige Beschreibungen der Sauerei wie etwa: »Es steht in feinen Haaren von der Wand ab.« Hut ab, wer mit Lupe ausgerüstet die Lage so geflissentlich eruiert, um eine derart »passgenaue« Beschreibung abgeben zu können. Meistens jedoch haben wir es dabei aber mit ziemlich unscharfen Fotodokumentation, einer blumigen Farbbeschreibung oder poetischen Vergleichen à la »wie bei altem Brot« zu tun.

Nach der ersten Frage »Ist das Schimmel?« folgen in der Regel gleich die nächsten: »Wenn ja: Welcher ist das denn genau und wie schlimm ist er denn so?« Ganz offensichtlich erhoffen sich die Absender eine kostenlose Analyse samt Artenbestimmung und Gefährlichkeitseinschätzung per Ferndiagnose. Halleluja!

Schluss mit der Kristallkugelleserei!

Klar, anhand von Fotos ist eine Antwort auf »Ist das Schimmel?« meist möglich. Wie aber sollte irgendjemand in der Lage sein, anhand fotografischer Detailaufnahmen von der heimischen Couch aus ein seriöses Schadensgutachten aus der Hüfte zu schießen? Da lachen ja die Hühner oder besser gesagt die Mikroben …

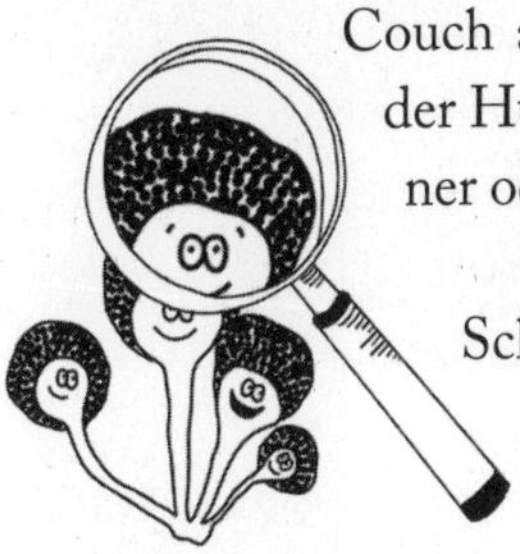

Eine zuverlässige Bestimmung eines Schimmelbefalls und der beteiligten Mikroorganismen ist nur über eine Probenentnahme und deren Auswertung durch ein qualifiziertes Labor möglich. Die Beurteilung der gesundheitlichen Brisanz anhand der Laborergebnisse erfolgt idealerweise durch einen Mediziner, der sich in puncto Schimmel auskennt. Lassen Sie sich also bloß nicht von Schimmelwahrsagern im World Wide Web blenden. Eine Artenbestimmung unter dem Mikroskop ohne vorherige Anzüchtung in der Petrischale ist selbst für sehr schimmelerfahrene Mikrobiologen nur selten möglich. Vor allem aber sind Mikroorganismen echte Anarchisten. Sie variieren ihren Look je nach Gusto, halten sich überhaupt nicht an unsere Regeln und lassen sich schon mal gar nicht wider Willen in ein menschengemachtes Schema pressen. Die brennende Frage »Ist das Schimmel?« kann bei einem deutlich sichtbaren Befall im Grunde per Inaugenscheinnahme vor Ort geklärt werden; bei weniger eindeutiger Sachlage und entsprechender Unsicherheit hilft aber nur ein Laborbefund. Um jedoch auf die Frage »Was ist das für Schimmel?« eine qualifizierte Antwort zu bekommen, gibt es nur den einen Weg: Ab mit einer Probe in den Brutschrank eines gute Labors – und nach ein bis zwei Wochen hat man die (hoffentlich vollständige) Teilnehmerliste der mikrobiellen Kolonie vorliegen. Kompetente Laborteams besitzen langjährige Erfahrungen mit Schimmelanalysen, also theoretisches wie praktisches mikrobielles Know-how, und nehmen regelmäßig an Ringversuchen zu Schimmelanalysen teil. Sie veröffentlichen alle Qualitätsnachweise auf der Homepage des Labors und helfen Ihnen bei der Auswahl des richtigen Analyseverfahrens, wenn es darum geht, die »Schimmelfrage« zu klären. Hat man ein Labor ausgewählt, kann man sich (idealerweise nach vorheriger telefonischer Beratung durch die Fachleute) an die *Beprobung der befallenen Stellen* machen.

Die Schnell-und-einfach-Methode ist das Einsammeln des unbekannten »Flaums« mittels Klebestreifen. Dazu wird ein haushaltsüblicher, aber bitte kristallklarer Klebestreifen (die Experten müssen ja durch den Klebestreifen durchgucken können) auf die befallenen Stellen gedrückt. Die Biomasse, die daran hängen bleibt, wird nun im Labor unter dem Mikroskop analysiert. Der Vorteil dieser Methode: Die Probe ist ruckzuck untersucht. Der Nachteil: Die »Tesafilmtaktik« funktioniert nur bei glatten Oberflächen gut und ist bei starker »Verschmutzung« des Klebestreifens durch Fremdpartikel (Staub, Fasern, Putzkrümel, Wandfarbe etc.) schwierig auszuwerten, denn dann ist von den winzigen Mikroorganismen oft nicht mehr viel unter dem Mikroskop zu erkennen. Deshalb taugt diese Beprobung auch weniger für stark und eindeutig schimmelbefallene Oberflächen als zur Kontrolle von ehemals befallenen Bereichen, die gereinigt wurden, sowie für die Frage, *ob* ein mikrobieller Befall vorliegt.

Die sehr beliebte Alternative, die »Abklatschprobe«, wird von Experten jedoch als ungünstig für die Untersuchung von mikrobiellem Befall auf Oberflächen erachtet und vom Umweltbundesamt deshalb als *nicht empfehlenswert* eingestuft. Was so lustig nach »High five« klingt, ist ebenfalls ein Andrücken auf die zu beprobende Oberfläche, nur diesmal nimmt man dafür eine vom Labor zugesandte frische Petrischale mit Nährboden, verschließt diese dann sofort luftdicht und schickt sie ans Labor zurück. Jetzt wird der auf dem glibberigen Nährmedium haften gebliebene Mikro-Krams angezüchtet, damit am Ende eine genaue Artenbestimmung der vorgefundenen Destruenten herauskommt. Doch Vorsicht: Die mikrobielle Situation auf einer Bauteiloberfläche kann im Labor natürlich niemals hundertprozentig nachgebildet werden. Deshalb sind die so gewonnenen Erkenntnisse auch nicht repräsentativ für einen anderen Nährgrund bei anderen Umgebungsbedingungen. Kurzum: Diese Untersuchung ist fehleranfällig. Gar nicht sinnvoll ist diese Methode übrigens für Schäden, die kurz zuvor desinfiziert wurden. Denn dann sind in der Regel viel weniger keimfähige Bestandteile vorhanden – oftmals zu wenige für ein aussagekräftiges Ergebnis …

Zur Abklärung *Schimmelbefall ja oder nein?* bei kaum sichtbarem Befall ist also die *Klebefilmprobe* zu bevorzugen, zumal manche Labore ihren Befund sogar binnen 24 Stunden nach Erhalt der Probe liefern.

Sinnvoll ist das Einsammeln per Klebestreifen auch, um den Ursachen folgenden Phänomens auf die Spur zu kommen: dunkelgraue bis tiefschwarze flächige Verfärbungen an Wand oder Decke. Dabei kann es sich um eine äußerst vorwitzige, da lichtunempfindliche Schimmelkolonie handeln, oder um *Fogging*: Der dubiose *Schwarzstaub* siedelt sich gerne in Raumecken sowie an Wänden über Heizkörpern und Lampen an.

Man vermutet, dass SVOC (semi volatile organic compounds, schwerflüchtige organische Verbindungen) dahinterstecken, die sich mit normalen Hausstaubablagerungen zu einem hässlichen Schmierfilm, eben jenem *Schwarzstaub* vermengen. Als Verursacher der SVOC-Anreicherungen sitzen nach derzeitigem Wissensstand insbesondere ausgasende Stoffe aus Baumaterialien und Möbeln auf der Anklagebank. Entdecken Sie also zu Hause eine unerklärliche dunkle Verfärbung, liefert Ihnen eine einfache labortechnische Klebestreifen-Analyse die Antwort: Schimmelschaden, Fogging oder doch nur unschöne Rußablagerungen?

Ran an die Bausubstanz!

Die bei weitem aufschlussreichste Untersuchungsoption ist für Laien aus triftigem Grund ziemlich unattraktiv: Das verdächtige Bauteil wird »angeknabbert« und die entnommene Materialprobe dann ins Labor geschickt. Dort kann diese zunächst unter dem Mikroskop analysiert werden, um eine schnelle Antwort auf die drängende Schimmel-ja-oder-nein-Frage zu erhalten. Eine anschließende Anzüchtung liefert auf Wunsch obendrein eine genaue Artenbestimmung. Was aber macht die Qualität der Materialproben um so vieles besser als die der zerstörungsfreien Methoden? Zunächst einmal ist das Fehlerrisiko stark reduziert, wenn die Experten im Labor das befallene Material selbst zur Verfügung haben und verschiedene Verfahren (z. B. Untersuchungen auf Schimmelpilze und auch Bakterien) anwenden können. Eine Analyse auf beteiligte Bakterien am Schimmelgewimmel bekommt man bei guten Laboren nach vorheriger Absprache. Zudem haben viele von Schimmel heimgesuchten Materialien einen unsichtbaren Befall, was eine Materialprobe – im Gegensatz zum »Abstempeln« der Oberfläche mit Abklatsch- oder Klebestreifenprobe – ans Tageslicht befördert. Das beste

Beispiel dafür ist das oft verbaute Polystyrol: Bei ausreichend Feuchtigkeit nisten sich die kleinen Destruenten mit Vorliebe in seinen Hohlräumen ein und treiben dort von uns unbemerkt ihr Unwesen. Polystyrol ist das Paradebeispiel für häufige falsch-negative Sichtbefunde von Dämmmaterialien. Unter Umständen haben rotzfreche Pilze in den Hohlräumen ein farbloses, sprich unsichtbares Myzel errichtet und verzichten einfach mal darauf, hübsch farbige Sporangien auszubilden. Kommt nun ein selbstgekrönter Schimmelschlaumeier daher und behauptet per Inaugenscheinnahme des Dämmmaterials »Kein Schimmelbefall!«, dann wissen Sie jetzt, was Sie davon halten können: Nix!

Dass unter dem Estrich produzierte Schimmelpilzsporen per Segelflug die Raumluft erreichen, ist ebenfalls sehr unwahrscheinlich. Das checken auch die pfiffigen Mikroben und suchen sich unter so ungünstigen Bedingungen andere Wege, um sich fortzupflanzen. Darin zeigt sich einmal mehr ihre enorme Anpassungsfähigkeit, von der viele vermeintlich fachkundige Menschen leider keinen Schimmer haben.

Zur Klärung, ob ein Schimmelbefall vorliegt, muss eine Probe an ein fachkundiges Labor geschickt werden. Dazu eignet sich eine Materialprobe am besten. Bei (vermeintlich) oberflächlichem, kleinerem Befall mit nur wenig Biomasse kann auch eine Klebefilmprobe genommen werden.

Wo Rauch ist, ist auch Feuer – Ursachensuche

Liegt tatsächlich ein mikrobieller Schaden vor, reicht es prinzipiell nicht, den sichtbaren Schimmel zu beseitigen, geschweige denn eine ordentliche Dröhnung Desinfektionsmittel auf die betroffene Stelle zu sprühen (dazu kommen wir gleich noch).

Als Allererstes muss *der Grund für den Befall* erforscht werden: Wieso finden die Spitzbuben gerade hier gute Lebensbedingungen vor? Wer meint, sich um die Ursachenanalyse herumdrücken zu können, wird die Viecher nicht los und hat es nach einiger Zeit mit wiedererwachten Kolonien zu tun. Nicht nur, dass der sichtbare Befall auf einem Bauteil ja häufig nur die berühmte Spitze des Schimmeleisbergs ist, nein, auch wegen der oft sehr vertrackten Ursachensuche ist dies ein Job für echte Schimmelanalyse-Profis.

Immer erst dem Schimmelbefall auf den Grund und dann an den Kragen gehen!

Hobbydetektive im Einsatz

In Einzelfällen lässt sich dem Grund für die Misere auch als zweibeinige Hobbyspürnase mit ein bisschen Nachdenken und ohne viel Messaufwand auf die Spur kommen. Bei der Frage »Wieso herrscht hier eigentlich ausreichend Feuchtigkeit für Schimmelwachstum?« helfen zunächst folgende Überlegungen:

1. *Schaden an einer Innenwand*

   Kann unzureichendes Lüftungsverhalten einen oberflächlichen Schimmelbefall an einer Innenwand auslösen? Nee, dann sind in der Regel die kühleren Flächen, also die Außenwände befallen. Viel wahrscheinlicher ist in diesem Fall eine unsichtbare Feuchtigkeitszufuhr »von hinten«, also aus der Wand (Wasserleitung) oder von der anderen Raumseite (z.B. undichter Wasseranschluss). Womöglich liegt auf der anderen Seite der Wand das Badezimmer mit Wasseranschlüssen zu Leitungen, die in dieser Wand verlaufen, und eine Durchfeuchtung der Wand ist dort (z.B. wegen der Fliesen) gar nicht oder nur für das fachkundige Auge sichtbar. Leckt eine solche Leitung oder eine Armatur, ist der Lebensquell für den Schimmel entdeckt. Sollten die Planungsunterlagen zur Verfügung stehen, lässt sich damit auch rasch klären, ob die betreffende Wand gar Wasserleitungen führt, auf deren Existenz nicht anhand von Wasserentnahmestellen auf der anderen Wandseite zu schließen ist. Also: ruhig mal um die Ecke denken!

2. *Schaden an einer Außenwand*
   Ist die Raumluftfeuchtigkeit eventuell nutzungsbedingt so hoch, dass viel Feuchtigkeit von Umgebungsbauteilen abgepuffert werden muss? Das führt mitunter zu Schimmelbefall an Außenwänden, insbesondere bei ungedämmten Bauwerken und bevorzugt in Außenecken, vor sonstigen Wärmebrücken oder hinter bombastischen Möbelstücken.
3. Oder ist ein (Außen-)Bauteil schadensbedingt durchfeuchtet, so dass die Raumluft kontinuierlich mit ausdiffundierender Feuchtigkeit angereichert wird? Hinweise auf eine Durchfeuchtung (neben der professionellen Feuchtemessung) sind Schäden an der Außenhaut, durch die Wasser eindringen kann, sowie wasserführende Leitungen in der Wand (Planungsunterlagen daraufhin prüfen!). Prima sichtbare Wasserränder weisen durchfeuchtete Bauteile allerdings nur selten auf.
4. *Salzausblühungen*
   Da sind weiße Ablagerungen an der Wand? Dann handelt es sich aller Wahrscheinlichkeit nach um einen Durchfeuchtungsschaden. Auf seiner Wanderung durch das entsprechende Bauteil hat das Wasser Salz aus den Materialverbindungen des Baustoffs herausgelöst und bis zur Bauteiloberfläche mitgeschwemmt. Ob es sich tatsächlich um Salz handelt, lässt sich leicht – aber bitte vorsichtig! – testen: Was sich – mit Handschuhen und einem Schaber, kann auch ein altes Messer sein, vorsichtig abgekratzt und in

eine kleine Schale gegeben – nach dem Benetzen mit Wasser auflöst, ist eindeutig Salz. Damit ist ein zusätzlicher (weißer oder farbloser) Schimmelbefall natürlich nicht ausgeschlossen.

5. *Sandablagerungen*
   In Ihrem alten Keller gibt es eine Wand mit Sandhäufchen oder abgebröckelten Putzbröckchen auf dem Boden davor? Höchst verdächtig. Denn Sand wird als Bestandteil mancher Putze peu à peu freigelegt, wenn die ihn eigentlich festhaltenden Bindemittel im Putz von emsigen Destruenten weggefuttert wurden. Möglicherweise hat aber auch durch die Wand wandernde Feuchtigkeit die Bindemittel ausgewaschen. Wie auch immer: Ein neuer kleiner Sandstrand auf dem Fußboden ist ebenso wie Salzausblühungen ein Alarmsignal.

Gelegentlich ist die Situation selbst bei sichtbarem Befall nicht nur auf *eine* Ursache zurückzuführen wie bei leckenden Wasserleitungen, Dachschäden oder abgerissenen Waschmaschinenschläuchen. Wenn dann auch noch die Gefahr besteht, dass in der Konstruktion noch viel mehr Schimmel hocken könnte (Achtung Eisberg!), muss der Profi ran. Dieser geht meist ähnlich vor wie ein Hobbydetektiv, allerdings mit geschultem Adlerauge und Messgeräten bewaffnet. Zeigen sich bauliche Mängel drinnen oder draußen? Gibt es bauphysikalische Schwachstellen? Oder macht Tante Martha ihr Fenster höchstens ab und zu mal auf Kipp, weil sie eine echte Frostbeule ist und der ganze Tinnef auf der Fensterbank ein Durchlüften gar nicht zuließe? Besteht also ein Nutzungsfehler?

Kann keine eindeutig baulich-technische Ursache für den mikrobiellen Befall gefunden werden, sehen sich viele Sachverständige unter anderem die raumklimatischen Bedingungen genauer an. Das heißt aber nicht, dass der Experte nur mal einen kurzen Blick auf das Hygrometer im Raum wirft. Da muss schon – allein hinsichtlich der Beweiskraft von Untersuchungen – mehr Aufwand betrieben werden. Das Messinstrument der Wahl ist heutzutage oft der *Datenlogger*: Per Langzeitaufzeichnung werden die gängigsten Raumluftparameter (Lufttemperatur, Luftfeuchtigkeit, Oberflächentemperatur, Oberflächenfeuchtigkeit) dokumentiert. Obwohl der Spaß für die dringliche Schadenssanierung eigentlich viel zu lange dauert, ist er beliebt – besonders bei Sachverständigen, die den Mieter im Auftrag des Vermieters als Lüftungs- (und Heiz-)muffel überführen sollen.

Bei starker Temperaturdifferenz zwischen Innenraum und Außenluft ist diese Methode aber recht aussagekräftig: In der Ergebnisgrafik lässt sich meist jedes intensive Durchlüften erkennen und das Raumluftmanagement der Bewohner auf diese Weise nachvollziehen. Wann wird gelüftet? Und wann wird der Raum auf welche Temperatur geheizt? Das kann natürlich auch zur Entlastung des Nutzers dienen: Sind die Raumluftwerte im grünen Bereich, wird eine offenbar bislang übersehene bauliche Ursache (z. B. Wärmebrücke) als Hauptschadensquelle wahrscheinlicher. Oftmals handelt es sich jedoch um eine schadensträchtige Ursachenkette: eine Verquickung von baulichen Schwachstellen und unzureichendem Feuchtemanagement der Bewohner. Neben der Suche nach der Schadensursache steht also auch immer die Verursacherfrage im Raum: Wer hat das verbockt? Und wer hat somit die Sanierung zu zahlen? (Siehe Kapitel 8)

Ursachenklärung gut und schön; aber die Sauerei muss schließlich auch beseitigt werden. Und so mutiert der Hobbydetektiv bei kleineren Schäden mitunter zum Hobbysanierer …

Do it yourself? – Kleine Schimmelschäden

Das Umweltbundesamt (UBA) hat in seinem »Schimmelleitfaden«[1] folgende Schimmelkategorien festgelegt:

Geringfügiger Schimmelbefall – darunter ist ein oberflächlicher (!) Befall mit wenig Biomasse und einer befallenen Fläche von höchstens 0,2 m² zu verstehen – kann demnach in der Regel ohne Beteiligung eines Fachmanns entfernt werden. Aber bitte nur, wenn die gesundheitliche Konstitution des Ausführenden es zulässt (nicht immungeschwächt, kein Schimmelpilzallergiker o. Ä.).

Auch *geringer bis mittlerer Befall* mit nicht zu viel Biomasse und nur oberflächlicher (unbedingt vorher abzuklären!) Ausdehnung von bis zu 0,5 m² (entspricht der Größe eines normalen Handtuchs) kann nach Auffassung des UBA grundsätzlich auch von Laien beseitigt werden.

Hingegen ist die Sanierung eines *großen Schimmelbefalls* von mehr als 0,5 m² und mit viel mikrobieller Biomasse – oder eines kleineren Schadens mit Tiefenbefall – eindeutig echten Schimmelprofis zu überlassen.

Dumm nur, dass es so verdammt schwierig und aufwendig ist, den Schadensumfang genau zu beurteilen. So können kleinflächige Wärmebrücken für einen kleinen oberflächlichen Befall sorgen – insbesondere bei nicht gedämmten oder teilsanierten Altbauten. Eigentlich Kinkerlitzchen in puncto Schimmelentfernung – doch wenn's an die Ursachensuche geht, ist ein Fachmann gefragt. Und manchmal sind sichtbare Minischäden, wie wir wissen, nur der kecke Teil einer verborgenen Großkolonie. Bei bis dato unbemerkten Durchfeuchtungsschäden leider ein

[1] Leitfaden zur Vorbeugung, Erfassung und Sanierung von Schimmelbefall in Gebäuden. Link zum Download: https://www.umweltbundesamt.de/schimmelleitfaden

häufiges Problem – und meist Auslöser für eine Großbaustelle. Eine unangemessene Raumnutzung hingegen kann auf Dauer einen sehr großflächigen oberflächlichen Schaden auf Außenbauteilen nach sich ziehen. Dieser bedarf dann keines Eingriffs in die Bausubstanz, sollte aber allein wegen seines Ausmaßes von Fachleuten saniert werden.

Vorsicht vor einer vorschnellen Beurteilung als »Kinkerlitzchen«-Schaden! Lassen Sie lieber erst mal Folgendes gründlich prüfen: Wie groß ist das Schadensausmaß? Und ist ein Tiefenbefall oder Großschaden hinter der Oberfläche kategorisch auszuschließen?

Wunderwaffe Desinfektionsspray?

»Schimmelalarm! Sofort desinfizieren!« Das ist eine ganz typische Reaktion, wenn Bewohner auf mikrobielle Kolonien in den eigenen vier Wänden treffen. Wie der Name schon sagt, wird eine Desinfektion jedoch eingesetzt, um eine Infektion durch organische Gesundheitsgefährder zu vermeiden. Dem »Deutschen Arzneibuch« zufolge geht es beim Desinfizieren darum, »totes oder lebendes Material in einen Zustand [zu] versetzen, dass es nicht mehr infizieren kann.« Aha. Eine Desinfektion ist also nichts anderes als eine *Präventivmaßnahme gegen* oder *eine Akutbehandlung bei Infektionen.* Kann das die richtige Strategie gegen Mikroorganismen auf Innenraumoberflächen sein? Die Antwort ist: Jein! Ziel einer Desinfektion ist es, einer möglichst hohen Zahl linker Bazillen auf einer zu desinfizierenden Fläche den Garaus zu machen (*Keimreduktion*). Erst mal keine schlechte Idee, denn obwohl die Infektionsgefahr eines Schimmelschadens für Immungesunde zu vernachlässigen ist, beendet das Pfffft aus der Flasche doch immerhin die Schreckensherrschaft der Winzlinge! Oder? Na, schaun mer mal … Mittelchen, mit denen »Schadorganismen« zur Strecke gebracht werden sollen, heißen *Biozide*. Fungizide gegen Pilze, Viruzide gegen gesundheitsschädliche Viren und Bakterizide gegen Bakterien. Das passende Präparat kann das Wachstum von Schimmel durchaus bremsen oder hemmen – damit wären wir also beim »Ja«. Folglich ist eine solche Schimmelbekämpfung in manchen Fällen als Zusatz- oder Erstmaßnahme immer noch besser, als

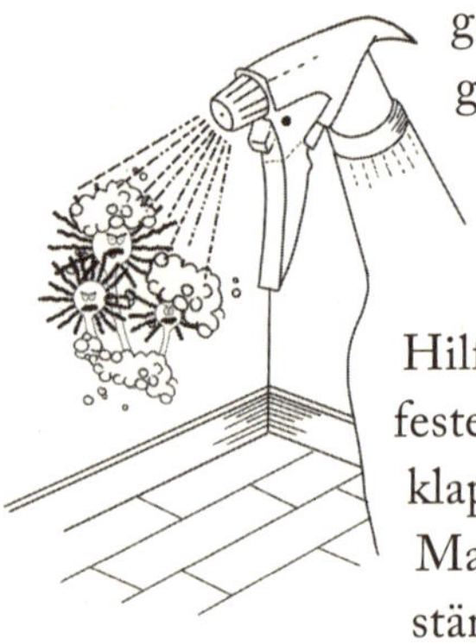

gar nicht gegen die Destruenten vorzugehen. Doch das »Nein« folgt sogleich im Doppelpack: 1. Hierbei handelt es sich nicht um eine nachhaltige Sanierung, sondern um eine Erste-Hilfe-Maßnahme, bei der man auch noch feste die Daumen drücken muss, denn es klappt nicht immer wie am Schnürchen. Manche Mikroben überleben unter Umständen eine Giftattacke; infolge des durchaus heftigen Tritts vors Schienbein fallen sie lediglich in eine Schockstarre und nehmen ihre Stoffwechselaktivitäten bei gleichbleibend guten Bedingungen nach einer Rekonvaleszenzphase wieder auf.

2. Auch im Mikrokosmos ist noch lange nicht jeder, dem man das Licht ausgeknipst hat, in den ewigen Jagdgründen verschwunden. Aus der toten Biomasse können weiterhin unschöne Substanzen (Allergene, Toxine, sonstige Reizstoffe) in die Raumluft ausgetragen werden.

Um alle Protagonisten des kunterbunten mikrobiellen Gewusels auf der Wand zu erledigen, braucht's im Grunde ein wirkungsvolles Allround-Biozid, das den Zelltod für alle beteiligten Mikroorganismen bedeutet. Es ist knifflig, einen Wirkstoff zu finden, der nicht nur unter Laborbedingungen, sondern auch in der Praxis zuverlässig alle mikrobiellen Schurken in einem sehr individuellen Schimmelschaden abmurkst. Und selbst wenn uns das gelingen sollte: Einige Mikroorganismen kümmern sich auf sehr eigenwillige Art um die Leichen der Artgenossen: Sie nutzen die tote Biomasse als Wachstumsgrundlage bzw. Nährboden, sofern die Randbedingungen weiterhin komfortabel sind (z. B. hohe Feuchtigkeit). Kannibalistischer Leichenschmaus … Pfui Schimmel!

Die »Biozid-Behandlung« sollte immer nur eine temporäre bzw. Zusatzmaßnahme darstellen. Für Fachleute ist sie deshalb auch eher ein Notbehelf, zum Beispiel wenn aufgrund sich verzögernder Sanierungsmaßnahmen verhindert werden soll, dass die Schimmelkolonie weiterwächst.

Der Königsweg zur erfolgreichen Sanierung lautet also nicht Desinfektion bzw. Biozidbehandlung, sondern *Dekontamination*. Hierbei wird die komplette Biomasse entfernt, damit weder Allergene noch gesundheitlich bedenkliche Stoffwechselprodukte noch irgendwelche Nährböden für das Neuaufkeimen der Kolonie zurückbleiben. Doch bevor wir uns ansehen, wie so eine gescheite Dekontamination aussieht, nehmen wir die Biozide erst mal noch genauer unter die Lupe – denn unter bestimmten Umständen kann ihr Einsatz durchaus sinnvoll sein.

Biozide? Wenn, dann richtig!

Die Regale der Baumärkte und Drogerien sind voll mit allerhand »Schimmelentfernern«, und viele Anwender berichten in etwa: »Nach einmaligem Benutzen nach Anleitung war der Schimmel komplett verschwunden. Genial!« Aber ist damit auch die gesamte Biomasse verschwunden? Werden zum Beispiel bleichehaltige Mittel eingesetzt, versauen diese den Mikroorganismen sowohl die Vitalität als auch ihre Farbpracht, so dass wir den eventuell verbliebenen Unrat nicht mehr mit bloßem Auge sehen können. Außerdem erholen sich manche mit Bioziden traktierte Kolonien auch wieder – und siehe da: Bei gleichbleibend guten Bedingungen erblühen sie irgendwann in neuem Farbglanz. Ganz abgesehen davon, dass Erfahrungen wie »Der Geruch war gar nicht angenehm« auf teils wenig prickelnde Inhaltsstoffe hinweisen. Wer also als Erst- oder Zusatzmaßnahme zu einem Biozid-Produkt greifen möchte, dem sei eine genaue Inspektion der enthaltenen Wirkstoffe und Additive empfohlen. Das Umweltbundesamt rät bei Do-it-yourself-Bagatellschäden zur Reinigung mit Alkohol (Isopropylalkohol oder Ethanol), wenn die Flächen nicht so glatt und sehr gut abwischbar sind wie Fliesen, Glas etc.. Um zähe Schimmelpilze schachmatt zu setzen, muss der Alkohol deren Zellwände durchdringen, wofür ein »Wasseranteil« von mindestens 30 % benötigt wird. Das Mischungsverhältnis Alkohol zu Wasser sollte also 70 zu 30 betragen. Bei stark durchfeuchteten Materialien nach einem Wasserschaden berücksichtigt man die bereits vorhandene Feuchtigkeit über einen höheren Alkoholanteil: je nach Feuchtegrad bis zu 80 %. Hier ist ein bisschen Fingerspitzengefühl gefragt, denn bei einem zu hohen Wasseranteil geht die Durchschlagskraft des Alkohols flöten. Beim Hantieren mit derart hochprozentigen Alkoholmischungen ist übrigens immer Obacht geboten: Brand- und Explosionsgefahr! Deshalb besser immer die Fenster weit aufreißen, Kippen und Kerzen aus und Elektrogeräte währenddessen sicherheitshalber außer Betrieb nehmen.

Ein Biozid mit gehöriger Durchschlagskraft gegen Schimmelpilze und Bakterien ist offenbar Wasserstoffperoxid (H_2O_2). Bei einer Konzentration von 10 % bis 12 % lassen sich die Mikroorganismen gut abmurksen – noch dazu mit Bleicheffekt für weiße Oberflächen. Also Vorsicht bei dunklen Flächen; auch die kann dieses Mittel böse ausbleichen. Da H_2O_2 stark ätzt, sollte bei der Anwendung ohnehin größte Vorsicht geboten sein: unbedingt Schutzhandschuhe, Schutzbrille und Mundschutz tragen und jeden Hautkontakt vermeiden!

Wischiwaschi bei glatten Flächen

So, nun aber zur Dekontamination … Bei befallenen glatten Flächen empfiehlt das Umweltbundesamt, diese mit »haushaltsüblichen Reinigern«, also simplen Allzweckreinigern und einem (Mikrofaser-)Tuch abzuwischen. Dabei lohnt es sich, das Wischen mehrmals zu wiederholen und jeweils neues Wasser zu verwenden, damit es nicht zu einer unerwünschten Rekontamination kommt. Die Sache ist also manchmal ganz einfach: Was weg ist, ist weg!

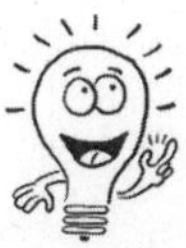

Eine Schimmelkolonie sollte niemals trocken weggewischt werden, denn das verwirbelt den ganzen mikrobiellen Unrat unnötig in der Luft. Schimmel auf glatten Flächen lässt sich am besten feucht abwischen.

Die »Liste der befallenen Orte« führen flexible Fugen, allen voran Silikonfugen, in Nassbereichen an. Wenn Ihnen jemand erzählt haben sollte, dass man den Schimmel am besten mit Essigessenz oder Backpulver wegbekommt, dann vergessen Sie diese vermeintlichen Tipps lieber schnell wieder, denn sowohl Essigsäure als auch Backpulver enthalten köstliche Nährstoffe für Mikroorganismen, sind also ein Gratis-Catering für die Winzlingspopulation! Viele schimmelgeplagte Bewohner können ein Klagelied von der Sisyphus-Aufgabe singen, die befallenen Fugen *schimmelfrei* zu bekommen …

Zudem sitzen die Lumpen oft tiefer im Material, weshalb an den Fugen auch selten »Schimmelflaum«, sondern meist nur ein Pulk dunkler Spots zu sehen ist. Die Fugen kann man ein wenig »entfärben«, indem man bleichehaltige Reiniger oder gleich H_2O_2 (Schutzhinweise beachten!) zu Hilfe nimmt. Kehren die Spots trotz bester Trocknungs- und Lüftungsmaßnahmen (z. B. nach dem Duschen Fugen trockenwischen, Duschtür offen stehen lassen und Raum gut lüften) relativ rasch zurück, sind sie vermutlich nur die Spitze des Eisbergs und keine Folge von Nutzungsfehlern. Das Hauptquartier der findigen Mikroben dürfte sich dann vielmehr hinter der Silikonfuge verbergen.

Übrigens empfiehlt es sich grundsätzlich, Silikonfugen nach einigen Jahren auszutauschen, bevor sie porös und die in der Regel darin enthaltenen Biozide zudem wirkungslos werden. Auch bei mäßigem bis starkem Schimmelbefall der Fugen sollten diese besser direkt erneuert werden – zumal man dann gleich nach der wahren Ursache für den Befall fahnden bzw. bestenfalls eine größere Kolonie in der Bausubstanz ausschließen kann.

Ein Dauerbrenner in manchen Haushalten ist ekliger Schimmel an den Fensterdichtungen – meist im unteren Bereich, wo sich das Tauwasser, das von der kühleren Scheibe in Rinnsalen hinabfließt, sammelt. Dort hängt dann bestimmt auch noch ein bisschen Staub als »Futter« für die fiesen Kleinen herum – und schon gedeiht unter diesen nahezu perfekten Bedingungen eine kleine *oberflächliche* Kolonie. Um diesem Ärgernis vorzubeugen, hilft nur ein besseres Raumfeuchtemanagement und gegebenenfalls tägliches Wegwischen der Feuchtigkeit. Sollten aber bereits die Dichtungen befallen sein, sind diese zunächst auch ganz klassisch mit Haushaltsreiniger und ggf. abschließend mit Alkohol zu behandeln. Bei langanhaltendem oder sehr intensivem Befall dürfte die Dichtung allerdings auch irgendwann in der Tiefe befallen sein. Dann sind Rat und Tat des Fensterbauers einzuholen.

Von Fensterrahmen ist der Schimmel meist gut abwischbar. Im Gegensatz zu Metall- bzw. Kunststofffenstern haben Holzfenster jedoch eine poröse Oberfläche (sofern sie nicht stark lackiert sind) und sind deshalb anfällig für einen Befall. Lassen Sie Ihre Holzfenster also im Zweifelsfall lieber von einem Fachmann begutachten und sanieren. Bei massivem, tiefergehendem Befall wird er das Holz gründlich und unter Schutzmaßnahmen abschleifen oder – je nach Schadensausmaß bzw. bei massiver Beteiligung holzzerstörender Pilze – das gesamte Fenster ersetzen müssen.

Pfffft, pffffft, pfffft bei porösem Material?

Begehrte Landeplätze findiger Mikroorganismen sind poröse Baustoffe. Bei Putz funktioniert ein Abwischen meist noch ganz gut – der trocknet auch recht rasch wieder –, doch schon bestimmte Farbanstriche auf dem Putz können dabei ausgewaschen werden. Je nach Ausmaß des Befalls ist es dann sinnvoller, den befallenen Putz komplett zu entfernen und später zu erneuern. Im Grunde gilt die Faustformel: Je poröser das Material, desto größer, tiefer und zahlreicher die Hohlräume – und umso schwieriger ist es, den Befall ohne Austausch des kontaminierten Bereichs vollständig zu entfernen.

Bei großflächigem Befall muss bekanntlich der Fachmann ran, bei kleinen Stellen hingegen kann man erst mal versuchen, den Befall mit einem Staubsauger (mit HEPA-Filter!, s. S. 283) abzusaugen. Den Staubsaugerbeutel danach in der Tonne – nicht im wohnungseigenen Abfall – entsorgen! Anschließend können leicht bis mäßig befallene poröse Flächen intensiv mit Alkohol behandelt werden. Den Wirkstoff dabei in einem Mischungsverhältnis, wie auf Seite 182 beschrieben, mit einem Tuch gegebenenfalls mehrfach in das Material einarbeiten und einwirken lassen.

Bei starker Schimmelbildung sollte man auf Nummer sicher gehen, indem das befallene Material (z. B. Tapete oder Putz) entfernt wird, und zwar deutlich über den sichtbaren Befall hinaus.

Insbesondere bei schimmeligen Tapeten lohnt sich ein beherzter Blick dahinter, um (idealerweise per Beprobung) herauszubekommen, ob es sich tatsächlich nur um einen oberflächlichen Schaden handelt oder ob ein Befall im darunter sitzenden Putz zu finden ist. Dazu wird das betroffene Tapetenstück – am besten als Rechteck und über den sichtbaren Befall hinaus – ordentlich mit einem Teppichmesser oder Cutter sowie einem Lineal ausgeschnitten. Nach leichtem Anfeuchten der Tapetenoberfläche wird der ausgeschnittene Bereich entfernt und sofort luftdicht verpackt. Haben sich auf dem Putz dahinter offensichtlich keine mikrobiellen Truppen niedergelassen, sollten Sie ihn trotzdem mit Alkohol oder H_2O_2 behandeln. Ein stark und bis in die Tiefe befallener Putz ist allerdings – logo! – ein Fall für den Fachmann, der den Mikroorganismen zum Beispiel mit einer Putzfräse zu Leibe rückt und den Putz fachmännisch entfernt. Nach erfolgter Dekontamination und ausreichend langer Trocknungszeit des behandelten Bereichs kann neu verputzt und tapeziert oder gestrichen werden.

Leider sind befallene Holzbalken in Dachstühlen während der Bauphase inzwischen ein Massenphänomen. Schuld daran ist oftmals der falsche Umgang mit der Neubaufeuchte. Wurde der Dachstuhl bereits verkleidet, sprich die Dämmung verbaut, muss sich ein Spezialist dieses Großschadens annehmen. Präsentieren sich hingegen nur einzelne kleine Schimmelkolonien im nackten Gebälk, können diese erst mal abgesaugt und abgewischt und die gereinigten Stellen anschließend großflächig desinfiziert werden. Bei starkem Befall sollten die betroffenen Holzteile abgehobelt oder weggefräst werden. Das muss bei gezielter Absaugung des Staubes und mit der korrekten Schutzausrüstung passieren. Eher keine Spielwiese für Hobbysanierer!

Sanierung kleiner Schäden

- Glatte und nur leicht poröse Flächen feucht mit Haushaltsreiniger und Tuch abwischen – evtl. mehrfach und jeweils mit frischem Wasser.
- Kaum befallene poröse Oberflächen erst absaugen, dann zum Beispiel mit Alkohol behandeln.
- Befallene poröse Baustoffe wie Tapete und Putz sollten ausgetauscht bzw. abgeschlagen/abgefräst werden, und zwar sicherheitshalber deutlich über den Schadensbereich hinaus.

Schutzmaßnahmen bei der Schimmelentfernung

- Kontaminierter Kram ist sofort luftdicht in reißfeste Müllsäcke zu verpacken und in der Abfalltonne zu entsorgen.
- Bei allen genannten Maßnahmen ist es ratsam, einfache Schutzhandschuhe aus Latex, Nitril oder typische Haushaltshandschuhe, einen Atemschutz (Masken der Filterklasse P2) sowie bei staubigen Arbeiten und Biozideinsatz eine Schutzbrille zu tragen.
- Die während der Sanierung getragene Kleidung sollte anschließend gewaschen werden; Handschuhe und Atemmaske sind zu entsorgen.

»Ach du grüne Neune!« – Großschadenssanierung

Leider ist ja längst nicht jeder mikrobielle Befall mit Potenzial zur Großbaustelle auf den ersten Blick erkennbar. Oftmals kommt das Hauptquartier so manch eines scheinbar popeligen Schimmelbefalls auf der Wand erst bei ebenso beherztem wie fachmännischem Öffnen der Bausubstanz ans Tageslicht. Ojemine! Ähnlich verheerend können versteckte Schäden sein, auf deren Existenz angesichts der blitzsauberen Bauteiloberflächen niemand gewettet hätte. Ist der erste Schock verdaut, gilt es, die Sauerei so schnell wie möglich in den Griff zu bekommen. Nach Einschätzung des Umweltbundesamtes bedürfen großflächige Schimmelkolonien unbedingt einer Beseitigung durch echte Schimmelsanierungsprofis.

Sofortmaßnahmen

Stehen Betroffene nicht mehr wie vom Donner gerührt vor der Schimmelmisere, kommt oftmals die Frage nach Sofortmaßnahmen auf. Gut so, denn bekanntlich ist das Schimmelgewimmel in Innenräumen weder hygienisch noch gesund. Hier also die besten Erste-Hilfe-Maßnahmen:

1. Als Mieter sollten Sie Ihrem Vermieter den Schaden unverzüglich melden und ihm eine Frist setzen, bis wann die Sanierung erfolgen bzw. beginnen sollte. Wohnungs-/Hauseigentümer sind verpflichtet, sowohl den Schaden als auch die Ursachen von geeigneten Fachleuten beheben zu lassen. (Mehr zu Recht und Gesetz in Sachen Schimmel siehe Kapitel 8)
2. Da die notwendige Sanierung selten am nächsten Werktag beginnen kann, ist es sinnvoll – je nach Anzahl der betroffenen Räume und Art der Raumnutzung (privat/gewerblich/öffentlich bzw. Schlafraum/Wohnraum/Arbeitszimmer) –, die Exposition, wenn möglich, zu vermeiden oder auf ein Mindestmaß zu begrenzen:

- Alle (potenziellen) Raumnutzer informieren.
- Den Raum, wenn möglich, nicht mehr benutzen und möglichst alle Gegenstände herausholen. Ist dies logistisch nicht machbar, räumen Sie wenigstens die dauerhaft benötigten und/oder schützenswerten (nicht abwischbaren) Dinge aus dem betroffenen Raum heraus. Danach den Raum abschotten, das heißt Tür schließen und Ritzen und Löcher an der Tür abkleben.

- Die herausgeholten Gegenstände gründlich reinigen (je nach Material abwischen, absaugen, waschen, siehe ab Seite 183).
- Die Benutzung des Raumes ist unausweichlich? Dann sollte der Befall großflächig mit dichter und reißfester Folie und Klebeband abgeklebt werden, um die Gesundheitsgefahr durch Emissionen zu minimieren; danach falls möglich einen Raumluftreiniger aktivieren. Für den einmaligen Gebrauch können solche Geräte angemietet werden. Achten Sie darauf, dass das Gerät einen Vorfilter, einen Hauptfilter der HEPA-Filterklasse und einen Aktivkohlefilter hat und von einem anerkannten Institut geprüft wurde. Achtung: Vor dem Abkleben der befallenen Flächen sollte der vorhandene Schaden genau dokumentiert werden: Fotos, evtl. Videos oder Skizze, unter Zeugen und mit Datum und Uhrzeit versehen.

»You know how?«

Mittlere Schäden mit einem Tiefenbefall und vor allem große Schäden sind nicht nur besser von einem Sachverständigen zu begleiten, sondern bedürfen vor allem einer fundierten Sanierung durch Fachleute. Hat man nicht bereits eine verlässliche Empfehlung an der Angel, gilt es, eine geeignete Firma zu finden. Woran aber erkennt man echte Könner? Immerhin hängt ja nicht nur der Sanierungserfolg von der Qualität der ausführenden Betriebe ab, auch der Gesundheitsschutz der Bewohner liegt gewissermaßen in ihren Händen.

Praktisch wären Plaketten, Diplome oder Gütesiegel, doch bislang existieren für Schimmelsanierungen keine offiziellen Standards. Eine Orientierungshilfe bietet da der »Schimmelleitfaden« des Umweltbundesamtes. In Fachkreisen gilt er als umfassendste, von Experten ausgearbeitete Leitlinie für eine erfolgreiche Schimmelsanierung. Mit Blick in den Leitfaden können auch Laien überprüfen, ob die einschlägigen Betriebe die geforderten Grundsätze der Sanierung nachweislich beherrschen. Noch interessanter ist allerdings, wie sie zu ihrer Fachkenntnis gelangt sind. Ein aussagekräftiger Internetauftritt sollte ihre Qualifikationen daher offenlegen. Das erforderliche Fachwissen lässt sich bisher ausschließlich über diverse Weiterbildungsoptionen unterschiedlichster Qualität erlangen – wir kennen das ja bereits von der Suche nach einem Sachverständigen für Schimmelschäden. Die beste Wahl sind Handwerker oder Ingenieure aus dem Baugewerbe mit entsprechender beruflicher Grundausbildung, die sich durch eine Weiterbildung mit Zertifizierung zum Experten (»Fachkraft« o. Ä.) für *Schimmel(pilz)sanierung* qualifiziert haben. Bestenfalls ist die Sanierung von eklatanten Schäden seit Jahren ihr täglich Brot, so dass ausreichend Erfahrung vorhanden ist. Darüber hinaus sind regelmäßige Weiterbildungen – zumindest der leitenden Sanierer – eine gute Basis für zuverlässige Arbeit.

Tipp: Erwischen Sie einen Sanierer, der Ihnen per Telefon und ohne vorherige Besichtigung ein Pauschalangebot – am besten noch unter Einsatz von Desinfektionsmitteln als Allzweckwaffe gegen Schimmelbefall – unterbreitet, dann vergessen sie's! Ohne genaue Inspektion der individuellen Sachlage vor Ort und ohne gewissenhafte Dekontamination als Basis der Sanierung besteht eher wenig Substanz für eine erfolgreiche Sanierung.

Wenn Sie unsicher sind, aber nicht den ganzen »Schimmelleitfaden« durchackern möchten, fühlen Sie den Sanierern trotzdem auf den Zahn, bevor Sie sich für einen entscheiden. Fragen Sie die Anbieter, wie sie genau vorgehen wollen. Die folgenden Maßnahmen und Sicherheitsvorkehrungen sind bei einer fachgerechten Sanierung unerlässlich und sollten dem

Dienstleistungsanbieter geläufig sein, auch wenn die Sanierungsplanung oftmals durch einen begleitenden Sachverständigen erfolgt:

- Ursachenanalyse und -beseitigung
- Beurteilung des Gefährdungspotenzials eines Schadens
- detailliertes Sanierungskonzept
- mögliche Überbrückungsmaßnahmen bis zum Start der Sanierung:
  - Einsatz eines qualitätsgeprüften Raumluftreinigers mit Vorfilter, HEPA-Filter und Aktivkohlefilter
  - ggf. Umsiedlung von Bewohnern und Inventar
  - Abschottung des Schadensbereichs (ggf. mit Sanierungstüren) vom Rest der Wohneinheit/Räumlichkeiten
  - ggf. Befall abkleben, abbinden oder dessen Wachstum durch Biozideinsatz hemmen
- dichte, überlappende Abdeckung von verbliebenem Inventar und Böden mit reißfester Folie
- Personal trägt Schutzausrüstung (Betrieb nimmt die Arbeitsschutzvorschriften ernst)
- staubarmes Arbeiten und/oder Installation einer Absaugvorrichtung
- Be- und Entlüftung des Bereichs wird je nach Sanierungsart wie folgt geplant:
  - entweder genügt die Belüftung des abgeschotteten Bereichs über vorhandene Fenster
  - oder Installation einer Absaug- oder Unterdruckvorrichtung
- luftdichtes Verpacken von kontaminiertem Material, das aus dem Abschottungsbereich entfernt wurde
- Wegschaffen des Materials auf kürzestem (!) Weg (z.B. durchs Fenster) und bei Großschäden Entsorgung in eigens angefordertem Container
- vollständige Dekontamination statt nur Desinfektion

- vollständiger Rückbau, wenn Bausubstanz nicht abwisch-, abschleif- oder abflammbar
- Feinreinigung von Raum und betroffenem Mobiliar
- Sanierungskontrolle durch Messungen
- ggf. Wiederaufbau der betroffenen Bausubstanz – sofern damit kein Handwerker beauftragt wird
- Endabnahme durch den Auftraggeber

Ein Job fürs Putzlappengeschwader – Reinigung

Kleinstschäden sind als Kinkerlitzchen anzusehen und bedürfen in der Regel keines Großreinemachens. Je größer allerdings der Schaden, desto größer auch die Wahrscheinlichkeit der Kontamination von Einrichtungsgegenständen im betroffenen Raum, wenn diese längere Zeit ungeschützt dort herumgestanden haben.

Was kann nach erfolgreicher (Selfmade-)Sanierung einfach gereinigt werden, was braucht eine aufwändigere Behandlung, und für welche Materialien ist sogar der Abschied angesagt?

Bei jedem mikrobiellen Befall werden – je nach Ausmaß und Randbedingungen – mehr oder weniger viele Sporen, Hyphenfragmente und Stoffwechselprodukte in die Raumluft abgegeben. Sprich: Die Belastung der Raumluft ist von Schaden zu Schaden unterschiedlich. Zudem ist es möglich, dass sich die Belastung während der Sanierung noch erhöht. Sicherheitshalber geht man also bei größeren oder schon länger vorhandenen Schäden von oberflächlichen Ablagerungen aus und lässt auf die Sanierung eine sorgfältige Reinigung der exponierten Gegenstände folgen (bei Großschäden übernimmt in der Regel der Fachbetrieb die »Feinreinigung« als Teil der Komplettsanierung).

Die Kontamination auf glatten Flächen ist oberflächlich, so

dass eine gründliche Reinigung mit üblichen Haushaltsreinigern ausreicht. Bei der Feuchtreinigung der Oberflächen kommen wieder simple Haushaltsreiniger und -tücher (z.B. Mikrofasertücher) an den Start. Entscheidend dabei ist die richtige Wisch- und Falttechnik.

Durch schlangenlinienartiges, überlappendes Wischen wird der Unrat sicher mitgeführt statt nur verteilt. Und so können Sie ein Wischtuch recht lange verwenden (ohne ständige Re-Kontamination der Oberflächen), bevor es entweder entsorgt oder gewaschen werden sollte: Nach einem Wischgang wird das Tuch immer um die Hälfte gefaltet, wobei die verschmutzte Seite nach innen umgeschlagen wird. Auf diese Weise lassen sich Glas, Metall, Keramik, Porzellan und harte Kunststoffe recht einfach reinigen. Möchte man sichergehen, dass möglichst viel Inventar richtig dekontaminiert wird, ist bei allen kleineren Gegenständen aus Glas, Porzellan, Besteck, Plastik oder Keramik eine Runde in der Spülmaschine sinnvoll. Auch beschichtete Flächen wie Arbeitsplatten, Küchenschränke und lackierte Möbel können mit Haushaltsreinigern feucht oder nebelfeucht abgewischt werden.

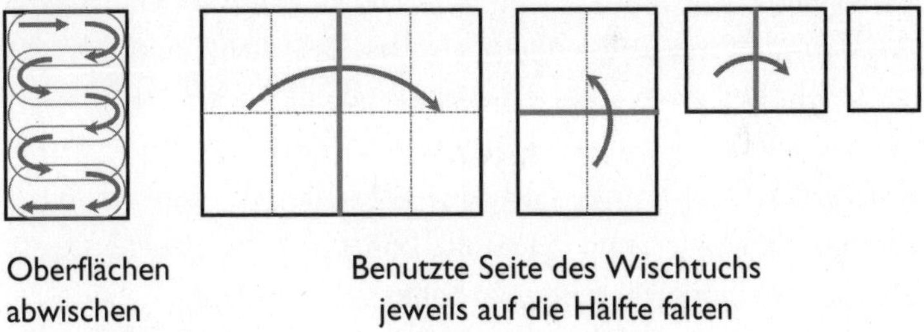

Die richtige Wisch- und Falttechnik

Holzmöbel ohne sichtbaren Befall werden je nach Grad der Kontamination erst abgesaugt (immer ein Gerät mit HEPA-Filter verwenden) und dann nebelfeucht gewischt oder nur gewischt.

Manchmal aber, zum Beispiel wenn Möbel sehr nah an einer befallenen Wand gestanden haben, sind diese ebenfalls von Schimmel befallen. Ist es also bereits zu einem sichtbaren Wachstum gekommen, ist dieser, falls durch Schimmel verursacht, in der Regel nur oberflächlich und kann somit abgesaugt und abgewischt, der betroffene Bereich ggf. zusätzlich mit Alkohol behandelt werden. Befallenes Holz hingegen muss unter Umständen abgehobelt oder abgefräst werden, eine Tätigkeit für den Fachmann oder den versierten Hobbyhandwerker im Freien!

Ob ein zu nah an einer (ungedämmten) Außenwand stehender (Kleider-)Schrank, die bis auf den letzten Zentimeter eingepasste Einbauküche oder sonstige monströse Einrichtungsgegenstände – bei einer stattlichen Schimmelkolonie an der Wand können auch die Schrankrückwände befallen sein. Nun bestehen die optisch zu vernachlässigenden Rückwände allerdings oft nur aus Sperrholz, Pressspan- oder sonstigen Holzfaserplatten. »Wow, ein reichlich gedeckter Tisch!«, denken sich da viele Mikroben und dehnen ihre Wandkolonie bei guten Feuchtigkeitsbedingungen entsprechend auf diese aus. Jene ebenso rauen wie saugfähigen Flächen lassen sich leider weder gut abwischen noch abfräsen oder abschleifen. Und wenn, so ist das irre mühsam. Die einfachere und recht preiswerte Variante: Im Baumarkt kann man sich neue Schrankrückwände auf Maß zuschneiden lassen und gegen die kontaminierten austauschen. So muss nicht gleich der ganze Schrank dran glauben.

Aber Achtung: Selbst beschichtete Platten oder Schränke aus Holzwerkstoffen haben häufig nicht lasierte, extrem poröse Kanten, die nur schlecht abzuwischen sind. Saugen Sie diese erst ab, bevor sie sie desinfizieren. Liegt jedoch ein starker Befall vor, sollten Sie es mit (draußen!) abschleifen oder vom Fachmann abschleifen lassen versuchen – und bei sehr starkem Befall sicherheitshalber für Ersatz sorgen.

Kissen, Teddy & Co.

Damit es zu Hause so richtig gemütlich ist, haben wir ja einiges an Textilien: Kuscheldecken, Teppiche und Kissen, die, wenn sie länger im Schadensraum herumgehangen oder gelegen haben, kontaminiert sein können. Leider lassen sie sich nicht einfach abwischen. Entweder müssen Sie sie intensiv absaugen oder – wenn es sich um waschbare Textilien handelt – in der Waschmaschine waschen. Lässt das Material dies zu, empfiehlt sich der Kochwaschgang. Riechen Textilien muffig, kann dies auf eine Kontamination mit Geruchsstoffen der Schimmelschurken hinweisen, aber auch ein unsichtbarer Befall im Material ist leider nicht auszuschließen.

Hat sich ein (sichtbarer) Befall eingestellt, lässt sich die Kuh in der Regel nicht mehr vom Eis bekommen. So haben Schimmelpilze beispielsweise die blöde Angewohnheit, sich derart fest im Material zu verhaken, dass selbst starkes Saugen und intensives Waschen nicht immer zum Ziel »Dekontaminiert!« führt. Da bei eindeutig befallenen Textilien Emissionen von Allergenen und Toxinen nicht auszuschließen sind, sollten Sie sich von dem kontaminierten Teil trennen. Das gilt insbesondere für nicht waschbares Inventar wie Sessel, Sofas und Matratzen, da durch die Benutzung ein regelrechter Pumpeffekt eintritt: Jedes Mal, wenn ein Zeitgenosse draufplumpst, können mikrobielle Substanzen freigesetzt und von den Anwesenden eingeatmet werden. Aber auch für Kleidungsstücke, Gardinen und Kissen gilt in der Regel: Bei eindeutigem Befall lieber weg damit!

Nächster Problemfall: das Lieblings-Kuscheltier der Kinder. Selbstverständlich wird es überall mit hingeschleppt, von den Kleinen stets feste gedrückt und muss jede Nacht mit im Bett schlafen. Drum sollte Teddy tunlichst dekontaminiert sein, wenn er längerfristig einer beachtlichen Schimmelexposition ausgesetzt war, was aber leider trotz intensiven Absaugens und Waschens nicht in jedem Fall gelingt. Wenn Sie es mit Waschen versuchen wollen, verzichten Sie dabei aus Rücksicht auf die Kindergesundheit möglichst auf aggressive Chlorbleiche und sonstige Chemiekeulen, da diese unter Umständen nicht vollständig ausgewaschen werden. Riecht es auch nach mehrfachem Waschen immer noch verdächtig, sollte das Kuscheltier entsorgt werden, zumal ein kritischer Befall letztlich nur durch Beprobung sicher ausgeschlossen werden kann. Lieber ein paar Kindertränen als schlimmstenfalls ein Kind mit Schimmelallergie …

Und dann wären da ja noch die Teppiche, die Spitzenreiter im Staubfänger-Ranking. Vor allem hochflorige haben eine erstaunlich große Oberfläche, an der sich eine Menge Partikel und VOC niederlassen können. Im Schadensfall also ab damit in die chemische Reinigung oder, wenn's passt, in die heimische Waschmaschine. Sichtbar befallene Teppiche sollten hingegen lieber gleich in die ewigen Jagdgründe wandern.

Bedauerlicherweise ist auch das schicke Ledersofa – wie sollte es bei tierischen Materialien anders sein – eine Leibspeise mancher Schimmelpilze. Bei kritischem Raumklima kann das Sofa (ebenso wie Lederschuhe und Lederbekleidung) schlimmstenfalls selbst mit einer Kolonie überzogen werden. Der Befall zeigt sich durch Stockflecken und ist nicht immer einfach zu entfernen. Probieren Sie es trotzdem erst mal mit einer Nebelfeuchtreinigung samt Lederpflegemittel im Anschluss – übrigens auch bei der Reinigung von nicht sichtbar befallenem Leder die passende Dekontaminationsmaßnahme. Vielleicht haben Sie Glück. Ansonsten heißt's bei eindeutigem Befall jedoch: Besser weg damit!

Ist das Kunst oder kann das weg?

Papier kommt in vielen Wohnungen massenhaft vor: Bücher, Zeitschriften, Studienunterlagen, abgeheftete Rechnungen und Verträge. Bekanntlich ist feuchtgewordene Zellulose sehr schmackhaft für viele freche Destruenten. Bücher ohne sichtlichen Befall werden in der Regel intensiv von allen Seiten (keine Sorge, damit meine ich nicht jede einzelne Seite) abgesaugt. Auch Aktenordner werden gesaugt und dann außen nebelfeucht abgewischt. Liegt hingegen eine erhebliche Kontamination wahrer Kostbarkeiten vor, lohnt es sich womöglich, eine Seite-für-Seite-Absaugung durchzuführen bzw. von einem Fachbetrieb durchführen zu lassen. Für gewöhnliche Wälzer ist dies natürlich ökonomisch nicht vertretbar. Auch von deutlich (riechbar) kontaminierten oder gar befallenen Lieblingsbüchern sollte man sich besser trennen.

Sind nur einzelne Dokumente wichtiger Akten befallen, kann es die einfachste Lösung sein, diese zu kopieren und die Originale anschließend wegzuschmeißen, um sich einer möglichen Dauerbelastung zu entledigen. Apropos Dauerbelastung: Die muffigen Geruchsstoffe haften an Papier ebenso intensiv und lange an wie an Textilien … wer kennt sie nicht, diese moderig-müffelnden alten Schinken.

Wertvolle Kunst und teure Holzinstrumente gehören gegebenenfalls in die Hände von Restauratoren. Bei Gemälden hängt der Kontaminationsgrad auch stark davon ab, ob sie durch einen Rahmen mit Scheibe und Rückwand geschützt waren und vor allem, ob sie direkt an einer befallenen Wand hingen.

Was haben wir noch Hochpreisiges in unseren Wohnungen? Ach ja, mehr oder weniger viel technischen Schnickschnack. Elektrogeräte sind dafür bekannt, dass sie Staub, also auch mikrobielle Partikel, elektrostatisch anziehen. Drum alles nebelfeucht abwischen! Bei belüfteten Geräten mit Leiterplatten kann die Kontamination mit mikrobiellem Unrat für uns Benutzer allerdings zum Bumerang werden, wenn über die Abluft noch längere Zeit dort gesammelter mikrobieller Unrat aus dem Gerät herausgeblasen wird. Je nach Ausmaß der Staubaufnahme kann das nicht nur für Schimmelallergiker ziemlich unangenehm sein. Das Innenleben technischer Geräte bietet an und für sich wenig »Futter« für Destruenten, staubt jedoch mit der Zeit zu. Man kann also versuchen, sie vorsichtig mit einem Staubsauger oder moderater Druckluft vom mikroorganismenhaltigen Staub zu erlösen. Anders sieht es mit den Kühlrippen des Kühlschranks aus. Die sind meist von feinen Staubablagerungen besetzt und bei hoher Luftfeuchtigkeit eine prima Basis für eine klassische Sekundärkontamination. Hier ist im Bedarfsfall zu entscheiden, ob diese abgesaugt oder sogar intensiver traktiert werden müssen (z. B. mit feinen Pinseln oder Bürsten bei gleichzeitiger Absaugung).

Tipp: Umfassende Reinigungsmaßnahmen von Hab und Gut oder der Ersatz von befallenen Gegenständen werden im Schadensfall unter Umständen – nach vorheriger Begutachtung durch einen Sachverständigen – von der Hausratversicherung getragen. Melden Sie den Schaden daher rechtzeitig bei Ihrem Versicherer – und dokumentieren Sie alles gut (Fotos und gegebenenfalls Beprobungen des Mobiliars durch den Sachverständigen)!

Was für ein Service! – Beratungsoptionen für Betroffene

Eine bunte Schimmelkolonie an der Wand ist fast immer ein Desaster – vor allem, wenn die oft schnellwachsenden mikrobiellen Ekelpakete Ihnen jeden Tag aufs Neue den Stinkefinger zeigen. Viele Bewohner sind dann nicht nur fassungs-, sondern auch hilflos. Bei starkem Befall ist es erfahrungsgemäß die Komplexität des ganzen Schlamassels, die alle Beteiligten nervlich und organisatorisch an ihre Grenzen bringt. »Ist unsere Gesundheit in Gefahr?«, »Wieso ist der Schimmel da?«, »Wer klärt die Ursachen?«, »Wie muss das beseitigt werden?«, »Wer hat das verbockt?«, »Was kostet das alles?«, »Und wer zahlt das?« Das sind nur einige der zig Fragen, die sich Betroffene in einem solchen Fall berechtigterweise stellen.

Hilfe aus dem Internet?

Natürlich ist es heutzutage fast gang und gäbe, sich erst einmal kostenlos im Internet zu informieren, bevor man sein mühsam verdientes Geld einem beauftragten Schimmel-Spezialisten in den Rachen wirft.

Das kostenlose Angebot im Internet ist reichhaltig, von der professionellen Auskunft bis zur vermeintlich ausgefuchsten Ferndiagnose durch unzählige Möchtegernbescheidwisser ist hier alles dabei. In leidlicher Konsequenz führt das selbstverständlich zu haarsträubend vielen Fehlberatungen. Auch fadenscheinige »Durchblicker« geben ihr famoses Nichtwissen freudig und kostenlos über Homepage, Blog oder »Fachforum« an hilfesuchende Leidgeplagte zum Besten …

Zudem besteht bei Selfmade-Sanierungsmaßnahmen (nicht nur auf Basis von Wissen und Beratung aus dem Internet) stets die Gefahr, dass die eigentliche Schadensursache übersehen oder vollkommen falsch eingeschätzt wird. Nicht selten zeigt sich erst viel später an einer wiedererstarkten Schimmelkolonie, dass der ungesunde Drops noch lange nicht gelutscht ist.

Grundsätzlich gilt es, sich bei Beratungsangeboten aus dem World Wide Web Folgendes klarzumachen:

- Warum bietet jemand kostenlos Informationen an?
- Welche Expertise steckt dahinter?

Option 1: Es handelt sich um offizielle Ratgeber-Institutionen. Sinn und Zweck der Beratung: Seriöse Hilfe und Aufklärung!
Option 2: Sie haben es mit einem Produkthersteller oder Dienstleistungsanbieter zu tun. Sinn und Zweck der Beratung:

Werbung! Die Informationen müssen nicht schlecht sein, sind aber kritisch unter die Lupe zu nehmen.
Option 3: Sie sind – in puncto Fachwissen – an fragwürdige »Sachverständige« oder »Hobbybescheidwisser« auf persönlicher Belehrungsmission geraten. Auch das muss nicht zwangsläufig schlecht sein, aber Vorsicht ist die Mutter der Porzellankiste!

Zum Glück gibt es ja Option 1: Sich Hilfestellungen bei offiziellen Einrichtungen zu suchen ist eine gute Idee. Ob über die Internetauftritte oder telefonisch, hier erhalten Sie wichtige Informationen und bekommen mitunter auch lokale Experten genannt. Das kann Ihnen den nervenaufreibenden Weg durch den Dschungel der zahlreichen Dienstleistungsanbieter ersparen. Empfehlenswerte Anlaufstellen:

Der *Bundesverband Schimmelpilzsanierung e. V.* (*BSS e. V.*) vermittelt Experten vor Ort und bietet eine kostenlose telefonische Beratung an.

Das *Umweltbundesamt* hält auf seiner Homepage viele nützliche Informationen für Schimmelbetroffene bereit. Zudem haben sich mittlerweile diverse lokale und regionale *Schimmel(beratungs)netzwerke* etabliert, die – mitunter über Verbraucherschutzorganisationen oder die Städte/Gemeinden organisiert – im Schadensfall als Anlaufstellen fungieren können. Bei Interesse machen Sie sich schlau, ob ein solches Angebot in Ihrer Region besteht. Bei gesundheitlichen Beeinträchtigungen und Fragen im Hinblick auf die gesundheitliche Relevanz des vorgefundenen Befalls kann auch das *örtliche Gesundheitsamt* eine Option sein. Es berät zudem bei betroffenen Schul- oder Kindergartenräumen und kann gegebenenfalls intervenieren.

Ob es sich um uneinsichtige Verursacher, eine misslungene oder auch getürkte Ursachensuche handelt – in vielen Fällen steht die leidige Schuldfrage im Raum, die aus friedfertigen Menschen häufig erbitterte Gegner macht: Mieter vs. Vermieter oder Bauherr vs. Unternehmer – und schon ist die erste Runde im juristischen Boxring in vollem Gange.

Mieterorganisationen sowie *Haus- und Grundeigentümervereine (oder -verbände)* sind deshalb oft mit im Boot der ortsansässigen Beratungsnetzwerke und ohnehin eine gute Anlaufstelle, wenn der Schimmel eingezogen ist. Hier finden Mieter, Vermieter sowie (Neubau-)Eigentümer in schwierigen Fällen Beratung bei Rechtsfragen oder Rechtsstreitigkeiten. Einige Netzwerke haben sogar schon auf die Flut von Gerichtsprozessen infolge schimmeliger Buden reagiert und eine Schlichtungsoption für Streithähne installiert. (Mehr zu juristischen Aspekten siehe Kapitel 8.)

Wenn die Gesundheit SOS funkt

Bei einem Verdacht auf Erkrankungen infolge von Schimmelexposition rät das Umweltbundesamt (UBA), zunächst den Hausarzt aufzusuchen, der dann im Idealfall an einen Facharzt weitervermittelt. Beschwerden aufgrund von Schimmel fallen in den Bereich der *Umwelterkrankungen*, weil Mikroorganismen als Umweltschadstoffe gelten; Schimmelprofis im Medizinsektor sind also – per definitionem – darauf spezialisierte Umweltmediziner. Eigentlich. Denn offenbar gibt es in Deutschland nur wenige echte medizinische Bescheidwisser für Schimmelschäden und dadurch bedingte Gesundheitsprobleme. Auf der Seite des UBA kann man sich »umweltmedizinische Beratungsstellen« in Deutschland anzeigen lassen und findet darüber eventuell eine geeignete Anlaufstelle, die hoffentlich Hilfe bietet. Gesundheitliche Probleme infolge von Schimmelschäden streifen aber auch je nach Art der Beschwerden die Fachgebiete Pulmologie (Lungenheilkunde), Allergologie und Infektiologie.

Damit sich die Arztsuche und Behandlung für Betroffene zukünftig flächendeckend positiver gestaltet, hat die *Arbeitsge-*

meinschaft der Wissenschaftlichen Medizinischen Fachgesellschaften e. V. (AWMF) die Leitlinie »Medizinisch klinische Diagnostik bei Schimmelpilzexposition in Innenräumen«[2] gestrickt. Diese vermittelt geballtes Fachwissen zum Themenfeld »Gesundheitliche Wirkungen von Schimmelpilzen«. Ein kompetenter Facharzt ist folglich über die Inhalte und die praktische Umsetzung im Bilde. Übrigens betont auch diese Leitlinie, dass leider nur wenige Ärzte über das notwendige Fachwissen rund um Schimmel verfügen.

Ist den Betroffenen gar nicht bekannt, dass ein Schimmelschaden in ihrer Lebenswelt vorliegt und die Beschwerden auslöst (versteckter Schimmel!), erschwert das eine Anamnese natürlich sehr. Meist vermutet dann der behandelnde Arzt erst mal andere Beschwerdeauslöser. Für viele Betroffene ist das der Auftakt zu einer regelrechten Ärzte-Odyssee statt zur raschen Gesundung.

Es gibt diverse Gründe, weshalb Patienten nicht selten frustriert auf der Strecke bleiben: Wissensdefizite vieler Ärzte, latente Schwierigkeiten mit der Allergieaustestung von Schimmelpilzen, immenser Forschungsbedarf zur gesundheitlichen Sprengkraft vieler mikrobieller Substanzen (s. Kapitel 2) … Demzufolge haben zahlreiche Betroffene die Schnauze irgendwann gestrichen voll, und manche von ihnen landen in Praxen, in denen unkonventionelle Diagnose- und Behandlungsmethoden fernab der Schulmedizin angeboten werden. Wer sich darauf einlässt, sollte im eigenen Interesse vorher bei unabhängigen Quellen eruieren, ob der Nutzen der dort praktizierten Methoden wissenschaftlich nachgewiesen ist.

Da die bekannten Beschwerden bei Schimmelexposition allerdings oft von alleine abklingen, sobald kein Schimmel mehr da ist, propagieren Experten bei einem Schimmelschaden im

---

[2] Im Internet unter: https://www.awmf.org/leitlinien/detail/ll/161-001.html

persönlichen Lebensumfeld die konsequente Beendigung der Exposition, das heißt das sofortige Meiden der Räumlichkeiten und eine gründliche Sanierung des Schadens.

Informations- und Beratungsoptionen bei Schimmel

- Homepage des Umweltbundesamtes[3]
- Bundesverband Schimmelpilzsanierung e. V.
- lokale/regionale Schimmel-Netzwerke[4] (teilweise über lokale Verbraucherorganisationen oder Städte/Gemeinden, teilweise auf Länderebene organisiert – Angebote vor Ort recherchieren)
- für Mieter: lokal ansässige Mieter-Organisationen (z. B. Mieterverein, Mieterbund, Mieterschutzbund)
- für Vermieter/Eigentümer/Bauherren: Haus- und Grundeigentümervereine und -verbände, Bauherrenvereine

Bei gesundheitlichen Beschwerden:

- Hausarzt oder Umweltmediziner/Facharzt für Lungenheilkunde oder Allergologie mit nachweislich fachspezifischem Wissen rund um Schimmelschäden
- örtliches Gesundheitsamt
  falls vorhanden: lokales Netzwerk zur Schimmelberatung (s. o.)

Leider ist die notwendige Sanierung in vielen Fällen noch nicht alles. Denn auf den riesigen Ärgerhaufen im Schadensfall kommt bisweilen ein nervenzehrendes Ringen um die Täterschaft mit teils jahrelangen juristischen Grabenkämpfen obendrauf. Das muss nicht sein …

---

[3] https://www.umweltbundesamt.de/themen/gesundheit/umwelteinfluesse-auf-den-menschen/schimmel

[4] u. a. abzurufen unter: http://www.umweltbundesamt.de/themen/gesundheit/umwelteinfluesse-auf-den-menschen/schimmel/netzwerk-schimmelpilzberatung

8

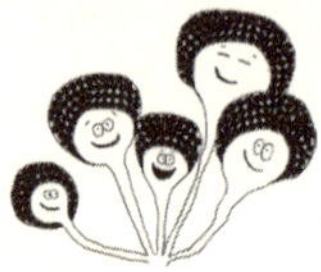

Wenn zwei sich streiten ... Rechtliches rund um Schimmelschäden

»Ich war das nicht!« – Mietrecht

Kommen Vermieter und Mieter für ein Mietverhältnis zusammen, wird ein Vertrag geschlossen. Schließlich muss alles seine Ordnung haben. Derartige Verträge basieren auf dem Bürgerlichen Gesetzbuch, das in § 535 ff. klare Vorgaben zu Mietverträgen macht. Der Deal lautet: Der Mieter zahlt eine vereinbarte Miete für die Nutzung einer Wohneinheit und bekommt diese im Gegenzug in einem *zum vertragsgemäßen Gebrauch geeigneten Zustand* zur Verfügung gestellt. Ebenso wie der Mieter sich verpflichtet, die Miete zu zahlen, verpflichtet sich der Vermieter also, die Wohneinheit (oder: *die Mietsache*) in eben diesem vertragsgemäßen, sprich in der Regel vollumfänglichen Gebrauchszustand zu halten. Hier greift für die komplette Dauer des Mietverhältnisses das Prinzip der Waage: Für 100 % der vereinbarten Mietzahlung besteht das Nutzungsrecht für eine 100 % gebrauchstaugliche Hütte, die demnach keine Mängel aufweisen sollte. Hält eine Partei die Vereinbarung nicht ein, kippt die »Waage«.

Schimmelalarm!

Bei einem sichtbaren Befall oder ernstem Verdacht auf versteckten Schimmel ist aus juristischer Sicht festzustellen: Die Bude ist ziemlich sicher nicht in einem »vertragsgemäßen Gebrauchszustand«. »Schimmel« wird in der Regel als klarer Mangel gewertet, da er natürlich nicht einfach zur Untermiete bleiben kann, sondern beseitigt werden muss. Wie beim Ausfall der Heizung oder Flurbeleuchtung muss der Mieter seinen Vermieter bei Schimmelbefall über das Dilemma informieren. Nach § 536c BGB ist er *verpflichtet*, unverzüglich eine *Mängelanzeige* – schriftlich (!) und mit einer angemessenen Beseitigungsfrist von 10 bis 15 Werktagen – an den Vermieter zu richten. Ebenfalls sehr zeitnah sollte der Mieter den Schaden für alle Fälle dokumentieren (aussagekräftige Fotos, Videos, ggf. einfache Beschreibungen mit Erkennungsdatum und Zuordnung der Fotos, z. B. mithilfe einer einfachen Skizze: In welchem Raum ist ein Schaden welcher Größe sichtbar?). Dabei sollten unbedingt Dritte anwesend sein, die die Dokumentation beobachten und später gegebenenfalls bezeugen können.

Nur wenn der Mieter umgehend seinen Vermieter über den ungeliebten Zuwachs, sprich den Mangel in der Wohnung informiert, kommt er seiner *Obhutspflicht* nach. Damit ist gemeint, dass es dem Mieter obliegt, weiteren Schaden von der Mietsache abzuwenden. Schließlich hat er im Gegensatz zum Vermieter uneingeschränkten Zugang und sollte dementsprechend auf Missstände achten und diese melden.

Nach der Mängelanzeige ist der Vermieter am Zuge. Nach § 535 BGB ist er seinerseits zur Instandhaltung verpflichtet, weshalb er den angezeigten Mangel beheben muss. Eine Pflicht, die er übrigens nicht per Vereinbarungen im Mietvertrag auf den Mieter abwälzen kann. Das heißt, er muss umgehend tätig werden, um den Schaden möglichst rasch beseitigen zu lassen. In Juristendeutsch ausgedrückt hat er die Aufgabe, einen aufgrund des Schadens ordnungswidrigen Zustand der Mietsache wieder in einen ordnungsgemäßen zu überführen. Und nun schlägt das Pendel zurück: Der Mieter ist wieder am Zuge, denn er hat eine *Mitwirkungspflicht*, was bedeutet, dass er dem Vermieter bzw. dem von ihm bestellten Fachpersonal die Tür öffnen und vor Ort seine Arbeit machen lassen muss.

Das Aktions-Pingpong im Falle eines Mangels ist auf Basis des BGB also eigentlich bestens geregelt.

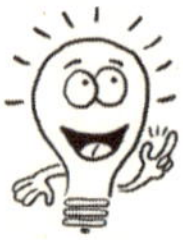

Im BGB (§ 535 BGB ff.) ist klar geregelt, welche Pflichten Mieter und Vermieter bei aufgetretenen Mängeln haben (Mängelanzeige durch den Mieter inkl. Fristsetzung, Kümmern des Vermieters um die Beseitigung von Schaden und Schadensursache, Mitwirkungspflicht des Mieters). Untätigkeit bzw. Schludrigkeit kann folglich zu schmerzhaften juristischen Konsequenzen führen.

Was tun bei Pfusch oder Weigerung?

Doch irgendwie scheinen die Gemüter bei Schimmelschäden – anders als bei vielen anderen Mängelursachen – ratzfatz zu kochen: Schimmel wirkt auch deshalb oftmals als blutdrucksteigerndes Mittel, weil es neben der unschönen Sauerei auch sofort um die Schuldfrage geht. Nicht nur für leidtragende Mieter hört bei Schimmelbesuch der Spaß auf, auch Vermieter reagieren auf derlei Hiobsbotschaften oft reflexartig, indem sie ihrem Mieter »falsches« Lüftungs- und Heizverhalten vorwerfen und ihn somit der Täterschaft beschuldigen. Mit dieser Taktik, manchmal einigermaßen schlaumeierisch und einschüchternd vorgetragen, versuchen manche Vermieter, sich vor ihrer vertraglich vereinbarten Aufgabe »Um Mängel und deren Ursachen kümmern« zu drücken.

Ganz und gar nicht gut ist es auch, wenn der Vermieter eine als Beseitigungsmaßnahme getarnte Huschhusch-Aktion durchführt. Den sichtbaren Schimmel einfach zu überstreichen oder mit Bioziden zu traktieren hat nichts mit nachhaltiger Schadenssanierung zu tun. Damit kommt der Vermieter seiner Instandhaltungspflicht also ebenfalls vollkommen unzureichend nach.

Gerät der Mieter in eine solche Bredouille, hat er nur dann eine Schnitte, wenn er vorab eine Mängelanzeige mit Fristsetzung zur Beseitigung platziert hat und somit den *Verzug* des Vermieters nachweisen kann. Mit »Verzug« ist gemeint, dass der Vermieter die Beseitigungsfrist hat untätig – oder unzureichend tätig werdend – verstreichen lassen. Spätestens jetzt ist es ratsam, dass der betroffene Mieter und der in Verzug geratene Vermieter jeweils einen Rechtsbeistand hinzuziehen (Fachanwalt für Mietrecht oder zumindest Einzelfallberatung bei Mietervereinen/-verbänden bzw. Eigentümervereinen/-verbänden). Als juristischer Laie sollte man besser nicht »ohne« in die oft folgende rechtliche Schlammschlacht ziehen.

Abgesehen davon gilt natürlich immer noch: Die Sauerei muss weg! Ist die vom Mieter gesetzte Beseitigungsfrist ergebnislos verstrichen, kann er auch selbst aktiv werden und den Mangel beseitigen bzw. ein Unternehmen damit beauftragen (nach § 536a BGB) und dem Vermieter die Arbeiten anschließend in Rechnung stellen oder alternativ vorab einen Kostenvorschuss verlangen. Im Falle eines bisher störrischen Vermieters wünsche ich toi, toi, toi und einen langen Atem!

Es gibt aber auch Ausnahmesituationen, die ein *sofortiges* Handeln des Mieters rechtfertigen, das heißt die »umgehende Beseitigung des Mangels zur Erhaltung oder Wiederherstellung des Bestands der Mietsache notwendig« machen (§ 536a BGB). Solche Maßnahmen können zum Beispiel Abdichtungen am undichten Dach sein – falls der Vermieter nicht sofort aktiv wird oder nicht erreichbar ist. Allerdings muss der Auftraggeber, der Mieter, auch hier die dadurch entstandenen Kosten vom Vermieter aktiv einfordern …

Zudem kann der Mieter die Waage *»volle Miete nur bei mangelfreier Hütte«* ausgleichen, indem er die Miete in angemessener Höhe mindert. Ein Schritt, der als Druckmittel gegenüber dem Vermieter taugen kann, aber sicherheitshalber vorher mit einem Rechtsbeistand abgestimmt werden sollte. Denn erreicht der Mieter über eine längerfristige Minderung die kritische Grenze von zwei ausstehenden Monatsmieten, setzt er sich bei nicht vollkommen geklärter Sachlage dem Risiko der fristlosen Kündigung aus (§ 543 Abs. 2 Nr. 3 BGB) – insbesondere wenn noch strittig ist, wer die Sauerei letztlich zu verantworten hat.

Zusätzlich oder alternativ zur Selbstbeseitigung nach erfolgloser Fristsetzung oder zum erhöhten Druck durch Mietminderung haben Mieter, die von ihrem Vermieter derbe im Stich gelassen wurden, die Möglichkeit (quasi als allerletztes Mittel), auf Beseitigung, Feststellung der Ursachen und Ursachenbeseitigung zu klagen. Darüber hinaus kann auf Feststellung einer angemessenen Höhe der Mietminderung oder eventuell sogar auf Schadensersatz geklagt werden. Die gut durchdachte Klageschrift sollte von einem versierten Fachanwalt für Mietrecht ausgearbeitet werden.

Stellt sich am Ende des Prozesses übrigens heraus, dass der Mieter den Schaden selbst zu verantworten hat, verliert er unter Umständen auch das Recht, die Miete zu mindern bzw. bereits gemindert zu haben, und muss dem Vermieter alle vorenthaltenen Mieteinnahmen zurückzahlen.

Geht es vor Gericht jedoch nicht um die Täterschaft, sondern zum Beispiel um Schadensersatz, gelten die üblichen Grundsätze der Juristerei. So ist beispielsweise ein Schaden vom Kläger erst einmal eindeutig vor Gericht nachzuweisen. Insbesondere bei verstecktem Schimmel ist dies bisweilen ziemlich schwierig, weshalb es sich lohnen kann, privat einen Gutachter damit zu beauftragen, diesen festzustellen und Beweise zu sichern. Grundsätzlich hat eine private Beweissicherung (Privatvortrag) vor Gericht aber nicht den Stellenwert wie eine, die vom Gericht angestoßen wurde.

Oftmals, so auch wenn der Anwalt einer Partei bei Gericht eine Beweissicherung beantragt, beauftragt das Gericht einen

Gutachter, der vor Ort zur Beweisaufnahme und hoffentlich fachlich fundierten Einordnung der Sachlage schreitet. Schimmel ist gesundheitlich allerdings mindestens bedenklich und müsste deshalb eigentlich schnell beseitigt werden, statt bis zum Prozess unangetastet zu bleiben. Das juristische Procedere kennen wir alle: Erst werden die Beweise gesichert und dann kann der Schaden beseitigt werden. So ist bei einem schwereren Verkehrsunfall für die Beweissicherung die Polizei zuständig, bei Bagatellschäden schicken die eingeschalteten Versicherungen Gutachter, weshalb Schäden am Fahrzeug auch trotz ausstehendem Prozess alsbald repariert werden können. Bei Schimmel in der eigenen Wohnung aber muss man sich um die Beweissicherung im Grunde selbst bemühen, will man in einem möglichen Klageverfahren beste Erfolgsaussichten haben. Wer also vor einem Gerichtsprozess auf Nummer sicher gehen will, sprich waschechte Beweise haben *und* den Schaden schnell beseitigt haben möchte, hat unter Umständen die Möglichkeit, mithilfe eines Anwalts ein *selbständiges Beweisverfahren* (siehe auch S. 228 f.) bei Gericht zu beantragen. Ob dies im Einzelfall möglich und sinnvoll ist, sollte gut eruiert werden. Gibt das Gericht dem Antrag statt, wird dieses (Neben-)Verfahren dem eigentlichen Prozess (Hauptverfahren) vorgeschaltet. Dabei sichert ein gerichtlich bestellter Gutachter – hoffentlich zeitnah – die Beweise vor Ort. Manche Anwälte raten jedoch statt eines selbständigen Beweisverfahrens erst mal abzuwarten, bis im Hauptverfahren ein Gerichtsgutachter zur Beweissicherung zum »Tatort« entsendet wird. Damit empfehlen sie genaugenommen ein monatelanges Zusammenleben mit den Schimmelkolonien (alternativ: den zeitweiligen Auszug) – aus juristischer Sicht nachvollziehbar, unter gesundheitlichen Gesichtspunkten aber ziemlich unglücklich …

Hat der Vermieter nach Ablauf der Frist bei der Mangelbeseitigung gepfuscht oder seine Beseitigungspflicht gänzlich ignoriert, stehen dem Mieter mehrere Optionen offen, um doch noch zu seinem Recht – schimmelfreies Zuhause – zu kommen:

1. Selbstbeseitigungsrecht eines Mangels
2. Mietminderung
3. Klagen (nie ohne Rechtsanwalt!)

Bei ernsthaften Streitigkeiten können neben Fachanwälten für Mietrecht zunächst auch die Mieter(schutz)verbände/-vereine bzw. die Grund- und Hauseigentümerverbände/-vereine weiterhelfen.
Das konkrete Vorgehen sicherheitshalber mit einem Rechtsbeistand abstimmen!

Gezanke um die Täterschaft

Die Beweislast ist stets ein ebenso wichtiges wie vertracktes Thema bei Schimmelschäden. Häufig geht es dabei um den Schwarzen Peter, also um die Frage »Wer hat das versaubeutelt?« Ist dies der strittige Punkt, liegt die anfängliche Beweislast klar beim Vermieter. So urteilte der Bundesgerichtshof (Urteil vom 1.3.2000, XII ZR 272/97): »Der Vermieter muss darlegen und beweisen, dass die Ursache des Mangels nicht aus seinem Pflichten- und Verantwortungsbereich stammt, sondern aus dem Herrschafts- und Obhutsbereich des Mieters. Hat er diesen Beweis geführt, muss der Mieter nachweisen, dass er den Mangel nicht zu vertreten hat.« Dem Vermieter obliegt also die Sorgfaltspflicht für die komplette Bausubstanz, die, wie wir wissen, eine Fülle möglicher Schadensursachen birgt. Ist der Vermieter allerdings überzeugt, dass sein Eigentum einwandfrei und der Mieter schuldig ist, muss er dies nachweisen – und zwar hieb- und stichfest mithilfe eines Sachverständigengutachtens. Denn die bloße Behauptung, das Haus sei mangelfrei und der Mieter habe falsch gelüftet, genügt dem Richter nicht.

Aber muss die Hütte im Zuge einer solchen Begutachtung tatsächlich komplett auf den Kopf gestellt und jedwede denkbare Schadensursache mit nicht unerheblichem messtechnischem Aufwand ausgeschlossen werden? Tja, es mag Grenzen der Zumutbarkeit geben, aber zweifellos gilt: Der Vermieter muss – auf eigene Kosten – den nötigen Aufwand betreiben, um den »Negativbeweis« zu erbringen, dass die Schadensursache *nicht* auf Mängel am Gebäude zurückzuführen ist. In der Praxis kommt es allerdings immer mal wieder vor, dass sich ein vom Vermieter beauftragter Sachverständiger auf Schnell-und-einfach-Verfahren wie die Thermographie beschränkt, um Wärmebrücken als Schadensursachen auszuschließen. Das mag auf Laien (und somit leider auch auf manchen Richter) recht beeindruckend wirken, lässt jedoch alle anderen möglichen baulichen Ursachen außer Acht. Eine umfassende Prüfung auf Baumängel sieht ganz klar anders aus.

Und es wird noch kniffeliger: Selbst wenn ein Gutachter des Vermieters dem Bewohner (z.B. durch Einsatz eines Datenloggers) ein fehlerhaftes Lüftungs- und/oder Heizverhalten attestiert, sind bauliche Ursachen als Co-Faktoren denkbar und vom Vermieter möglicherweise bewusst nicht abgeklärt worden. Denn im Grunde ist es ja so: Wenn die Hütte als bautechnisches Konstrukt a bisserl schwächelt, lässt sich dies oft mit perfektem Nutzerverhalten ausgleichen; bei etwas stiefmütterlichem Umgang mit Frischluft und Heizwärme hingegen kommen die Baumängel als eigentliche Schadensursachen schnell zum Tragen.

Selbstverständlich ist es möglich, dass ein Mieter, der mit dem Vorwurf »Frischluft- und Heizmuffel« konfrontiert wird, selbst versucht, sich zu entlasten, indem er seinerseits privat einen Gutachter engagiert und nach einem Baumangel als Schadensursache fahnden lässt. Im Hinblick auf einen angestrebten Prozess gegen den Vermieter lässt sich damit übrigens klären, ob dieser überhaupt Aussicht auf Erfolg hat. Auch bei Vorliegen eines Gegengutachtens – so zum Beispiel, wenn der Vermieter den Mieter verklagt – kann ein solches Gutachten Gold wert sein. Mit Glück gerät man allerdings an einen Richter, der die Sachlage seinerseits gründlich prüfen lässt. So fiel beispielsweise ein Vermieter mit seinem extra angefertigten Privatgutachten vor dem Amtsgericht Königs Wusterhausen auf die Nase (Urteil vom 11.5.2007, 9 C 174/06). Der vom Vermieter (Kläger) bestellte Gutachter hatte den Mietern einer stark mit Schimmel befallenen Wohnung falsches Heiz- und Lüftungsverhalten bescheinigt und den Schimmelbefall darauf zurückgeführt. Das Gericht bemühte daraufhin einen Gerichtsgutachter, der bei seiner Inspektion der Räumlichkeiten unter anderem geometrische Wärmebrücken entdeckte. Und siehe da: Der Vermieter konnte nicht nachweisen, dass das offenbar suboptimale Heiz- und Lüftungsverhalten der Mieter auch ohne die entdeckten baulichen Schwachstellen zu einem mikrobiellen Schaden geführt hätte. Insofern stürzte die Beweisführung in sich zusammen, und die Klage des Vermieters wurde abgewiesen. Aus diesem Urteil geht klar hervor, dass es – hinsichtlich der Verursacherfrage – zu Lasten des Vermieters geht, wenn er keine eindeutige Beweisführung gegen den Mieter erbringen kann – selbst bei nicht fehlerfreiem Nutzungsverhalten.

Ähnlich sieht es bei baulichen Veränderungen aus. Wurden zum Beispiel neue »Energiesparfenster« eingebaut, wird bei Streitigkeiten oft auf die Informationskette geschaut. Viele halbherzige, bauphysikalisch nicht zu Ende gedachten »energetischen Sanierungen« führen zu einem bauphysikalisch nicht mehr wie bisher »funktionierenden« Haus. Darüber sollte der Vermieter den Mieter nachweislich (!) aufklären, sonst kann und muss dieser sein Verhalten nicht an das veränderte Gebäude anpassen. Die alten, schnell beschlagenen Scheiben, an denen er das drohende Unheil erkennen konnte, sind dann ja meist weg. Vielfach kommt es in der Folge zu Schimmel und somit zum üblichen Gezanke um die Täterschaft. Das Landgericht Berlin urteilte beispielsweise (Urteil vom 23.1.2001, 64 S 320/99): »Der Mangel an der Mietsache liegt damit in dem in sich nicht stimmigen Baukörper begründet, der durch den nachträglichen Einbau der Isolierglasfenster geschaffen worden ist. Denn dadurch hat sich das Gesamtgefüge dahingehend verändert, dass nunmehr die Außenwände die schlechteste Wärmeisolierung aufweisen.« »Nicht stimmiger Baukörper« ist ein treffendes Etikett für Altbauten, deren Teilsanierungen offenbar bauphysikalisch nicht durchkalkuliert wurden und deshalb für Ärger gesorgt haben.

Ähnlich verzwickt ist die Sachlage bei Schäden infolge von Neubaufeuchte. Häufig wird das Gebäude nicht nur viel zu schnell hochgezogen, sondern auch ruckzuck vermietet. Nach Auffassung vieler Gerichte hat der Mieter allerdings nicht die Aufgabe, die Restfeuchtigkeit durch spezielle Maßnahmen in den Griff zu bekommen, sprich »Neubaufeuchte durch überobligatorisches Heizen und Lüften auszugleichen«, wie es das Landgericht Wuppertal in einem Urteil formulierte (Urteil vom 11.10.2002, 10 S 22/02). Im Hinblick auf den Aufwand beim Lüftungsmanagement scheinen die Gerichte tatsächlich mehrheitlich Grenzen der Zumutbarkeit anzuerkennen.

Zumutbarkeit ist übrigens auch ein großes Thema bei manchen Nutzungsproblemen lange nach Fertigstellung des Hauses. So sollte bei erhöhter relativer Luftfeuchtigkeit und eventuellen mikrobiellen Schäden in der Wohnung, z. B. durch regelmäßiges Wäschetrocknen im Raum ohne ausreichende Feuchtigkeitsabfuhr, berücksichtigt werden, ob dem Mieter Alternativen wie ein Trockenraum im Keller zur Verfügung standen. Auch seine Wäsche auf dem Balkon oder im Hof zu trocknen untersagen viele Vermieter – es soll ja schließlich nicht aussehen wie bei Hempels unterm Sofa! Doch wenn sich Vermieter ausschließlich ästhetisch motivierte Gedanken über die Wäschetrocknung und nicht um die Durchführungspraxis machen, sind Scherereien meist vorprogrammiert! Gerichtsurteilen zufolge kann der Vermieter übrigens auch nicht verlangen, dass sein Mieter einen Wäschetrockner anschafft und betreibt (z. B. Urteil vom 29.03.2012, 91 C 6517/11, Amtsgericht Wiesbaden).

Zeichnen sich gerichtliche Auseinandersetzungen um die Verursacherfrage für einen Schaden ab, hat zunächst der Vermieter seine Behauptungen zu beweisen. Ein Privatgutachten kann die eigene Position festigen.

Lösung: Lüften, lüften, lüften?

Was aber kann sich der Mieter eigentlich alles erlauben? Darf sich der Lüftungsschlendrian überhaupt einschleichen? Im Grunde gelten Gebäude als »mangelfrei«, wenn sie mit moderatem Lüftungs- und Heizverhalten problemlos bewohnt werden können. Unter »moderatem Lüftungs- und Heizverhalten« verstehen Gerichte im Allgemeinen, dass täglich zwei- bis dreimal stoßgelüftet und ausreichend geheizt wird. Können angemietete Räumlichkeiten jedoch nur mit erheblichem Mehraufwand der Bewohner schadensfrei gehalten werden, liegt ein baulicher Mangel gewissermaßen auf der Hand. Das Landgericht Hamburg hat es folgendermaßen begründet:

»Lassen sich Feuchteerscheinungen in einer Wohnung (Spak[5]- und Schimmelpilzbefall) nicht durch übliches Wohnverhalten, sondern allein durch übersteigertes Heizen und Lüften vermeiden, liegt auch insoweit ein zur Minderung gemäß §

[5] Spak (niederdt.): faulig, schimmelig, stockfleckig

537 BGB berechtigter Mangel vor. Es kommt nicht darauf an, ob ein bauphysikalischer Sachverständiger die Wohnung mit gezielten Maßnahmen schadensfrei halten könnte. Einem Mieter kann nicht angesonnen werden, über den Tag verteilt mehrfach gründlich zu lüften, nur um einen Mangel der Bausubstanz auszugleichen« (Urteil vom 26.09.1997/311 S 88/96).

Nicht minder verzwickt ist die Sachlage im Hinblick auf die Möblierung. Bekanntlich kann durch massive Einrichtungsgegenstände, die sehr nah an Außenwänden oder gar in Außenwandnischen stehen, deren Hinterlüftung und damit die Belüftung der Wand nur sehr bedingt stattfinden. Insbesondere bei ungedämmten Außenwänden macht sich hinter solchen »mobilen Innendämmungen« oft ein äußerst mikroorganismenfreundliches Klima und in leidlicher Konsequenz die eine oder andere mikrobielle Kolonie breit. So etwas sollte man bauphysikalisch eigentlich tunlichst vermeiden. Gerichte urteilen aber des Öfteren dahingehend, dass der Mieter die Wohnung nach seinem Gusto möblieren können muss; die in der Regel vorhandenen Scheuerleisten sollten als Abstandshalter genügen. Anschauliche Beispiele gibt es zuhauf, eines kommt vom Landgericht Mannheim (Urteil vom 14.2.2007, 4 S 62/06): »Das Aufstellen von Möbeln in einer Mietwohnung darf keinen Beschränkungen unterliegen. Ein Mieter kann seine Möbel direkt an der Außenwand einer Wohnung aufstellen. Bildet sich dann Schimmel an den Möbeln, haftet der Vermieter für den Schaden.«

Die juristische Gesundheitsgefahr

Schimmel in der Bude! Ein durch die mikrobiellen Schweinebacken ausgelöster *hygienischer* Missstand ist einleuchtend, aber geht mit dem mikrobiellen Befall auch im juristischen Sinne eine erhebliche Gesundheitsgefährdung einher? Bisweilen steht diese Frage bei einem Zoff vor Gericht im Mittelpunkt und bereitet den Entscheidungsträgern nicht selten beträchtliches Kopfzerbrechen. Für den leidgeplagten Mieter gibt es folglich mehrere juristische Optionen – zum Beispiel eine fristlose Kündigung oder Schadensersatzforderungen –, die in der Praxis leider oft alles andere als ein rechtlicher Spaziergang sind. Denn wenn es nicht explizit um die Verursacherfrage geht, gelten bekanntlich die üblichen Grundsätze im Zivilprozessrecht: Jede Partei trägt die Beweislast für ihre Behauptung. Gründet der Mieter seine Klage gegen den Vermieter also auf der Gesundheitsgefährdung, muss er zum einen darlegen, dass in den gemieteten vier Wänden wirklich Schimmel haust, und zum anderen, dass von diesem eine Gesundheitsgefahr ausgeht. Und leider ist gerade Letzteres bei Schimmelpilz & Co. mehr als kompliziert … Für andere Umweltschadstoffe gibt es praktischerweise Vorgaben (z. B. Schwellen, ab denen eine Konzentration nachweislich schädlich ist), die dem Richter die Entscheidung leicht machen. Doch von Mikroorganismen und ihrer Wirkung auf uns Menschen wissen wir einfach noch nicht genug. Weder lässt sich eine gesundheitsschädliche Menge festlegen, noch sind wegen multipler Wirkungsweisen, diverser Randbedingungen und vermuteter Überlagerungseffekte verschiedenster Mikroorganismen-Emissionen kausale Zusammenhänge zwischen vorgefundenen Arten und Symptomen bzw. Erkrankungen gesichert. Mit einem medizinischen Gutachten (krank durch Schimmel) muss also niemand bei Gericht aufschlagen. Allerdings ist es aufgrund des fehlenden objektiven Maßstabs in Form von Richt- oder Grenzwerten eigentlich unmöglich, eine individuelle Gesundheitsgefahr durch die unverfrorenen Untermieter nachzuweisen, geschweige denn zu beziffern. Im Streitfall ein echtes Dilemma für die Richter, was bis dato zu einem Sammelsurium an äußerst unterschiedlichen Urteilen geführt hat. Nicht wenige Richter vertreten die Auffassung, dass eine gesundheitliche Beeinträchtigung lediglich drohen, eine Schädigung also noch nicht nachweislich eingetreten sein muss, um juristische Konsequenzen auszulösen.

Einige Rechtsanwälte, Sachverständige und Gerichte haben sich hingegen auf die Toxizität als *den* Indikator für eine Gesundheitsgefährdung eingeschossen, was deutlich zu kurz greift. Schließlich besteht sowohl die drohende Sensibilisierung samt den möglichen Folgen in Form allergischer und/oder asthmatischer Erkrankungen unabhängig von der Toxizität als auch die potenziell inflammatorische Wirkung sonstiger mikrobieller Substanzen. Ebenso wenig wie die konkrete Gefahr durch Toxine sind all diese Risiken im Einzelfall durch Standardmessungen analysierbar. In leidlicher Konsequenz wird die Gefährlichkeit eines Schimmelbefalls deshalb oft nur anhand der vorgefundenen Arten und deren Eingruppierung als potenzielle »Toxinbildner« abgeschätzt. Wurden im Schaden Toxinbildner nachgewiesen, ist eine Gesundheitsgefahr wahrscheinlich – Punkt für den Mieter –, wurden keine gefunden, ist damit eine Gefährdung allerdings mitnichten ausgeschlossen, und der leidgeplagte Mieter schaut auch in juristischer Hinsicht in die Röhre.

Die zweite, häufig praktizierte Auffassung frühstückt die Gesundheitsgefahr ebenfalls sehr pauschal ab. Oftmals orientieren sich Richter an der Ausdehnung des Befalls; großer Befall = gesundheitsgefährdend, kleiner Befall = nicht gesundheitsgefährdend. Das mag im Einzelfall zutreffen, doch bekanntlich kann eine geringere Anzahl höchst durchtriebener Winzlinge ein höheres gesundheitliches Risiko bergen als ein deutlich größerer Befall mit weniger patenten Giftzwergen.

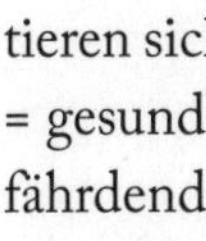

Der juristische wasserfeste Nachweis der Gesundheitsgefährdung durch Innenraumschimmel gestaltet sich schwierig, da viele bisher wissenschaftlich zu wenig untersuchte Substanzen wie Toxine und mikrobielle Stoffwechselprodukte sowie Allergieauslöser und deren Wirkung auf den individuellen menschlichen Organismus eine Rolle spielen. Ihr Gefährdungspotenzial ist wissenschaftlich noch nicht (ausreichend) eruiert und somit keinesfalls zu beziffern.

»Wer hat das verbockt?« – Baurecht

Ein Haus zu bauen ist für viele Bauherren eine große Nummer und ein Meilenstein in ihrem Leben. Stolz, froh und aufgeregt zugleich verfolgen die frischgebackenen Häuslebauer den Baufortschritt. Umso größer ist der Schock, wenn sich während des Baus oder nach Einzug Feuchtigkeitsschäden oder gar Schimmelkolonien offenbaren. Auch ein latent muffiger Geruch in den nagelneuen vier Wänden kann die Eigentümer irgendwann total kirre machen, immerhin sollte im neuen Traumhaus doch alles perfekt werden.

Leider kommt es immer häufiger vor, dass Neubauten mit erheblichen Schäden errichtet werden und der langersehnte Neustart im Eigenheim gleichsam zum baulichen Fiasko und einer nervlichen Zerreißprobe ausufert. Expertenschätzungen zufolge wird heute mindestens jeder zweite Neubau mit (oftmals versteckten) Schimmelschäden in die Landschaft gesetzt.

Verschiedenen Untersuchungen zu Bauschäden zufolge gibt es heutzutage oft weit mehr als ein Dutzend Mängel pro Haus und damit ein erstaunlich hohes Maß an Pfusch am Bau – Tendenz steigend! Auch wenn natürlich längst nicht jeder Mangel ein Feuchteschaden ist und Schimmel nach sich zieht, zeigt sich doch, dass ein mangelfreier Neubau eher die Ausnahme als die Regel ist.

»Hurra, wir bauen!«

Nach oft monatelangen Streifzügen durch Musterhaussiedlungen, Internet und über Messen liegt endlich der Entwurf des Bauvertrags auf dem Küchentisch der alten Wohnung. Die Vorfreude ist riesig, jetzt nur noch schnell die lästigen Vertragshampeleien erledigt, damit das langersehnte Projekt endlich starten kann … Doch Vorsicht, das kann böse enden, denn bei einem Mangel und eventuell nachfolgendem rechtlichen Streit mit dem Bauausführenden gilt: Entscheidend ist, was vertraglich vereinbart wurde! Manch ein vorgefertigter Standardvertrag hält gehörige Tücken durch Lücken bereit: Unvollständige Unterlagen oder schwammige Formulierungen lassen den Errichtern des Baus viel Freiraum für qualitativ zumindest bedenkliche oder gar minderwertige Ausführungen.

Verträge zum Hausbau sind meist ellenlang und basieren auf dem Bürgerlichen Gesetzbuch (BGB) oder auf der VOB/B, der Vergabe- und Vertragsordnung für Bauleistungen. Letztere muss im Vertrag ausdrücklich als Grundlage vereinbart sein, ansonsten greifen nur die Paragraphen des BGB. Verträge nach VOB sind, da diese keinen Gesetzescharakter aufweist, quasi wie die AGBs des Anbieters zu betrachten. Häkchen setzen bei den AGBs und ab in den Warenkorb? So funktioniert die Bestellung eines Eigenheims aber leider nicht …

Obwohl es nervig und kostspielig anmutet: Lassen Sie den Vertrag sicherheitshalber sowohl in juristischer als auch in baulicher Hinsicht von externen Fachleuten (Fachanwalt für Bau- und Architektenrecht, Bauingenieur/Architekt) kritisch unter die Lupe nehmen, lassen Sie sich mögliche heikle Details erklären und diese gegebenenfalls anpassen, bevor Sie Ihren Friedrich Wilhelm daruntersetzen.

Auf privates Baurecht spezialisierte Anwälte oder Berater diverser Bauherrenverbände mit dem bauvertraglichen »Durchblickerlehrgang« prüfen Verträge auf Vollständigkeit, Widersprüche und unwirksame oder den Bauherrn benachteiligende Klauseln.

Auch in baulicher Hinsicht gibt es bei jedem neuen Hausbauprojekt zahlreiche Gelegenheiten, eine krachende Bruchlandung hinzulegen – sei es aufgrund von Planungs- oder Bauüberwachungsfehlern. Die beste Reinfall-Prophylaxe ist hier eine Investition in externen Sachverstand: Anhand der Vertragsdetails, sprich der ausführlichen Leistungsbeschreibung, prüft ein kompetenter Bauingenieur oder Architekt die technische Planung auf Herz und Nieren. Damit wurde bereits so mancher Kardinalfehler aufgedeckt, bevor dieser als manifestierter »Mangel« zu Buche schlug. Vor allem aber während der Bauausführung kann ein Fachmann (ein auf Bauüberwachung spezialisierter Bauingenieur/Architekt bzw. Sachverständiger) an Ihrer Seite einiges an schadensträchtigem Baumurks verhindern. Vorsorge ist bekanntlich besser als Nachsorge. Doch statt sorgfältiger Vertragsprüfung und unabhängiger Bauüberwachung ist eine ungesunde Mischung aus Sparfüchsigkeit und naivem Glauben an die Fähigkeiten und vermeintliche Akribie des Bauausführenden verbreitet – und öffnet damit Stümperei und Schlamperei Tür und Tor.

Also gönnen Sie sich lieber, wenn irgend möglich, diese Kontrollinstanz, damit Sie nach dem Tag der Wahrheit auch wirklich was zu feiern haben …

Tag der Wahrheit

Abnahme heißt für viele Neueigentümer lediglich: »Yippie! Unser Haus ist fertig!« Wären da doch bloß nicht wieder all die Formalitäten … »Dokumente unterschreiben? Och nö … Wir freuen uns doch so auf das neue Zuhause und sind gespannt wie ein Flitzebogen!« Sicher. Doch Vorsicht, denn der Tag der Abnahme ist der Tag der Wahrheit und Konsequenzen.

Sobald der Unternehmer (Erbauer) den Vertrag als erfüllt ansieht und der Vertragspartner (Besteller) die Arbeit abnimmt, geht unter anderem die Beweispflicht für Mängel vom Erbauer auf den Besteller über. Das klingt erst mal wenig dramatisch, kann sich aber im Fall von versteckten Schimmelschäden und der meist einsetzenden Zankerei um die Schadensursache/Täterschaft als hohe Hürde entpuppen. Insofern sollten in einem offiziellen Termin nicht nur die Abnahmemodalitäten unbedingt nüchtern und gewissenhaft erledigt, sondern auch genauestens nach etwaigen Schadstellen gefahndet werden. Stattdessen aber geschieht bei Abnahmeterminen mitunter Folgendes: Der Bauunternehmer jubelt den euphorisierten Neu-Eigentümern während des großen Es-ist-vollbracht-Spektakels, womöglich garniert mit einem Sektchen, ein fertiges, viele Seiten umfassendes Abnahmeprotokoll unter, das diese nur noch rasch unterschreiben müssten. »Nur eine Formalie …« Dabei versichert er natürlich mehrfach hoch und heilig, eventuell noch vorhandene Mängel selbstverständlich zügig und vollumfänglich zu beseitigen. Ehrensache! Nun ja – Sie ahnen es sicher schon –, das geht schlimmstenfalls böse aus. Denn sobald die »eventuell noch vorhandenen«, also nicht konkret benannten Mängel, die keineswegs beseitigt wurden, drastisch zutage treten und gar zu einem eklatanten Schaden führen, ist Hängen im Schacht. Dann hält der schuftige Unternehmer nämlich ein unterschriebenes Abnahmeprotokoll in die Höhe, das keine oder kaum nennenswerte Mängel enthält. Die Schadensursache bei Schimmelbefall aus seiner Sicht: Falsch gelüftet! Autsch.

Die Übergabe sollte also lieber professionell vonstattengehen: Menschen schleichen hochkonzentriert und sich die Hälse in alle Richtungen verrenkend durchs neue Haus und drum herum, bewaffnet mit Klemmbrettern und diversen Apparillos. Ihr Auftrag: nach Mängeln fahnden. Da viele Laien nur auf optische Mängel und komplett fehlende Installationen achten oder gar nur darauf, ob alles picobello ausschaut, schadet es nicht, zumindest bei der Abnahme einen Bausachverständigen mit im Boot zu haben. So eine externe Kontrollinstanz für diesen wichtigen Termin »verschlingt« normalerweise lediglich Kosten im Promillebereich des gesamten Bauvorhabens.

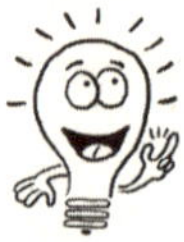

Eine Abnahme hat erhebliche Konsequenzen und sollte deshalb sorgfältig durchgeführt werden. Der Auftraggeber, sprich Bauherr, sollte sich für den Abnahmetermin besser technisch versierten Beistand dazuholen und die Abnahme je nach Anzahl und Schwere der Mängel unter Benennung der Mängel gegebenenfalls verweigern. Auf jeden Fall – mögen die Mängel noch so unbedeutend erscheinen – sollte eine Mängelliste in das Protokoll aufgenommen und die Nacherfüllung bzw. Nachbesserung gefordert werden. Sonst droht eventuell der Verlust von Mängelrechten.

Mangel: mikrobielle Mitbewohner

Nun aber zu der bei Schimmelkolonien meist äußerst bunten Praxis: Der Schaden ist da, was ist zu tun? Zweifellos ist ein baubedingter Schimmelbefall prädestiniert für gepfefferte Meinungsverschiedenheiten zwischen Bauausführenden und Bauherren. Aber Mangel ist Mangel – und eine Hütte mit Schimmelschaden hat schließlich niemand bestellt! Vertraglich vereinbart wurde vielmehr, ein Haus »frei von Sachmängeln« zu errichten. Da kann ein Bauunternehmer so viel lamentieren, wie er will: Er hat die sich durch eigene Schlampigkeit eingebrockte Suppe auszulöffeln, also anständig nachzubessern. Damit hat er selbstverständlich auch die Folgeschäden des Mangels fachgerecht zu sanieren (oder sanieren zu lassen), bis die Bude mangelfrei ist.

Für seine Mängelanzeige braucht der Bauherr einem Urteil des Bundesgerichtshofes nach nur die Symptome – in unserem Fall »Schimmel da und dort« – möglichst präzise zu schildern. Das war's. Bauliche Ursachen muss er nicht benennen können, darum muss sich der Verursacher kümmern.

Nicht ganz unwichtig ist allerdings bei auf dem BGB basierenden Verträgen, *wann* der Schaden eintritt bzw. entdeckt wird, denn Mängelrechte nach § 634 BGB stehen dem Bauherrn (Besteller/Auftraggeber) einem Urteil des Bundesgerichtshofs (Urteil vom 19.01.2017, VII ZR 301/13, BGH) zufolge erst *nach* der Abnahme zu.

Schäden vor der Abnahme

Schäden, die in der Bauphase zutage treten, sollten vom Bauherrn umfassend dokumentiert und dem Vertragspartner schriftlich (!) angezeigt werden. Bis zur Abnahme bleibt es jedoch diesem überlassen, wie er damit umgeht. Während des Baus ist der Auftragnehmer nämlich der »Chef de Cuisine« und damit übrigens auch bis zur Abnahme für das Feuchtemanagement auf der Baustelle verantwortlich. Dazu gehört der Regenschutz für den Bau und lagernde Materialien ebenso wie das Lüften/Trocknen im geschlossenen Neubau. Vor allem aber kann der Erbauer frei entscheiden, wie (nicht ob!) er die vertraglich vereinbarten Leistungen ohne Mängel zustande bringt. Er hat also auf eine Mängelanzeige des Bauherrn hin den Schaden spätestens bis zur Abnahme zu beheben. Im Prinzip keine befriedigende Rechtslage für den Bauherrn, denn er müsste nun eigentlich bis zum »Tag der Wahrheit« warten und die Abnahme dann verweigern, um den Erbauer damit zur Beseitigung innerhalb einer Frist zu »zwingen« oder – je nach dessen Sturheit – andere Wege zu beschreiten. Sollte der Unternehmer weiterhin durch fehlende Einsicht oder Ignoranz glänzen und das Traumhaus ganz stur als schimmelbelastete Alptraumhütte hochziehen, kommt für den entsetzten Bauherrn allerdings auch das *allgemeine Leistungsstörungsrecht* in Betracht. Bei Baupfusch ist ohnehin schnell klar, wodurch die Vertragserfüllung gestört wurde: durch schlechte Leistung, juristisch *Schlechtleistung* genannt. Auf dieser Basis kann der Bauherr auch *vor* Abnahme auf eine Beseitigung hinarbeiten, indem er zum Beispiel nach § 323 Abs. 4 BGB vom Vertrag zurücktritt, sofern die Bedingungen dafür erfüllt sind (Einzelfallberatung notwendig!). Über den Anspruch auf *Schadensersatz statt der vereinbarten Leistung* (nach § 281, § 280 BGB) kann er dann, wenn er erfolglos eine angemessene Frist zur (Nach-)Erfüllung gesetzt hat, die Kosten für eine Selbstvornahme (hier als Ersatzvornahme: Beseitigung durch anderes Unternehmen auf Kosten des Verursachers) geltend machen. Kündigung des Vertrages aus wichtigem Grund nach § 648a BGB (Fassung 2018) bzw. Schadensersatz wegen *Verzögerung der Leistung/neben der Leistung* (§ 280 BGB) sind weitere Möglichkeiten für den Bauherrn, seine Rechte geltend zu machen.

Zahlt der Auftragnehmer die Beseitigungskosten nicht bzw. sind die beiden Parteien ohnehin heillos zerstritten, kommt man meist nur noch über den Klageweg weiter. Da Gerichtsurteile jedoch oftmals erst Jahre nach Prozessbeginn ergehen, bedeutet das schlimmstenfalls: Das Projekt liegt auf Eis, der Bau schimmelt vor sich hin, und der Einzug ist auf unbestimmte Zeit verschoben.

Bei einem Vertrag nach VOB/B ist die Sache im Grunde etwas anders geregelt: Nach § 4 VOB/B muss der Auftragnehmer aufgetretene Mängel bereits in der Herstellungsphase beseitigen, wenn diese vom Auftraggeber (für den möglichen Streitfall immer besser schriftlich) gerügt wurden. Dazu sollte der Bauherr die Mängelrüge unbedingt mit Fristsetzung und unter Kündigungsandrohung aussprechen. Doch in jedem Fall gilt: Bevor man zur Selbstvornahme schreitet oder weiterreichende rechtliche Schritt anstrebt, sollte man sich sicherheitshalber mit einem Baufachanwalt beraten und Beweise sichern.

Schäden bei Abnahme

Der Bauherr kann die Abnahme wegen gravierender Mängel verweigern (Option 1) oder die noch zu beseitigenden Mängel im Abnahmeprotokoll fixieren lassen (Option 2). In beiden Fällen wird dem Auftragnehmer eine angemessene Frist zur Nacherfüllung gesetzt, bis zu welcher dieser den Karren aus dem Dreck ziehen sollte. Wann welche Frist angemessen ist, können Ihnen im Zweifelsfall Baufachleute/Sachverständige beantworten, denn die sind in der Lage abzuschätzen, wie lange die notwendigen Maßnahmen etwa dauern.

Verweigert er den nötigen Aktionismus, gibt es – je nach Sachlage – verschiedene Möglichkeiten, zum Beispiel Ersatzvornahme oder Minderung des Preises.

Hiervon ist die Ersatzvornahme (§ 637 BGB/§ 13 Abs. 5 Nr. 2 VOB/B) – in Absprache mit einem Fachanwalt – meist am sinnvollsten: Der Bauherr beauftragt ein anderes Unternehmen damit, den Schaden zu beseitigen. Die entstehenden Kosten muss der Verursacher tragen – und zwar auf Verlangen des Bauherrn nach § 637 Abs. 3 BGB als Vorschuss, damit dieser nicht in Vorleistung gehen muss. Doch macht der Unternehmer die Kohle auch locker? Tja, leider führt für gelackmeierte Bauherrn bei Selbstvornahme und Zahlungsverweigerung durch den Unternehmer oft nur der Klageweg zum Ziel. Für Bauherrn, die den Master of Desaster weiterhin auf ihrer Baustelle herumfuhrwerken lassen möchten, gibt es alternativ zur Selbstvornahme die Option, die Mängelbeseitigung gerichtlich einzuklagen.

Nicht selten ziehen eklatante Schäden auch Folgen nach sich, die ebenfalls mit Kosten und Umstand verbunden sein können. Dann kommt zusätzlich eine Schadensersatzklage infrage – beispielsweise schon dann, wenn infolge eines Schadens deutlich länger in der alten Wohnung ausgeharrt werden muss, als finanziell und organisatorisch eingeplant war. Ist das Tischtuch komplett zerschnitten, kommt dem Grunde nach auch der Rücktritt vom Vertrag bzw. die Kündigung des Vertrages in Betracht.

Bauherren sollten sich also genau informieren, wann was möglich ist, und eine Einzelfallberatung in Anspruch nehmen, um zu klären, inwiefern einer dieser Schritte überhaupt ratsam ist.

Schäden während der Gewährleistungsfrist

Was aber, wenn es ein paar Wochen nach Einzug im Haus plötzlich moderig riecht und Staubläuse an den Fußleisten herumwirtschaften, sprich ein Schaden erst nach Abnahme auftritt bzw. entdeckt wird? Der Auftragnehmer hatte sich verpflichtet, ein Werk frei von Sach- (und Rechts-)Mängeln zu errichten, was ihm nach Fertigstellung mit der reibungslosen Abnahme ohne Mängelrügen auch attestiert wurde. Scheibenkleister! Aber ruhig Blut: Es geht hier ja schließlich um unsere bestens versteckten Mitbewohner ... Schimmel ist ein Paradebeispiel für Zankereien während der Verjährungsfrist für Mängelansprüche, oft auch Gewährleistungsfrist genannt, denn die Ursache war häufig schon bei Abnahme vorhanden (Baupfusch), der Schimmel als Mangelfolge aber noch nicht wahrnehmbar. Insofern ist ein Auftragnehmer auch nach der Abnahme keineswegs raus aus der Haftung für seine Arbeiten. Immerhin sollte niemand damit durchkommen, ein in Teilen verkorkstes Haus in die Landschaft zu stellen und das Weite zu suchen. Das schwierige, mit guten Fachleuten aber nicht unmögliche Unterfangen für den Auftraggeber heißt: nachweisen, dass der Mangel, also die Schimmelursache, bereits bei Abnahme bestand und der Unternehmer dafür verantwortlich ist. Gelingt der Nachweis nicht, kann sich der Bauherr nach erfolgter Alles-paletti-Abnahme seine Mängelrechte abschminken; es sei denn, der Erbauer zeigt sich kulant. Ansonsten muss der Unternehmer für später auftretende Schäden aufkommen, allerdings nicht bis zum Sankt-Nimmerleinstag. Im Vertrag ist eine bestimmte Gewährleistungsfrist für die erbrachte Leistung vereinbart (auf BGB basierende Verträge: 5 Jahre; VOB/B-Verträge: 4 Jahre, sofern nichts anderes vertraglich fixiert wurde). Mit erfolgter Abnahme heißt es also: Der Countdown läuft! Treten während dieser Zeit Schäden auf, die auf den Bau zurückzuführen sind, wird wie gehabt zur Nachbesserung mit angemessener Fristsetzung aufgefordert. Grundsätzlich gelten während der Gewährleistungsfrist – wenn noch genug Zeit zur Beseitigung besteht – nach Ablauf der Nacherfüllungsfrist die üblichen Rechtsfolgen für den Fall, dass der Auftragnehmer die Mangelbehebung endgültig verweigert hat oder den Mangel nach mehrmaligen Versuchen nicht beseitigen konnte (s. § 634 ff. BGB) – leider oftmals verbunden mit einem langatmigen Gerichtsprozess.

Kritisch und hektisch wird die Gruselhaus-Geschichte, wenn Mängel kurz vor Ablauf der Gewährleistungsfrist entdeckt werden. Denn eine Mängelrüge sorgt bei auf dem BGB basierenden Verträgen nicht automatisch für ein Weiterlaufen der Gewährleistung – und es droht der Verlust der Ansprüche. Zack. Drum aufgepasst: Die wichtige *Hemmung* der Gewährleistungsfrist ist erst dann eindeutig erzielt, wenn der Erbauer sich einsichtig zeigt und nachbessert – aber nur dann, wenn dies nicht nur aus Kulanz geschieht. Bei verhärteten Fronten oder uneinsichtigen Unternehmern sind dazu jedoch häufig gerichtliche Schritte notwendig. In dieser Hinsicht erscheint ein VOB/B-Vertrag auftraggeberfreundlicher: Ein schriftliches *Mängelbeseitigungsverlangen* genügt, um das Ablaufen der Frist erst mal zu verhindern, bzw. führt es gegebenenfalls zu einer

Verlängerung der Verjährungsfrist um bis zu zwei Jahre. Das gilt aber nur dann, wenn die VOB wirksam vereinbart wurde … Sicher ist sicher: Suchen Sie in einer solchen Bredouille besser einen Fachanwalt oder einen Eigentümerverein/-verband auf und holen Sie eine fallspezifische Beratung ein.

Die vertraglich vereinbarte Gewährleistungsfrist ermöglicht es dem Bauherrn, auch nach Abnahme auftretende Mängel anzuzeigen und beseitigen zu lassen, sofern es ihm gelingt, dem Unternehmer die Schuld an den entdeckten Mängeln nachzuweisen.

Das Gutachten zur Schlechtleistung

Spätestens nach Abnahme, wenn die oft zentnerschwere Beweislast auf den Schultern des Bauherrn liegt, sollte im Streitfall bzw. Verweigerungsfall des Verursachers baufachlicher Sachverstand auf den Plan gerufen werden. Das eindeutige Gutachten eines Bausachverständigen hilft meist, dem Unternehmer seine Gewährleistungspflicht zu verdeutlichen. Doch auch schon während des Baus kann bei erheblichen Differenzen eine möglichst wasserdichte Beweissicherung unentbehrlich sein. Mithilfe eines Sachverständigen lassen sich in Form eines Privatgutachtens Beweise fachlich fundiert sichern, was im Übrigen nicht nur in einem eventuell folgenden Gerichtsverfahren von hoher Durchschlagskraft sein kann. Oft bewirkt allein das Aufschlagen einer Streitkraft aus Rechtsanwalt und Sachverständigem mit erdrückenden Beweisen im Gepäck, dass die Gegenseite einlenkt und – endlich! – zur Tat schreitet …

Mit dem *selbständigen Beweisverfahren* steht Bauherren allerdings noch ein anderes Instrument zur Verfügung.

Dabei handelt es sich gewissermaßen um einen vorbereitenden Nebenprozess, den man bei jenem Gericht beantragen kann, das auch das Hauptverfahren (z. B. Klage gegen den Unternehmer) verhandeln würde. Ist der Beweisbeschluss offiziell ergangen, rückt eines Tages ein vom Gericht bestellter und vereidigter (ö.b.u.v.) Sachverständiger an. Sinn seines Ausflugs: die Beweissicherung, sprich die Feststellung von Mängeln und (idealerweise) von deren Ursachen. Etliche Beteiligte, so auch Richter, die mehr als genug Arbeit auf dem Schreibtisch haben, hegen bei dieser rechtlichen Möglichkeit immer auch die Hoffnung, dass so ein hochoffizielles Gutachten die sich querstellende Partei in die Spur und damit an den Verhandlungstisch bringt. Insofern wird bei dieser rechtlichen Option gar nicht immer eine gerichtliche Einigung angestrebt. Im Gegenteil: Nichts macht mehr Eindruck als das Gutachten eines öffentlich bestellten und vereidigten Sachverständigen, so dass es manchmal selbst ausgebuffte Schlitzohren zum Einlenken bewegt. Indem ein selbständiges Beweisverfahren eingeleitet wird, lässt sich übrigens auch die oben erwähnte Hemmung der Gewährleistungsfrist bewirken – eine Option bei kurz vor Fristablauf entdeckten Mängeln.

Das Verfahren hat aber auch Nachteile: eine recht lange Verfahrensdauer und entsprechend hohe Kosten. Die Alternative für in der Patsche sitzende Bauherren könnte sein, privat einen alle Mann beeindruckenden ö.b.u.v. Gutachter zu beauftragen. Allerdings ist dies nur dann empfehlenswert, wenn noch genug Gewährleistungsfrist »übrig« ist, da ein Privatgutachten *keine* Verjährungshemmung bewirkt.

Bei der Auswahl des richtigen Gutachters lohnt sich übrigens – je nach Art und Umfang des Schadens – ein Blick auf dessen (hoffentlich) nachweisliche Kernkompetenzen, zum Beispiel Sachverständiger für Bauschäden und/oder Schimmelschäden/Schimmelpilze.

Andere Optionen für Zankäpfel

Abgesehen vom Gang zum (ordentlichen) Gericht und einem langwierigen, nervenzehrenden Gerichtsprozess – der finalen Eskalation eines Streits um Baumängel und eklige Folgeschäden – gibt es einige außergerichtliche Möglichkeiten, um Streitereien beizulegen:

- Schlichtungsverfahren
- Mediation
- Berufung eines (privaten) Schiedsgerichts
- Bestellung eines Schiedsgutachters

Natürlich haben auch diese Wege ihre Vor- und Nachteile. Welcher Weg bei einer individuellen Sachlage am schnellsten und besten nach Rom führt, sollte ein juristischer Profi anhand der jeweiligen Sachlage beurteilen.

Spezielle juristische Tücken beim Bau

Wer schon mal versucht hat, ein gut gelegenes Grundstück für sein Hausbauprojekt zu kaufen, weiß: Die Sahneschnitten schnappen sich heutzutage oftmals Unternehmer, um sie zu bebauen und lukrativ zu verhökern. Noch viel lieber kaufen sogenannte Bauträger gleich die komplette Wiese von Bauer Anton und pflastern sie mit Eigenheimen zu. Mit den vielen Glückskindern, die hier endlich ihr langersehntes Zuhause finden, werden jeweils *Bauträgerverträge* geschlossen. Der vermeintliche Bauherr erwirbt damit ein (Überraschungs-)Paket, bestehend aus Grundstück mit Häuschen, und ist folglich eben kein Bauherr (das ist in diesem Fall der Erbauer!), sondern Erwerber. Viele vertragliche Details (Mängelansprüche, Gewährleistung etc.) sind ähnlich wie bei Bauverträgen zwischen Bauherr und Erbauer. Doch aus dem oben genannten Umstand ergibt sich folgende Konsequenz: Erst bei der Schlüsselübergabe übernimmt der Käufer in der Regel auch das Grundstück, das heißt, er hat während der Bauphase noch gar kein Hausrecht! Sollte der Erbauer nun sehr eigen sein und niemanden auf der Baustelle dulden, kann der Erwerber folglich gar nicht nach Belieben selbst, geschweige denn mit einem eigenen Sachverständigen als externer Baukontrolle auf der Baustelle auftauchen, sondern ist zum Zusehen aus der Ferne verdammt.

Abschließend noch ein paar Schmankerl für Do-it-yourself-Enthusiasten …

Eigenleistungen des Bauherrn (»Trockenbau kann jeder!?«) sind ein ganz heißes Eisen in puncto Haftungsfragen, sollten sie sich als schadensursächlich herausstellen. Klar, dass der Unternehmer keinerlei Gewährleistungen für den Murks des emsigen Ärmelhochkremplers übernimmt, so dass die Mangelbeseitigungsansprüche für die in Eigenleistung erbrachten Gewerke entfallen. Manchmal ist es allerdings sehr schwierig, die eigentlichen Ursachen eines Mangels im Nachhinein zu eruieren. Natürlich hat der Unternehmer in solchen Fällen kein Interesse daran, als Erfüller der Nachfolgegewerke für verpfuschte Eigenleistungen haftbar gemacht zu werden. Umgekehrt lässt sich die Gefahr, dass der Bauherr Schäden durch Nachfolgearbeiten des Unternehmers in die Schuhe geschoben bekommt, ebenso bannen: durch sogenannte Teilabnahmen der ineinandergreifenden Gewerke bei Eigenleistungen und klare vertragliche Haftungsregelungen. Denn schon so mancher Hobbyhandwerker hat sich nicht nur an den schweren Gipskartonplatten, sondern auch an der Haftungsfrage im Mangelfall ordentlich verhoben.

Spart man sich als Bauherr den Unternehmer (meist Generalunternehmer oder Generalübernehmer oder auch den Architekten als Baukoordinator) gleich ganz und vergibt die Gewerke einzeln an verschiedene Handwerker, soll es hier und da ja schon mal vorkommen, dass Gewerke in der imaginären Schlussbilanz gar nicht auftauchen. Diese wurden also nicht auf einem Werkvertrag basierend ausgeführt, sondern »schwarz« vergeben. Eine kurzsichtige Entscheidung, die sich arg rächen kann. Wölben sich beispielsweise die teuren Holzdielen im Wohnzimmer kurz nach dem »Schwarzverlegen« durch den Kumpel vom Kumpel aus dem Kegelclub, sind die Dielen hinüber und müssen ersetzt werden. Vermutlich ist die fachmännische Feuchtigkeitsmessung auf Belegreife des Estrichs ausgeblieben, bekanntlich ein schwerwiegender Fehler. Die Verursacherfrage ist da oft schnell geklärt. »Na, dann muss halt der Kumpel vom Kumpel haften, der hat doch schließlich diese Handwerkerhaftpflichtversicherung …« Pustekuchen!, urteilt der Bundesgerichtshof: »Mängelansprüche des Bestellers bestehen in diesem Fall [Schwarzarbeit] grundsätzlich nicht.« (Urteil vom 1.8.2013, VII ZR 6/13, BGH). Rums!

Tückisch kann's auch werden, wenn mehrere Handwerker gleichzeitig am Bau beteiligt waren und der Oberstümper, also Schadensverursacher, gar nicht so einfach auszumachen ist, weil der Schaden keinem Gewerk klar zugeordnet werden kann. In solchen Fällen sollten eigentlich die Haftpflichtversicherungen des koordinierenden Unternehmers oder der beteiligten Handwerker auf den Plan treten und ihrerseits Gutachter mit der Suche nach Ursache und Täter betrauen und somit Fakten schaffen. Nicht selten kommt es jedoch zu einem beachtlichen Hin-und-her-Geschiebe des Schwarzen Peters, sprich der Verantwortung. Derartigen oft monatelangen Verzögerungstaktiken stehen Bauherren meist ziemlich fassungs- und hilflos gegenüber. Auch hier hilft dann oft nur anwaltlicher Beistand (und gegebenenfalls ein Privatgutachten), um den Verantwortlichen und ihren Versicherungen Beine zu machen.

»Gekauft wie gesehen?« – Kaufrecht

Immer mehr Menschen versuchen, ihr persönliches Wohnglück zu finden, indem sie eine Eigentumswohnung oder ein Haus kaufen. Insbesondere der Traum vom eigenen Häuschen ist dermaßen verlockend, dass Kaufobjekte in Ballungsräumen mitunter keine zwölf Stunden nach Veröffentlichung der Immobilienanzeige bereits per Handschlag vertickt sind. Momentan lassen sich selbst Schrottimmobilien problemlos verhökern. Doch nicht nur solche Kandidaten für die Abrissbirne bergen viel nachträgliches Schockpotenzial für die euphorischen Käufer. Auch bei vermeintlichen Gut-in-Schuss-Immobilien scheitert der Plan vom perfekten Wohnglück immer häufiger. Grund dafür ist vielfach ein guter Bekannter: Versteckter Schimmel!

Während beim Kauf eines Gebrauchtwagens häufig ein Kfz-Sachverständiger konsultiert oder eine Werkstatt zum Durchchecken aufgesucht wird, trauen sich die meisten beim teureren Immobilienkauf zu, Schäden selbst entdecken bzw. ausschließen zu können. Der Verzicht auf eine bauliche Überprüfung ist eigentlich absurd, wenn man sich die Konsequenzen einer Fehleinschätzung über den Zustand der Bausubstanz vor Augen führt: eventuell erhebliche gesundheitliche Beeinträchtigungen, vor allem aber meist horrende Beseitigungskosten, die schlimmstenfalls höher sind als die Anschaffungskosten für einen neuen Mittelklassewagen.

Ein Schnäppchenhaus?

Ohne rechtzeitige Untersuchung offenbaren sich versteckte Schäden manchmal erst bei eigenen Umbau- oder Renovierungsmaßnahmen oder durch geruchliche Auffälligkeiten bzw. gesundheitliche Beschwerden nach Einzug. Statt des großen Wohnglücks stellt sich folglich blankes Entsetzen ob der Fehlentscheidung ein: »Hilfe, wir haben ein schimmeliges Haus gekauft!« Die Hütte einfach umtauschen kommt bei (bereits bezogenen) Häusern natürlich nicht in die Tüte – aber kann man nicht wenigstens den Verkäufer belangen? Juristisch betrachtet ist eine Kaufsache (Immobilie) dann mangelfrei, »wenn sie sich für die gewöhnliche Verwendung eignet und eine Beschaffenheit aufweist, die bei Sachen der gleichen Art üblich ist und die der Käufer nach der Art der Sache erwarten kann« (§ 434 Abs. 1, S. 2 BGB), was bei erhöhter Feuchtigkeit in der Bausubstanz und einer mikrobiellen Innenraumquelle mitnichten der Fall ist. Dann ist die Sache doch klar, oder? Leider oftmals nicht, denn in so manchen Immobilienkaufverträgen finden sich Ausdrücke wie »gekauft wie gesehen«, »gekauft, wie es steht und liegt« oder »gekauft wie besichtigt«. Diese werden von vielen überglücklichen Käufern überlesen. Man hat sich ja schließlich in sein Traumhäuschen verliebt und ist bei Vertragsunterschrift gedanklich eher mit beglückenden Zukunftsvisionen beschäftigt als mit nüchternen Klauseln. Verkäufer versuchen mitunter, mithilfe derartiger Vertragsklauseln ihre Mängelhaftung auf grobe Fahrlässigkeit und Vorsatz einzuschränken. Doch diese typischen »Nicht mehr mein Problem«-Formulierungen in Kaufverträgen erfüllen den Zweck des umfassenden Haftungsausschlusses für nachträglich entdeckte Mängel im Grunde nicht. Schließlich gilt auch im Kaufrecht eine Mängelhaftung. Doch was muss der Käufer beachten, damit diese auch bei später entdeckten Mängeln greift?

Natürlich muss kein Häuslekäufer vor der Besichtigung zum Bauexperten werden oder einen solchen bemühen: Er hat die Hütte vor dem Kauf aber genau zu inspizieren und sich über deren Zustand sowie etwaige Sanierungskosten zu informieren. Offensichtliche Mängel, die ihm bei einer eingehenden Inspektion ohne Sachverständigen hätten auffallen *können*, fallen allerdings unter den genannten Haftungsausschluss – und der Verkäufer kann bei nachträglichen Beschwerden durch den Käufer recht unbeteiligt mit den Schultern zucken. Bei versteckten Mängeln hingegen, allen voran unseren gut versteckten mikrobiellen Stinkstiefeln, sieht die Sache schon wieder ganz anders aus: Für diese muss der Verkäufer haften. Oder?

Täuschungsmanöver oder Ahnungslosigkeit?

Wenn der Verkäufer im Hinblick auf frühere Schäden, Sanierungen oder bestehende Probleme mit der Bausubstanz nachweislich gelogen hat, in diesem Fall spricht man von *arglistiger Täuschung*, kann das für ihn weitreichende Folgen haben. Eine *arglistige Täuschung* kann auch vorliegen, wenn vermeintlich kleinere bis mittlere Schäden verschwiegen werden. Solche Täuschungsmanöver kommen in der Praxis leider recht häufig vor, insbesondere wenn es sich um Schimmel- oder Wasserschäden handelt. Arg arglistig wird es beispielsweise, wenn Verkäufer vor der Besichtigung durch den Kaufinteressenten bombastische Möbelstücke vor die schimmeligen Wände rücken oder mikrobielle Schäden in einer kosmetischen Hauruckaktion wegwischen, mit Bioziden traktieren oder einfach nur überpinseln. Ein anderer klassischer Fall von heimtückischer Vertuschung eines Schadens liegt vor, wenn der feuchte Keller einer kurzfristigen Ruckzuck-»Intensivtrocknung« unterzogen wurde und vielleicht noch einen frischen Anstrich erhalten hat, um den Interessenten einen trockenen Keller vorzugaukeln. Das ist kein Kavaliersdelikt, denn für starke Durchfeuchtungen von Kellern (auch von älteren!) gilt eine Offenbarungspflicht, zumal Feuchtigkeitsschäden ja mögliche Käufer vom Kauf abhalten können. Feuchtigkeits- und Schimmelschäden gehören also ebenso wie asbesthaltige Baustoffe und Hausschwammbefall zu jenen Aspekten, auf die der Verkäufer unter allen Umständen hinweisen muss, wenn er davon Kenntnis hat. Wichtig: Im Kaufvertrag sollten diese Punkte entsprechend als »dem Käufer bekannt« aufgeführt werden.

Wie ist nun aber die rechtliche Lage bei Ahnungslosigkeit des Verkäufers? Nicht selten haben Immobilieneigentümer nämlich gar keinen Schimmer von ihrem versteckten Schimmel und verkaufen ihre Immobilie folglich in dem festen Glauben, diese sei frei von Sachmängeln. Verkäufer müssen ihre Immobilie vor dem Verkauf übrigens *nicht* intensiv auf Mängel prüfen lassen, sondern nur ihnen bekannte (ehemalige) Mängel benennen. Werden Schäden nach dem Kauf offensichtlich oder von hinzugezogenen Fachleuten ausfindig gemacht, hat der Käufer den Nachweis zu erbringen, dass dem Verkäufer der Schaden bekannt gewesen sein musste. Dieses Unterfangen ist bei versteckten Schäden selbst mit fachlicher Unterstützung zuweilen ziemlich schwierig. Um nach dem Kauf neben der entdeckten Sauerei nicht auch noch die Kosten an der Backe zu haben, ist also eine vorherige fachmännische Prüfung der Wollen-wir-haben-Immobilie auf jeden Fall von Nutzen …

Mit Vorsicht zu genießen sind auch selbstbewusst argumentierende Immobilienmakler, die sich selbst Schimmel-Detektions-Know-how auf die Fahne geschrieben haben und ein *»definitiv schimmelfreies«* Objekt anpreisen. Erfahrungsgemäß sind es nämlich genau solche Strategen, die noch nie etwas von verstecktem Schimmel gehört haben und ihr Fachgebiet mit einer beachtlichen Selbstüberschätzung verlassen. Ich selbst habe derartige Verkaufsprofis oft genug über die vermeintlich schimmelfreien Tipptopp-Immobilie referieren hören und kurz darauf in einigermaßen entgeisterte Gesichter geschaut, wenn ich in den Buden Bauteile mit erhöhtem Feuchtigkeitsgehalt ausgemacht habe. Ein Schimmelspürhund hätte sich in diesen Objekten wohl gefreut wie ein kleines Kind beim Ostereiersuchen.

Grundsätzlich aber ist der Makler ebenso wenig wie der Verkäufer verpflichtet, eingehende Untersuchungen der Immobilie anzustellen. Er kann die Angaben des Verkäufers sogar ungeprüft für das Exposé und seine Erläuterungen dem potenziellen Käufer gegenüber nutzen. Allerdings sollte er sich davor hüten, reine Spekulationen à la *schimmelfreies Haus* als Tatsachen darzustellen, denn gutgläubige Käufer verwechseln eine laienhafte Maklereinschätzung zur Bausubstanz leicht mit einer fachlich versierten Untersuchung.

Alptraum Traumhaus

Wie aber geht man vor, wenn die anvisierte Hütte bei der Besichtigung makellos wirkte, Makler oder Verkäufer Schimmelfreiheit suggeriert hat und dann nach Einzug mikrobielle Kolonien entdeckt werden?

Der erste Schritt des sich vermutlich betrogen fühlenden Käufers ist wie immer die Anzeige des Mangels gegenüber dem Verkäufer mit Bitte um Nacherfüllung unter Fristsetzung. Der Käufer kann auf diesem Weg versuchen, seine Gewährleistungsansprüche nach § 437 BGB geltend zu machen. Wegen der häufig in Verträge übernommenen vermeintlichen *Haftungsbeschränkung* wird der Verkäufer die Sache eventuell aussitzen und wähnt sich damit im Recht. Regt sich der Verkäufer deshalb nicht innerhalb der gesetzten Frist, muss folglich oft der Rechtsweg bestritten werden. Von der Minderung des Kaufpreises, einem Anspruch auf Schadensersatz bis zum Rücktritt vom Kauf können die rechtlichen Konsequenzen reichen, die mit einem hinzugezogenen Rechtsbeistand im Einzelfall genau eruiert werden müssen. Ist ein Makler zugegen gewesen, der mit vollmundigen Versprechen gelockt hat, besteht je nach individuellem Schadensfall und den Randbedingungen unter Umständen auch diesem gegenüber ein Recht auf Schadensersatz oder zumindest auf Rückzahlung der Provision.

Was an entdeckten Mängeln schlussendlich offensichtlich

war, arglistig verschwiegen wurde oder von Laien beider Lager wohl eher nicht ohne fachliche Unterstützung hätte entdeckt werden können, muss im Einzelfall nicht selten das zuständige Gericht entscheiden. Die Antwort auf die Frage: *Muss der (versteckte) Schaden dem Verkäufer bekannt gewesen sein und wie ist dies beweisbar?* gibt häufig vor, worauf ein Gerichtsprozess hinauslaufen wird. Zweifellos kommen an dieser Stelle vielfach die Sachverständigen ins Spiel, die mit ihrer fachmännischen Untersuchung vor Ort bestenfalls eine Grundlage dafür schaffen, dass der Richter ein faires Urteil fällen kann.

Immobilien-Kaufverträge basieren in der Regel auf § 433 ff. BGB und lassen keinen umfassenden Haftungsausschluss für Verkäufer zu; der Käufer hat also Gewährleistungsansprüche, wovon offensichtliche Mängel ausgeschlossen sein können. Bei später entdeckten (versteckten) Schäden kommt es darauf an, ob dem Verkäufer der Schaden hätte bekannt gewesen sein müssen, er ihn arglistig vertuscht hat und ob ihm dies nachgewiesen werden kann.

»Guten Morgen, Kollege Schimmel!« – Arbeitsrecht

Ein mikrobieller Schaden ist für die meisten Menschen hoffentlich kein Alltag, sondern nur ein einmaliges Riesenschlamassel. Vielmehr heißt Alltag für viele von uns, morgens aus dem Haus zu gehen, um ein anderes Gebäude aufzusuchen und dort bis Feierabend zu bleiben. Und da Schulkinder der Schulpflicht unterliegen, müssen auch sie sich zu Unterrichtsbeginn in einem gut oder schlecht in Schuss gehaltenen Gebäude einfinden. Selbst unsere Frischlinge treibt der Alltag regelmäßig in der Früh aus dem Haus, um viele Stunden in Kita oder Kindergarten zu verbringen. Was aber, wenn am Montagmorgen kein normaler Alltag, sondern eine neue Woche in schimmelverseuchten Räumen beginnt?

Der nicht wiehernde Amtsschimmel

Liegt ein mikrobieller Befall vor, besteht, wie wir wissen, unverzüglicher Handlungsbedarf – auch am Arbeitsplatz. Nach § 3a und 4 der Arbeitsstättenverordnung hat der Arbeitgeber dafür zu sorgen, dass »Arbeitsstätten so eingerichtet und betrieben werden, dass von ihnen keine Gefährdung für die Sicherheit und die Gesundheit der Beschäftigten ausgeht« und »dass Arbeitsstätten den hygienischen Erfordernissen entsprechend gereinigt werden. Verunreinigungen und Ablagerungen, die zu Gefährdungen führen können, sind unverzüglich zu beseitigen.« Klare Ansagen, die im Fall eines auch nur vermuteten Schimmelbefalls nach sofortiger Sorgfaltspflicht in Form von proaktivem Handeln rufen. Offenbar fühlt sich aber längst nicht jeder Arbeitgeber verpflichtet, im Schadensfall die geregelten Fürsorgepflichten mit der notwendigen Ernsthaftigkeit zu verfolgen. Lehnt sich der Arbeitgeber also achselzuckend zurück, können die Arbeitnehmer neben den Vorgesetzten auch – sofern vorhanden – Betriebs- oder Personalrat, Betriebsarzt und die Fachkraft für Arbeitssicherheit bzw. den Sicherheitsbeauftragen einschalten und dort deutliche Hinweise auf den Missstand platzieren. Passiert immer noch nichts, sollten gegebenenfalls das örtliche Gesundheitsamt, die Berufsgenossenschaft oder zuständige Gewerkschaften gebeten werden zu intervenieren. Auch eine Anzeige des Dilemmas bei der staatlichen Aufsichtsbehörde für Arbeitsschutz ist ein möglicher Weg. Sie überprüft Hinweise auf Nichteinhaltung der gesetzlich vorgeschriebenen Fürsorgepflicht des Arbeitgebers. Die Zuständigkeiten sind in den einzelnen Bundesländern unterschiedlich geregelt und im Einzelfall zu ermitteln.

Ist diese Schar an potenziellen Unterstützern ergebnislos abgearbeitet, dürfte am Ende des Tages nur noch der Gang zu einem Arbeitsrechtsanwalt helfen.

Bei anhaltender Tatenlosigkeit des Arbeitgebers kommt übrigens unter Umständen auch das *Leistungsverweigerungsrecht*, also das Einstellen der Tätigkeit für die betroffenen Arbeitnehmer in Frage. Das bedeutet allerdings einen ordentlichen Sprung auf der Eskalationsleiter, der daher nicht ohne juristische Einzelfallberatung (Fachanwalt für Arbeitsrecht) erfolgen sollte. Gleiches gilt für die rechtliche Option, den Arbeitgeber auf *Herstellung eines ordnungsgemäßen Zustands* zu verklagen – ein langwieriger Akt, der ebenfalls mit Blick auf das Tischtuch zwischen Arbeitgeber und Arbeitnehmer gut überlegt und mit einem Fachanwalt besprochen werden sollte.

Gebäudemanagement? »Sechs. Setzen!«

Immer wieder führen auch in Schulen und Kindergärten undichte Außenbauteile, Leitungsschäden oder sonstige eklatante Bauschäden zu erheblichem mikrobiellen Befall. Nicht nur prächtige Schimmelkolonien auf der Wand, auch Wasserflecken, muffiger Geruch oder gesundheitliche Beschwerden bei Kindern und Personal sollten zeitnah in Untersuchungen der Räumlichkeiten münden. Besteht in Schule/Kita/Kindergarten ein begründeter Verdacht auf einen mikrobiellen Schaden oder ist dieser sogar sichtbar, muss die Schul-/Einrichtungsleitung den Schul-/Einrichtungsträger zur Untersuchung bzw. Sanierung auffordern – ähnlich wie ein Mieter sich an seinen Vermieter zu wenden hat.

Läuft im Schadensfall gar nichts nach theoretischem Masterplan und bleibt der nötige Aktionismus aus, können betroffene Lehrer auch den Lehrerrat oder vergleichbare Organe anrufen. Weitere mögliche Ansprechpartner sind für Lehrer und

Kindergarten-Bedienstete das örtliche Gesundheitsamt sowie die jeweiligen staatlichen Überwachungsorgane (siehe oben). Darüber hinaus stehen angestellten Lehrern und Kindergarten-Bediensteten die zuständigen Unfallkassen zur Verfügung. Und selbstverständlich können sich alle Betroffenen auch mit den Eltern der Kinder zu einer Initiative zusammenschließen.

Apropos: Bestürzt stehen nämlich auch die Eltern da, wenn Schimmel in Schule, Kita oder Kindergarten ihres Nachwuchses auftritt und die Verantwortlichen nichts weiter tun, als die Angelegenheit herunterzuspielen und auszusitzen ... Dann geht besorgten Eltern schon mal die Hutschnur hoch. In dem Fall empfiehlt es sich, eine Elterninitiative zu gründen und auch den sorglosen Teil der Elternschaft in die Fürsorgepflicht für ihren Nachwuchs zu stupsen, denn die konsequente Solidarisierung möglichst aller Eltern kann viel bewirken. Gemeinschaftliche schriftliche Beschwerden an Einrichtungs- oder Schulleitung oder der Gang zum örtlichen Gesundheitsamt können den Druck auf die Verantwortlichen stark erhöhen. Gegebenenfalls ist es sinnvoll, die gewählten Vertreter der jeweils bestehenden Gremien (z. B. Elternbeirat, Klassenpflegschaft, Schulpflegschaft) mit der Schar der kompletten Elternschaft im Rücken vorauszuschicken. Bei dringendem Verdacht auf einen (versteckten) Schaden ist eindeutig eine umfassende fachgerechte Untersuchung bzw. bei sichtbarem Befall direkt eine zeitige und fachgerechte Sanierung einzufordern – wenn nötig per Unterschriftenliste oder als letztes Mittel auch per Gang in die Öffentlichkeit. Mit der Presse im Schlepptau öffnen sich manchmal auch die letzten verschlossenen Türen. Durch diese kann man bei großer Angst um das Wohl der Kinder auch mit einem Gutachter marschieren. Schmeißen besorgte Eltern zusammen und beauftragen einen Sachverständigen mit der Untersuchung der Räumlichkeiten auf Schimmelbefall, kriegen sie auf diese Weise eine fundierte Basis für ihre Forderung nach schneller Untersuchung bzw. Sanierung. Doch Vorsicht: Bei allen Einrichtungen ist stets das Hausrecht zu berücksichtigen, weshalb ohne die Einwilligung der Eigentümer keine Messungen/Analysen durchgeführt werden dürfen. Passen Sie also in dieser häufig brodelnden Atmosphäre gut auf, dass Sie sich nicht aus Versehen des Hausfriedensbruchs schuldig machen, sondern versuchen Sie, eine Einwilligung der Träger für Ihr Unterfangen zu erhalten.

Ein Schimmelbefall am Arbeitsplatz, in der Schule oder der Kita erfordert ein schnelles, umsichtiges Handeln der Verantwortlichen. Bleibt dies aus, gibt es für Arbeitnehmer, Lehrer und Eltern betroffener Kinder mehrere Möglichkeiten, Druck auszuüben – niemand sollte sich ein hygienisch bedenkliches bis ungesundes Arbeits- bzw. Lernumfeld bieten lassen.

»Wer zahlt?« – Versicherungsrecht

Die Gebäudehülle ist undicht? Leitungen lecken? Wasser bahnt sich auf sonstigen Wegen einen Weg ins neue Haus? Großes Fiasko, das eigentlich umgehend beseitigt werden muss. Eigentlich! Denn mindestens genauso wichtig für Betroffene wie die schnelle Schadensbehebung ist die Frage: Wer zahlt die Zeche, also die Sanierung von Ursache und Folgeschäden? Dafür gibt es verschiedene Versicherungsoptionen: Handelt es sich um die Bausubstanz, greift je nach Art des Schadens und Versicherungsumfangs die Gebäudeversicherung des Eigentümers. Wurde auch noch eine Hausratversicherung abgeschlossen – bei einem Mietverhältnis ist dies Sache des Mieters –, so zahlt diese unter Umständen für das beschädigte Inventar. Hat allerdings der Mieter über Ihnen die Badewanne überlaufen lassen und damit einen Wasserschaden in Ihrem Obhutsbereich verursacht, ist dies ein Fall für dessen Haftpflichtversicherung.

Der jeweilige Versicherungsnehmer ist verpflichtet, seiner Versicherung umgehend den Schaden zu melden, sofern Bausubstanz bzw. Einrichtungsgegenstände ersetzt bzw. saniert werden müssen. Die Versicherung benötigt eine umfassende Schadensdokumentation (Fotos, Videos), die bei dem ganzen Tohuwabohu leider nicht selten vergessen wird.

Oft gibt sie gleich zu Beginn die Marschroute vor: »Nichts verändern, bis unser Experte da war!« Klar, Zahlemann und Söhne möchten natürlich den tatsächlichen Schadenszustand und keine durch die begonnene Sanierung vollkommen zerpflückte Bausubstanz vorfinden. Nach dem Prinzip »Wer die Kapelle bezahlt, bestimmt die Musik« kann die Versicherung per *Weisungsrecht* dem Versicherungsnehmer (bzw. Betroffenen) das weitere Vorgehen diktieren. Nun mahlen die bürokratischen Mühlen mitunter recht gemächlich, so dass sich dieses »gute Recht« meist mit dem Erfordernis beißt, möglichst schnell Maßnahmen zur Schimmelprophylaxe einzuleiten. Denn bekanntlich geht es im Fall von Wasserschäden anfangs nicht um vorhandenen Schimmel, sondern um dessen Vermeidung. Ein Weg aus der Bredouille kann die imaginäre Pistole auf die Brust der Versicherung sein: »Liebe Leute, sagt mir binnen 48 Stunden, was getan werden muss – sonst gehe ich davon aus, dass ihr euer Weisungsrecht nicht in Anspruch nehmt.« So in etwa könnte das Schreiben lauten, das nun – am besten umgehend (E-Mail) – an die Versicherung geschickt wird. Kommt auch auf Nachfrage nach Fristablauf keine Antwort, ist abzuwägen, ob nicht lieber mit den nötigen Schimmelvermeidungsmaßnahmen (s. Kapitel 5) begonnen werden sollte. Im Zweifelsfall ist ein Fachanwalt mit der Frage nach möglichen rechtlichen Konsequenzen zu konsultieren – dieser schaut sich auch Kleingedrucktes im Vertrag genauer an …

Nach Klärung der Eintrittspflicht seitens der Versicherung

rückt – vor allem bei einem größeren Debakel – meist irgendwann der angekündigte Experte an: ein von der Versicherung einberufener »Regulierungsbeauftragter« oder Gutachter, der sich ein Bild von der Lage vor Ort macht. Versicherungsnehmer sollten sich bewusst sein, dass diese Leute von der Versicherung entsendet werden, um in deren Interesse den Schaden festzustellen und die Schadenshöhe zu eruieren. Dies können Angestellte der Versicherung oder auch externe, von der Versicherung beauftragte Sachverständige sein. Auf Grundlage der Schätzung durch den Regulierungsbeauftragten schickt die Versicherung in der Regel irgendwann ein Angebot zur Kostenübernahme an den Versicherungsnehmer. Nicht immer fällt die von der Versicherung errechnete Schadenssumme zur Zufriedenheit des Versicherungsnehmers bzw. Betroffenen aus. Je nach Ausmaß des Schadens – vor allem bei hohen Schadenssummen, wie sie bei Gebäudeschäden anfallen können – lohnt es sich für diesen unter Umständen, einen eigenen Sachverständigen/Gutachter zu engagieren, der die Schadensursache ebenfalls gutachterlich feststellt – diese Summe könnte nämlich deutlich von der seitens der Versicherung ermittelten abweichen. Drängt sich der Verdacht auf, dass die Versicherung den Schaden »kleingerechnet« hat, lohnt sich eventuell ein rechtlicher Beistand. Bisweilen reicht es aber auch schon, dem Schadensregulierer gegenüber zu erwähnen, man erwäge eine Prüfung der Regulierung mit einem Sachverständigen oder rechtlichen Beistand … Eventuell scheut sich dieser dann, die ganze Sache möglichst kostengünstig für die Versicherung abzuwickeln.

Hilft das alles nichts und liegen Versicherungsnehmer und Versicherung bezüglich der Schadenshöhe irgendwann extrem im Clinch, ist das *Sachverständigenverfahren nach Versicherungsvertragsgesetz* (§ 84 VVG) eine Option. Hierbei ist der Masterplan, mithilfe von Sachverständigen und einem Obmann außergerichtlich zu einer einvernehmlichen Lösung zu kommen.

Dieses Verfahren kann übrigens auch zur Klärung der Frage beitragen, ob bei dem konkreten Schaden überhaupt ein Versicherungsanspruch vorliegt.

Im Hinblick auf die Sanierung kommt es auch vor, dass die Versicherung ein »mit ihnen seit Jahren eng und gut zusammenarbeitendes Unternehmen« mit der Instandsetzung beauftragen möchte, statt den Schaden mit einer Geldsumme zu regulieren. Das muss nicht schlecht sein, kann aber schlimmstenfalls eine unzureichende Schnell-und-einfach-Kaschierung bedeuten. Ein derartiges Vorpreschen des Versicherers muss den Eigentümer nicht zum Einlenken bewegen. Er hat schließlich einen Anspruch auf eine umfassende und fachgerechte Sanierung und kann sich dazu auch gegen den Willen der Versicherung für ein Unternehmen entscheiden – bekommt dann aber womöglich nicht die vollen Sanierungskosten erstattet. Zeichnet sich ab, dass die Versicherung Ihnen ein Unternehmen aufdrängen will oder eine unprofessionelle Schadensbeseitigung anstrebt, lassen Sie sich besser rechtlich beraten.

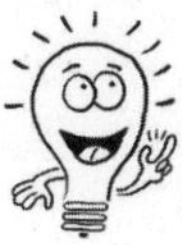

Im individuellen Schadensfall greift unter Umständen eine Gebäudeversicherung, die eigene Hausratversicherung oder die Haftpflichtversicherung des Verursachers. Die Schadensregulierung läuft nicht immer reibungslos: Die Bestimmung von Schadenshöhe und Sanierungsbetrieb sind die häufigsten Streitpunkte zwischen Versicherungsnehmern/Betroffenen und Versicherung, weswegen je nach individueller Sachlage eine rechtliche Einzelberatung angeraten ist.

Schlimm, was Wasser- und/oder Schimmelschäden an Heckmeck, Aufregung und Gefahren nach sich ziehen können. Gut, dass man durch angemessenes Nutzerverhalten sehr viele unnötige Schimmelschäden vermeiden kann: Schimmelprophylaxe heißt das Zauberwort!

9

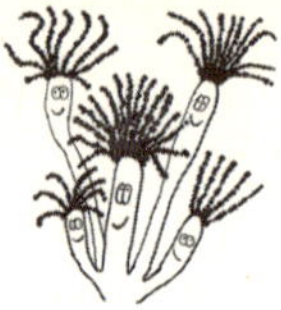

Wenn Ruhe im Karton sein soll …
Prophylaxe im Alltag

Freie Fahrt für frische Luft

Was ist nun zu tun, um Schimmelpilzen den Aufenthalt in unserer Behausung zu vermiesen? LÜFTEN. Schon klar. Nur ist lüften nicht gleich lüften … Als vorbildliche Variante der alten Schule, also der freien Lüftung ohne Technikunterstützung, gilt das *Stoßlüften*. Damit ist nichts anderes gemeint als das Weitaufreißen der Fenster in einem Zimmer, um in möglichst kurzer Zeit möglichst viel Innenraumluft gegen Frischluft auszutauschen. Wie lange? Das hängt vor allem davon ab, welche Außentemperatur gerade herrscht. Je niedriger diese ist, desto effektiver der Luftaustausch und entsprechend kurz kann eine Lüftungseinheit gehalten werden. Starker Wind, der auf die Hausseite mit dem geöffneten Fenster drückt, erhöht den Luftwechsel spürbar und spielt uns in die Karten.

Wer gleichzeitig in gegenüberliegenden Räumen stoßlüftet und die Türen dazwischen offen lässt, betreibt *Querlüften*. So kann man die Innenraumluft am schnellsten gegen Frischluft austauschen – nach dem praktischen Da-rein-da-raus-Prinzip, das wir alle bei den Standpauken von Eltern und Lehrern angewendet haben. Ob der komplette Luftaustausch gut gelingt, hängt stark von Windrichtung, Windstärke und dem Temperaturgefälle zwischen Innen und Außen ab. Sollten die Außentemperaturen ähnlich hoch sein wie die Innentemperaturen, noch dazu bei Windstille, wird man es eventuell schwer haben, den nötigen Luftaustausch per Fensterlüftung zu bewerkstelligen, ohne diese stundenlang offen stehen zu lassen. Da kann Trick 17 helfen: die *selbstgebastelte Zwangslüftung*. Liegt die Wohnung auf einer Ebene, und ist die Küche mit einer Dunstabzugshaube inklusive Außenabzug ausgestattet, so kann diese gute Dienste leisten, indem sie die verbrauchte Raumluft tatkräftig nach draußen zieht, während Luft von draußen durch die anderen Räume nachströmt. Das eventuell feuchtigkeitsschwangere Bad lassen wir dabei außen vor.

Tipp: Beim Lüften stets das Hygrometer in den einzelnen Räumen im Blick behalten; schließlich zeigt das Sinken der relativen Luftfeuchtigkeit das Maß des Lüftungserfolges an.

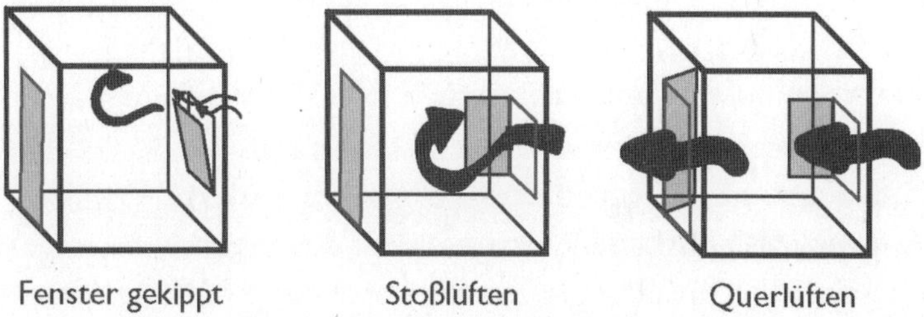

Effizienz der Lüftungstechniken bei freier Lüftung

Lüften: Mit Stoppuhr oder frei Schnauze?

Im Internet kursieren diverse Ratgeber und Tabellen mit konkreten Vorgaben zum Lüften, und zwar nach Monaten sortiert und auf die Minute genau. Manche »Experten« raten ernsthaft zum Lüften mit der Stoppuhr nach Tabellenvorgabe! Das ist die graue Theorie und viel zu kurz gegriffen, denn Ihre Wohnsituation unterscheidet sich von meiner und die wiederum von der meiner Nachbarn … Kurzum: Jede Wohnung muss anders gelüftet werden. So bedarf beispielsweise das Haus einer fünfköpfigen Familie, in dem am Wochenende gefeiert, gekocht und ausgiebig gebadet wird, selbstredend eines anderen Lüftungsverhaltens als das Appartement eines Singles, der fast nur auf Achse ist und überwiegend auswärts speist. Hinzu kommen folgende Aspekte:

- Das Wetter richtet sich überhaupt nicht nach unserem Kalender und daran angelehnten monatsweise strukturierten Lüftungstabellen. In Deutschland haben wir im April schon hochsommerliche Temperaturen erlebt, genauso wie sehr milde Winter mit mehr als 15 °C Außentemperatur am Tag. Und bestimmt erinnern Sie sich auch an bitterkalte Junitage mit Werten unter 10 °C. Wer sich trotzdem strikt an die steifen Lüftungsvorgaben hält, kann bei ungewöhnlicher Witterung, wie sie mittlerweile häufig auftritt, böse auf die Nase fallen.
- Der Wind macht ohnehin, was er will. Mal weilt er im Energiesparmodus, dann wieder bläst er wie verrückt, oder er hat auf eine Zwischenstufe geschaltet. Wie stark der Wind bei geöffneten Fenstern in unsere vier Wände pustet, hat nicht unerheblichen Einfluss auf die notwendige Lüftungsdauer. Befinden sich die Fenster, durch die Luft einströmen soll, im Luv (dem Wind zugewandt), kann man bei lebhaftem Wind ein kürzeres Lüftungsintervall einplanen, als wenn sie im Lee (windabgewandt) liegen.
- Auch der Gebäudezustand hat großen Einfluss. In ziemlich dichten Neubauten ist bekanntlich erheblich mehr Lüftungsaktionismus erforderlich als in undichteren Altbauten.

Darum bekommen Sie hier auch nur grobe Richtwerte für Lüftungsintervalle serviert.

Bei Minusgraden dürfte schon eine Lüftungsdosis pro Lüftungsintervall (nicht pro Tag!) von wenigen Minuten ausreichen. Und bei großen Unterschieden zwischen Innen- und Außentemperatur ist ein Querlüften nicht unbedingt nötig.

Spüren Sie während des Lüftens an der dem Fenster gegenüberliegenden Seite des Raumes eine eindeutig frisch-kühle Luftmasse, ist die Raumluft in der Regel ausgetauscht, und das Lüften kann beendet werden. Bei weniger drastischem Temperaturgefälle zwischen Drinnen und Draußen wie im Frühjahr und Herbst verlängern sich die Lüftungszeiten zum vollständigen Luftaustausch meist auf etwa 10 bis 20 Minuten; und bei sommerlichem Wetter kann mitunter sogar eine halbe Stunde Durchlüften nötig sein – alles immer abhängig von den jeweiligen Temperaturen und Windverhältnissen. Oder frei der Nase nach: Verkrümeln Sie sich einfach mal kurz während des Lüftens. Und wenn der Raum bei erneutem Betreten frisch und unverbraucht riecht, ist's meist genug. Bei milden Außentemperaturen können die Fenster auch auf Dauerkipp gestellt werden.

Auch mit zwei weitverbreiteten Irrtümern in puncto Lüften müssen wir mal aufräumen: Die Außenluft, heißt es, sei bei Regenwetter so feuchtigkeitsgesättigt, dass sie kaum noch Feuchtigkeit aufnehmen kann, weshalb man sich das kräftige Durchlüften sparen könne. Dass dem nicht so ist, zeigen die absoluten Luftfeuchtigkeitsmengen in dem nachfolgenden Rechenbeispiel:

Nehmen wir mal an, in der Wohnung sind es angenehme 21 °C und aufgrund diverser feuchtigkeitsproduzierender Tätigkeiten 65 % relative Luftfeuchtigkeit. Das entspricht knapp 12 g/m³ Feuchtigkeit in der Raumluft. Draußen sind es nasskalte 4 °C, und es plästert wie verrückt: 85 % relative Luftfeuchtigkeit zeigt das Außenhygrometer. Wer nun denkt, dass Lüften deshalb nichts bringt, liegt falsch, denn wenn die Außenluft kalt ist, hat sie eine geringe Aufnahmekapazität, was sich in der hohen relativen Luftfeuchtigkeit (rel. LF) niederschlägt: Bei 4 °C und 85 % rel. LF sind 5,4 g/m³ Wasser in der Luft, also deutlich weniger als drinnen (knapp 12 g/m³). Strömt nun die Außenluft nach innen, kommt sie mit diesen 5,4 g/m³ »im Gepäck« hereingeschneit und hat somit eine viel höhere Aufnahmekapazität für Wasserdampf als die vorhandene Innenraumluft, hilft also tatkräftig beim Entfeuchten des Raumes – vor allem wenn sie in einem beheizten Raum schnell erwärmt wird (Wasserdampf-Aufnahmekapazität steigt durch Erwärmen!).

Zweiter Irrglaube: Im Winter kühlen die Räume durch kräftiges Durchlüften stark aus. Tatsächlich aber »sitzt« viel Wärme in der Bausubstanz, also in den wärmespeichernden Materialien. Diese geben an die neuen, frischkühlen Raumluftmassen ruckzuck einen Teil ihrer Wärmeenergie ab, so dass sich die Raumluft auch nach einem kompletten Luftaustausch in der Regel rasch wieder erwärmt, ohne dass die Heizung eine Sonderschicht fahren muss.

Die Fallstrick-Parade der freien Lüftung

Die beliebte Praxis der ausschließlichen Kipplüftung infolge hübsch dekorierter Fensterbänke ist nicht gerade die Premiumlösung, bei moderater Witterung aber kein Beinbruch. Ist es draußen hingegen ziemlich kalt oder gar frostig, kann diese Taktik schadensbringend sein und ist dann nicht empfehlenswert: Bevor die Innenraumluft komplett ausgetauscht ist, ist die Wandfläche um das Fenster herum stark ausgekühlt, und an den nun kalten Fensterlaibungen bildet sich schlimmstenfalls Tauwasser. Stellt man die Fenster hingegen immer nur kurz auf Kipp, wird ohne sehr kräftig Frischluft hereinpustenden Wind nicht genügend Innenraumluft durch frische Außenluft ersetzt – das Lüften bleibt damit ineffektiv. Während der Heizperiode sollte man die Kippvariante folglich gar nicht oder nur als Notlösung praktizieren und dann auch darauf achten, dass die ausgekühlten Fensterlaibungen für die warmen Raumluftmassen gut zugänglich sind, damit sie sich schnell wieder erwärmen.

Bei schwülheißem Wetter wiederum lassen dauergekippte Fenster sehr viel feuchtheiße Luft in die Räume strömen. Das ist für die Entfeuchtung der Räume nicht nur vollkommen wirkungslos, sondern sogar hinderlich, weil die Raumluftfeuchte immer weiter ansteigt. Apropos: Bei schwülheißen Außentemperaturen bekommt auch die Der-frühe-Vogel-kann-mich-mal-Fraktion unter uns eventuell ein kleines Problem. Denn in den sehr frühen Morgenstunden erreicht die Außenluft ihr Temperaturminimum – und dann ist die beste Möglichkeit, um etwas kühlere Luft hineinzulüften. Die von der Sonne stark erwärmte und gehörig mit Wasserdampf angereicherte Tagesluft hingegen ist für das Raumklima in unseren Wohnungen ganz und gar nicht vorteilhaft und sollte deshalb, wenn möglich, ausgesperrt bleiben. Spätabends verbessert sich die Situation meist merklich, so dass es sich anbietet, wieder zu lüften.

Halten solche Extremwetterphasen lange an, kommt es in einigen Wohnungen aufgrund einer immens hohen Raumluftfeuchtigkeit unter Umständen zu Schimmelbefall. Insbesondere Souterrain-Wohnungen mit vom Erdreich gekühlten Außenwänden können davon betroffen sein.

»Gewächshäuser« sind im Hinblick auf die Raumluftfeuchte kritischer als Räumlichkeiten, die nicht in einen Dschungel verwandelt wurden. Hobby-Botaniker brauchen sich also nicht zu wundern, dass bei ihnen daheim immer eine ziemlich hohe relative Luftfeuchtigkeit herrscht. Schließlich geben Pflanzen die über die Blumenerde aufgenommene Wassermenge irgendwann wieder ab. Beherbergt man nun viele hübsche Blumen und Bäumchen, ächzt die Raumluft möglicherweise so unter der Wasserdampfzufuhr, dass die Situation bei zu wenigen Lüftungsintervallen heikel werden kann.

Auch *offene Aquarien* reichern die Raumluft übrigens kontinuierlich mit Wasserdampf an und sind ebenso wie Zimmerpflanzen als dauerhafte »Luftbefeuchter« zu berücksichtigen: In solchen Räumen muss häufiger gelüftet werden (Hygrometer beobachten!).

Was aber, wenn tagsüber alle Mann ausgeflogen sind und das üppig begrünte Wohnzimmer, vor allem aber das Bad nach der morgendlichen Duschorgie in unseren neuerdings luftdichten Hütten feuchtetechnisch in die Bredouille geraten? Nach ein paar Stündchen müsste ja eigentlich dringend mal durchgelüftet werden. Landauf, landab raten vermeintliche Lüftungsexperten deshalb gerne zum Zerschnippeln (Perforieren) der Dichtungen von gerade neu eingebauten, superteuren, weil superdichten x-fach-verglasten Fenstern, damit eine »Grundlüftung« gewährleistet ist. Per definitionem gehört dieses nunmehr undichte (!) Fenster zu den passiven Lüftungsöffnungen (zu Deutsch: Löcher im Fensterrahmen), von denen tatsächlich hier und da Varianten als technische Lüftungslösungen feilgeboten werden. Solche Installationen gelten prinzipiell als »freie Lüftungen«, muten allerdings vorsintflutlich an und sind nicht kontrollierbar. Denn der Lüftungserfolg hängt, wie wir ja inzwischen wissen, von den jeweiligen Witterungsverhältnissen ab: Temperatur- und Druckgefälle innen-außen, Windstärke. Als alleinige Feuchteabfuhr sind derartige »Ideen« völlig unzureichend. Aber zum Glück gibt es auch eine ganze Palette vernünftigerer Lösungen, um die Mindestluftwechselrate sicherzustellen.

Technik, die begeistert?

Während wir auf Jück oder der Schicht sind, könnten wir es eigentlich technischen Errungenschaften überlassen, die Bude zu lüften und zu entfeuchten. Mechanische Be- und Entlüftungsinstallationen jeglicher Façon und Qualität fluten den Markt und bedürfen wegen der vielen luftdichten Hütten und rappelvollen Terminkalender ihrer Bewohner einer genaueren Betrachtung.

Die meisten mechanischen Abzugsvorrichtungen sorgen durch einen konstanten Luftabzug für eine dauerhafte »Zwangslüftung«. Innenliegende Bäder ohne Fenster werden schon seit Jahrzehnten mit ventilatorgestützten Geräten ausgestattet. Diese sind entweder Teil einer (meist zentral gesteuerten) Lüftungsanlage oder vom Benutzer selbst zu steuern, indem er den Lichtschalter betätigt: Licht an, Lüftung an. Das birgt natürlich die Gefahr, dass der Luftabzug nur betrieben wird, wenn Personen im Bad Licht benötigen. Hat man so eine lichtschaltergesteuerte Innenraumlüftung, sollte man sich nicht nur auf den eingestellten Nachlauf von wenigen Minuten verlassen, sondern die Lüftung betreiben, bis das aufgestellte Hygrometer passable Raumluftfeuchten anzeigt. Auch sollte man lieber nicht auf »ausreichende Undichtigkeiten« in der Gebäudehülle bauen. Beim ausgiebigen Duschen/Baden in *innenliegenden Bädern* also lieber gleich in einem angrenzenden Raum ein Fenster öffnen/kippen, die Zwischentür offen stehen lassen und waschechte Frischluft über die Badlüftung hereinziehen lassen. Diese benutzergesteuerte Lüftungsanlagen müssen übrigens nicht nur bedient, sondern auch gewartet werden. Das bedeutet eine regelmäßige Überprüfung der Abluftvorrichtung hinsichtlich ihrer Funktionsfähigkeit, denn der installierte Grobstaubfilter setzt sich mit der Zeit zu und muss gereinigt oder ausgetauscht werden. Ganz unkompliziert lässt sich die Funktion mit einem Stück Toilettenpapier testen: »Schnappt« das Abluftgerät sich das Papier und hält dies gut fest, ist es noch leistungsstark genug. Fällt das Papierstück allerdings herunter, reicht seine Saugleistung ganz offensichtlich nicht mehr aus.

Neben den althergebrachten Apparillos in innenliegenden Bädern gibt es viele Neuerungen, um Frischluft mit technischer Hilfe zuzuführen. In der Regel handelt es sich dabei um auf Dauerbetrieb ausgelegte zentrale oder dezentrale Lüftungsgeräte.

Insbesondere für Altbauten, die durch umfassende Sanierungsmaßnahmen, vereinfacht ausgedrückt, zu bauphysikalisch neuen Gebäuden mit anzupassendem Lüftungsverhalten mutiert sind, aber auch für luftdichte moderne Häuser ermöglichen dezentrale Einzelgeräte – *raumweise wirkende Lüftungsanlagen* – eine nutzerunabhängige Lüftung. Ihr Vorteil ist, dass keine langen Verrohrungen im Haus verlegt werden müssen, der Einbau also im Regelfall schnell und einfach erfolgen kann. Solche Geräte werden beispielsweise verbaut, um Schlaf- oder Wohnzimmer in luftdichten Buden mit Frischluft zu versorgen, aber auch, um die Feuchteprobleme in stark genutzten außenliegenden Duschbädern zu minimieren oder zu vermeiden. Die Palette an Einzelgeräten ist mannigfaltig. Manche sind im Fensterrahmen integriert, andere können auch nachträglich je Raum in die Außenwand verbaut werden. Dezentrale Geräte sind optional mit Schalldämpfern, Luftfiltern und Wärmerückgewinnungsoptionen ausgestattet. Sie sichern einen dosierbaren dauerhaften Zuluftstrom, manche von ihnen haben gar eine Da-rein-da-raus-Systematik (kontrollierter Zuluft- und Abluftstrom).

Frischluftzentrale

Neubauten werden immer häufiger mit *zentralen Lüftungssystemen* versehen. Diese Anlagen basieren auf Zuluftinstallationen in diversen Räumen und Abluftvorrichtungen in den Räumen mit viel Feuchteanfall (Bad, meist auch Küche). Während die Abluft immer ventilatorgestützt durch ein Rohrsystem abgeführt wird, kommen für die Zuluft zwei Prinzipien in Frage: 1. Sie strömt über mehrere in Fassade oder Fensterrahmen integrierte Öffnungen in der Außenhaut nach. 2. Die Zuluft erreicht die Zimmer über eine zentrale »Luftansaugung« mit einem Zuluftrohrsystem. Bei zentralen Anlagen gibt es sehr unterschiedliche Komfort- und Preisqualitäten: Die Basisvariante ist eine

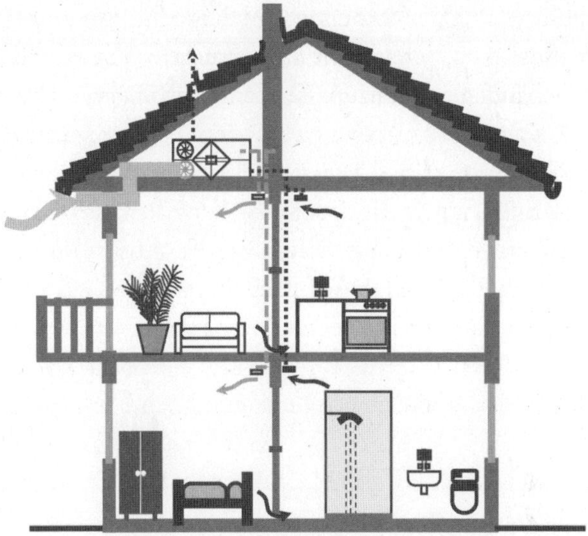

Anlage mit zentraler Führung von Zuluft + Abluft

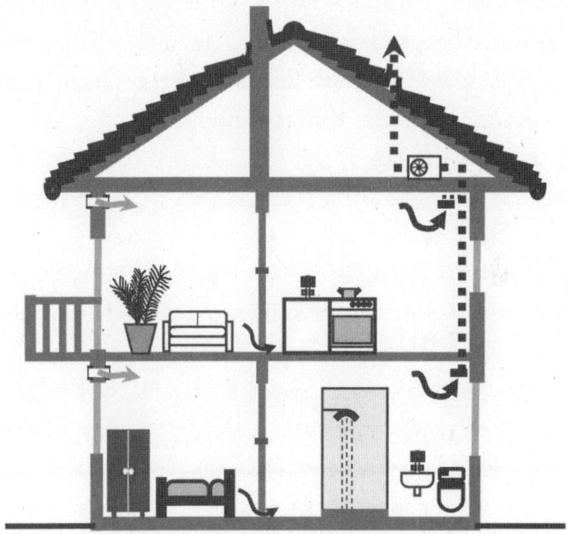

Anlage mit zentraler Abluft und
dezentralen Zuluftströmen

Schematische Darstellung von Lüftungsanlagen

schlichte Abluftanlage mit einfachen Zuströmöffnungen in den Schlaf-, Arbeits- und Wohnräumen (also eher Schlitze im Fensterrahmen), bei der sowohl die Zuluft- als auch die Abluftmenge per Hand an den jeweiligen Durchlässen reguliert werden kann. Die aktuelle High-End-Version und quasi Standard in Passivhäusern ist die *Kontrollierte Wohnraumlüftung mit Wärmerückgewinnung*, kurz KWL mit WRG, und optional mit Feuchterückgewinnung. Bei der KWL handelt es sich im Grunde um »Beatmungsschläuche«, denn die Frischluft strömt an einer zentralen Stelle in ein Rohr und durch ein weitverzweigtes Rohrsystem im Haus in die Zulufträume ein. Auch hier wird die alte Raumluft über Abluftdurchlässe in den Ablufträumen (Räume mit regelmäßig hoher Feuchtezufuhr) durch ein zweites Rohrsystem hinausbefördert. Damit gibt man die Kontrolle über die Raumluft weitestgehend an die Technik ab, nachdem der konstante Luftvolumenstrom programmiert oder Nutzungsprogramme gespeichert wurden und nun situativ abrufbar sind. Die Fenster können bei Häusern mit solchen Anlagen prinzipiell weiterhin nach Lust und Laune geöffnet werden.

Welches System sich in welchem energetisch sanierten Bestandsbau oder Neubauprojekt am besten eignet, ist im Einzelfall mit Fachleuten abzuklären. Über Vor- und Nachteile der verschiedenen Lösungen diskutieren Experten bis heute angeregt; verlässliche Studien, beispielsweise zu Verschmutzungen und mikrobieller Besiedlung von Rohrsystemen bzw. den nötigen Reinigungsintervallen, liegen bisher nicht vor. Darum sei hier lediglich darauf hingewiesen, dass über Ausstattung und Wartungsaufwand Einfluss auf die Qualität der einströmenden Luft genommen werden kann. Bei vielen Lüftungssystemen sind mittlerweile leistungsfähige Filter (Feinfilter, F-Klasse) einbaubar, um nicht nur Pollen, sondern auch viele Sporen aus der Außenluft herauszufiltern. Die Filter müssen jedoch nach Herstellervorgaben turnusmäßig gewechselt werden.

Harter Winter, harte Nuss? – Richtig heizen und lüften

Je nach Art der Bausubstanz und Raumnutzung kann es kritisch werden, wenn bestimmte Räume, insbesondere Bäder und Küchen, gar nicht oder nur zeitweise beheizt werden. In manchen Wohnungen wird ja ausschließlich in Intervall-Taktik geheizt, das heißt, nur wenn die Bewohner zu Hause sind. Sind alle ausgeflogen, sinkt die Raumtemperatur auf unbehagliche, womöglich sogar raumklimatisch ungünstige Grade ab. Die allseits beliebte Nachtabsenkung der Heizung wirkt sich ähnlich aus. Wird beispielsweise abends in einer muckelig warmen Wohnung gebadet, gekocht und Wäsche aufgehängt, zeigt das Hygrometer mitunter noch moderate Werte für die relative Luftfeuchtigkeit an, denn warme Luft kann ja bekanntlich viel Feuchtigkeit aufnehmen. Infolge der Energieeinsparmaßnahme »Heizung nachts herunterregulieren« und ohne ausreichend viele Lüftungsintervalle sinkt die Raumtemperatur gegebenenfalls um mehrere Grad ab, während die absolute Luftfeuchtigkeit gleich bleibt oder sogar steigt (z. B durch trocknende Wäsche und Handtücher), so dass die relative Luftfeuchtigkeit alarmierend hohe Werte erreichen kann. Hechten die Bewohner dann auch noch morgens ohne ausreichendes Lüftungsintervall aus dem Haus, ist der mikrobielle Befall unter ungünstigen Umständen vorprogrammiert. Zum Beispiel bei folgender Situation: alte, ungedämmte Außenwände, neue dichte Fenster, regelmäßige hohe Feuchteproduktion, Intervallheizen und unzureichende Lüftung.

Auch Ankleideräume, Lagerräume und Zimmer, die kaum benutzt werden und keine internen Feuchtigkeitsquellen wie viele Blumen, Aquarien etc. enthalten, sollten im Winter moderat beheizt werden; es empfiehlt sich, die Temperatur dauerhaft auf ca. 18 °C zu halten. Übrigens ist ein- bis zweimaliges Stoßlüften pro Tag auch in nicht bewohnten Räumen sinnvoll.

Für Küchen werden im Allgemeinen Mindesttemperaturen von ca. 18 °C als ausreichend angesehen. In viel genutzten Küchen ist es neben dem bedarfsgerechten und intensiven Lüften während des Kochens sinnvoll, diese im kalten Winter gleichmäßig durchzuheizen. Andernfalls kann sich die freigesetzte Feuchtigkeit auf auskühlenden (ungedämmten) Außenbauteilen niederschlagen und schadensträchtig werden.

Schlafzimmer sind übrigens sehr beliebte Landeplätze von Mikroorganismen: Da das Schlafen in kühlen Räumen gesund sein soll und man sich dort ja eh kaum aufhält, wird das Schlafgemach häufig gar nicht oder kaum beheizt. Laut Umweltbundesamt sind hier 16 °C bis 18 °C im Grunde ausreichend. Doch im Einzelfall, also je nach bauphysikalischer Beschaffenheit (insbesondere bei ungedämmten Außenbauteilen), können die Oberflächentemperaturen – nicht nur hinter dem gigantischen Kleiderschrank – gefährlich niedrig ausfallen und in Verbindung mit viel Feuchtigkeit in der Raumluft schadensträchtig sein. Während der Nacht steigt die Luftfeuchtigkeit im Schlafzimmer an, da schlafende Menschen den Raum atmend und schwitzend stundenlang mit Feuchtigkeit versorgen. Dieser Wasserdampf muss raus, am besten durch (mehrmaliges) Stoßlüften.

Ein weiterer Hotspot in Sachen lüftungsbedingte Schimmelbildung ist *das Badezimmer.* Darum lassen Sie die dunstige, feuchtwarme Luft bitte während, aber auch nach dem Duschen oder Baden nicht über den Flur in andere Zimmer einströmen, sondern sorgen Sie dafür, dass sie auf kürzestem Weg die Wohnung verlässt: Badfenster weit auf und auf Nimmerwiedersehen! Zurück bleiben allerdings Wände, die eventuell schon oberflächlich Feuchtigkeit geparkt haben, feuchte Handtücher und feuchte Badvorleger, die alle ihre aufgenommene Feuchtigkeit nun sukzessive wieder an die Raumluft abgeben wollen. Im Bad ist eine »Wohlfühltemperatur« von 22 °C bis 23 °C durchaus sinnvoll, da die extremen Feuchtigkeitsspitzen durch Baden und Duschen von wärmerer Raumluft besser aufgenommen werden können und Textilien besser trocknen – angemessene Lüftungsintervalle vorausgesetzt. Wenn möglich, sollten vor allem die von den frühmorgendlichen Duschorgien und trocknenden Textilien noch feuchtebelasteten Bäder nach einigen Stunden kräftig gelüftet werden.

»Tage der offenen Türen« sind bei spürbarem Temperaturgefälle zwischen den Räumen übrigens keine gute Idee. Strömt beispielsweise im Winter warme Wohnzimmerluft in das unbeheizte Schlafzimmer, kann das schon bei einer Temperaturdifferenz von 4 bis 5 °C an den Außenbauteilen des kühleren Raumes – je nach deren Beschaffenheit (ungedämmte Wände sind kritischer als gedämmte) – zu Problemen führen. Die Türen zwischen Räumen mit unterschiedlichen Temperaturen sollten deshalb besonders während der Heizperiode entweder konsequent geschlossen bleiben oder alle Räume mit offenen Türen auf dasselbe Niveau geheizt werden. Dabei natürlich immer schön die Hygrometer im Auge behalten …

Hinweis: Gerne würde ich Ihnen ganz klare Handlungsanweisungen zum Lüften und Heizen an die Hand geben, doch es hat sich gezeigt, dass die Einflussfaktoren (Nutzerverhalten, bauphysikalische Bedingungen etc.) dafür zu zahlreich sind.

Lüftungs- und Heiz-Basics für Wohnungen ohne Kontrolliertes Lüftungsmanagement

- Ziel eines Lüftungsintervalls ist ein Komplettaustausch der Innenraumluft gegen Frischluft von draußen.
- 3 intensive Lüftungsintervalle pro Tag sind in jeder (auch der tagsüber verwaisten) Wohneinheit angeraten.
- Bei intensiver Raumnutzung und vielen feuchteproduzierenden Tätigkeiten wie Duschen/Baden und Kochen sollte die Feuchtigkeit sofort durch kräftiges Lüften abgeführt

werden. Zudem muss hier nicht nur *während* der Feuchtefreisetzung, sondern auch *danach* (unter Umständen mehrfach) gelüftet werden.

- Die Lüftungsintervalle sind – je nach Temperaturdifferenz zwischen innen und außen, Windverhältnissen und Feuchtefreisetzung im Raum – anzupassen: Während bei sehr kalter Außenluft meist wenige Minuten Stoß- bzw. Querlüften reichen, kann es bei hohen Außentemperaturen bis zu 30 Minuten dauern, bis die Innenraumluft einmal ausgetauscht ist.
- Optimal bei erheblichen Temperaturdifferenzen zwischen gegenüberliegenden Räumen ist folgende Taktik: Die Frischluft strömt beim Querlüften über kühlere Räume in wärmere Räume, nicht umgekehrt.
- Ein stark mit Feuchtigkeit belastetes Bad sollte immer separat gelüftet werden, damit die feuchten Luftmassen nicht in andere Räume strömen.
- Selbst bei sehr hoher relativer Luftfeuchtigkeit in der Außenluft sollte regelmäßig gelüftet werden, solange die Außenluft nicht wärmer ist als die Raumluft.
- Viele Pflanzen im Raum, Zimmerspringbrunnen oder offene Aquarien reichern die Raumluft kontinuierlich mit Feuchtigkeit an und machen ein häufigeres Lüften notwendig.
- Wäschetrocknen in der Wohnung bedingt ein sehr regelmäßiges Abführen der freigesetzten Feuchtigkeit – entweder per Permanentbelüftung oder durch Lüften alle zwei bis drei Stunden. Darüber hinaus empfiehlt es sich, das Hygrometer gut zu beobachten.
- Hygrometer in den Räumen helfen bei der Einschätzung der relativen Luftfeuchtigkeit: Im Winter sollte diese unter 50 % liegen, im Sommer möglichst nicht dauerhaft über 60 % – wenn nicht gerade ein schwülheißer Sommer alle guten Vorsätze und Bemühungen zunichtemacht.

- Insbesondere in ungedämmten Gebäuden kann eine hohe relative Luftfeuchtigkeit bei kalter Witterung kritisch werden.
- Bei schwülwarmem Wetter frühmorgens und spätabends lüften. Zudem sind dann extreme Feuchtigkeitsfreisetzungen (z. B. heiß duschen und Wäsche in der Wohnung trocknen) möglichst zu vermeiden.
- Insbesondere in Souterrainwohnungen (kühle Wände!) ist bei schwülwarmer Außenluft Kondensation an den Außenwänden vorzubeugen, indem tagsüber keine warme, sondern nur abends, nachts und frühmorgens kühlere Luft hereingelüftet wird. (Zum Keller kommen wir später, siehe Seite 288.)
- Ist es draußen knackig kalt, Fenster nicht allzu lange auf Kipp stellen, damit die Fensterlaibungen nicht stark auskühlen.
- Generell ist es vorteilhaft, alle (auch die ungenutzten) Räume moderat auf mindestens etwa 18 °C zu beheizen. Wer bei deutlich niedrigeren Temperaturen schlafen möchte, muss je nach bauphysikalischer Beschaffenheit der Außenbauteile, Anzahl der dort nächtigenden Personen und Lüftungsgewohnheiten auf der Hut sein: drohender Schimmelbefall an den kühlen Außenbauteiloberflächen.
- In Badezimmern bieten sich Temperaturen von 21 bis 23 °C an, denn warme Luft kann mehr Feuchtigkeit aufnehmen als kühlere.
- Drastisches Intervallheizen (bzw. eine deutliche Nachtabsenkung) mit starken Temperaturschwankungen kann bei ungedämmten Gebäuden je nach Raumnutzung v. a. bei erhöhter Feuchtefreisetzung kritisch sein.
- Werden einzelne Räume stärker beheizt als andere, ist das Hineinströmen der warmen Luftmassen in die kühleren Räume zu verhindern: Türen dann geschlossen halten!

Troublemaker trockene Luft?

Je höher die relative Luftfeuchtigkeit, desto mehr winzige Wassermoleküle sind in der Luft unterwegs. Diese haften sich unter Umständen im Rudel an Staubpartikel an, so dass die Staubpartikel schwerer werden und entsprechend schnell zu Boden sinken – quasi ein Selbstreinigungseffekt der Luft. Das heißt im Umkehrschluss: In einer mit weniger Wassermolekülen angereicherten Raumluft tritt dieser Effekt nicht so stark auf, die Staubpartikel werden also nicht durch anhaftende Moleküle schwerer und halten sich umso länger in der Luft. Folglich werden sie von Bewohnern zahlreicher eingeatmet. Laut einzelner Studien kann sich das subjektive »Zu trockene Luft«-Empfinden in geheizten Räumen unter Umständen auch bei mittlerer relativer Luftfeuchtigkeit einstellen: wenn die Luft stark mit Staubpartikeln angereichert ist, die Raumlufttemperaturen hoch sind oder auch bei Verunreinigungen der Raumluft, beispielsweise durch mikrobiellen Unrat eines unentdeckten Schadens. Bevor man bei typischen Trockene-Luft-Beschwerden zu einem Raumluftbefeuchter greift, sollte also das Hygrometer befragt werden: Ist die Raumluft tatsächlich extrem trocken? Schließlich treiben Sie mit einem elektrischen Hans Dampf, dem Luftbefeuchter, die Raumluftfeuchtigkeit mehr oder weniger stark in die Höhe und schaffen so womöglich bei bauphysikalisch unglücklichen Randbedingungen eine gute Basis für bunte Schimmelkolonien in den kühleren hintersten Ecken. Mal ganz abgesehen davon, dass viele dieser Geräte je nach Reinigung und Nutzung anfällig für mikrobielle Kontamination werden und daher prinzipiell zu Keimschleudern mutieren können.

Will man mit Gerätschaften gegen Probleme mit der trockenen Raumluft während der Heizperiode anarbeiten, empfiehlt sich als Alternative zu den Dampfgeräten ein gut getesteter 3-Stufen-Raumluftreiniger (Vorfilter, HEPA-Filter, Aktivkohlefilter), der die Raumluft von herumschwebenden Partikeln befreit. Nach meiner eigenen Erfahrung verschafft dies eine deutliche Linderung des vermeintlichen Trockene-Luft-Problems und hilft zudem vielen Allergikern aus der Patsche, indem die Allergene gleich mit eingesackt werden.

Aber können wir nicht einfach selbst aus »extrem trockener Luft« »akzeptabel trockene Luft« machen – immerhin sind wir Wasserdampfproduktionsprofis? Können wir! So lassen sich beispielsweise einige Lüftungsanlagen optional mit Feuchterückgewinnung aus der Raumluft ausstatten. Doch solche oder andere technischen Kniffe sind gar nicht immer vonnöten, manchmal reichen schon Kleinigkeiten: die nassen Handtücher nach dem Duschen nicht im Bad, sondern in den Zimmern mit besonders niedriger Luftfeuchtigkeit trocknen, Pflanzen mit viel »Durst« beheimaten oder eine Schale mit Wasser auf der Heizung platzieren. Auch das Trocknen der gewaschenen Wäsche oder Bügeln mit einem Dampfbügeleisen kann man im Winter in den geheizten Raum verlegen, der sich durch besonders niedrige Raumluftfeuchtewerte auszeichnet. Hierbei gilt jedoch: Bitte das bedarfsgerechte Lüften nicht vergessen und das Hygrometer im Auge behalten. Ein regelmäßiger Blick darauf kann ohnehin helfen, ein Gefühl für das richtige Wasserdampfmaß im Raum zu bekommen. Denn selbstverständlich gilt weiterhin: Eine relative Luftfeuchtigkeit von über 50 % ist im Winter in geheizten Innenräumen unüblich und kann vor allem bei ungedämmten Wänden auf Dauer problematisch werden.

Aber wie problematisch ist denn nun trockene Raumluft für unsere Gesundheit? Den praktischen »Selbstreinigungseffekt« von mittlerer und höherer relativer Luftfeuchtigkeit kann trockene Luft tatsächlich nicht von allein vollbringen. In ihr wabern Staubpartikel länger herum, darin schwebende Mikroorganismen bleiben länger fit, und wir Bewohner atmen all den

Unrat zahlreicher ein. Augen und Haut können trockener werden, klaro, doch direkte negative Effekte auf unsere sonstigen Schleimhäute scheint trockene Luft einzelnen Studien zufolge nicht zu haben. Dieser Aspekt wird in Fachkreisen allerdings nach wie vor kontrovers diskutiert. Sicher ist jedoch, dass manche Erkrankte wie Asthmatiker und Patienten mit atopischen Ekzemen sich lieber nicht dauerhaft einer recht niedrigen relativen Luftfeuchtigkeit aussetzen sollten. Ein im Sinne der Gesundheitsvorsorge klar definierter Grenzwert für die relative Luftfeuchtigkeit existiert bislang zwar nicht, allerdings ein Richtwert: Schon die – mittlerweile durch andere Normen ersetzte – DIN EN 13779 (»Lüftung von Nichtwohngebäuden«) benannte 30 % als Untergrenze zur Vorbeugung von Schleimhautreizungen und trockenen Augen. Gut also, dass Kollege Hygrometer uns anzeigen kann, wenn diese Schwelle unterschritten wird, denn dann sollten wir der Raumluft mal ein wenig »Dampf machen« …

Abstand halten! – Richtig einrichten

Große Schränke, besonders in Außenwandnischen aufgestellt, kompakte Kommoden oder Sofas dicht vor den Wänden sind ideal, um den vorhandenen Platz im Zimmer optimal auszunutzen. Ideal sind sie aber bisweilen auch für neue Schimmelkolonien, weil hinter diesen Bauteilen oft ein prima Klima für Mikroben herrscht. Besonders bei recht kritischen Bedingungen, beispielsweise bei winterkühlen, ungedämmten Außenwänden und einer hohen bzw. regelmäßigen Feuchtebelastung der Raumluft, gilt es mitunter abzuwägen: Platz sparen oder Schimmelprophylaxe betreiben?

Luft muss die Runde machen können

Für die zweite, deutlich gesündere Lösung sollten alle Einrichtungsgegenstände, besonders die großen kompakten, einen Sicherheitsabstand zu den Außenwänden von 5 bis 10 cm haben. Auch an den Seiten sollten Sie für die bessere Luftzirkulation einen Luftraum zur Außenwand lassen. Wer eine bombastische *Schrankwand* benötigt, platziere diese – vor allem in Häusern mit ungedämmten Wänden – möglichst an einer Innenwand, statt damit große Teile einer Außenwand(-nische) von der Raumluftzirkulation abzuschneiden. Außenwandnischen also lieber nicht bis auf den letzten Millimeter zubauen! Zudem sind *Möbel mit Beinen* aus raumklimatischer Sicht sehr vernünftig: Sie lassen eine bessere Luftzirkulation zu als ihre beinlosen Kollegen.

Schwere, dichte und lange *Vorhänge* sowie großformatige Bilder vor kühlen (ungedämmten) Außenwänden können ebenfalls die warme Luftwalze im Raum und damit das Anströmen warmer Luftmassen an die kühlen Außenwände behindern. Gut zu sehen ist der Effekt solcher Raumelemente, wenn bei kalten Außentemperaturen eine Thermographie im Zimmer durchgeführt wird. Dabei sind in vielen Fällen erstaunliche Temperaturdifferenzen auf einer Wandfläche gleicher Bauart erkennbar. So wird beispielsweise hinter *großformatigen, luftundurchlässigen Bildern* und in Ecken hinter dichten Vorhängen oft eine kritisch niedrige Oberflächentemperatur offensichtlich. Will man trotzdem nicht auf schwere, dichte Vorhänge vor kühlen (ungedämmten) Außenwänden verzichten, sollten diese mit etwas Abstand zur Wand hängen und »Hochwasser«, sprich 5 bis 10 cm Abstand zum Boden haben, damit die erwärmte Luft auch hinter dem Vorhang zirkulieren kann. Und wer seinen großformatigen Tintoretto oder Monet auf eventuell kritischen Außenwänden aufhängen möchte, für den bieten sich extra dafür konstruierte Abstandshalter an. Diese sind in vielen Wohnungen nicht nötig, könnten aber in Einzelfällen von alten, ungedämmten Wänden helfen, einen Schimmelbefall zu verhindern.

Heizkörper müssen natürlich die Möglichkeit haben, die Wärme ungehindert an die Raumluft abgeben zu können. Diese hinter hübschen Verkleidungen zu verstecken, wäre also ziemlich unglücklich. Auch dichte Vorhänge vor den Geräten sind hinderlich.

Da nicht gedämmte *Geschossdecken*, die an darunterliegende Hofdurchfahrten, Garagen und Keller oder darüberliegende kalte Dachböden und ungedämmte Flachdächer angrenzen, im Winter ebenfalls stark auskühlen können, sollten diese nicht zugestellt werden: Möbel auf Füße stellen, keine dampfsperrenden, also unterseitig dichten Teppiche dort auslegen. Nach oben hin, also gen Dach(-boden), den Luftraum unterhalb der betreffenden Geschossdecke auf ca. 5 cm frei lassen – hier also lieber keine Schrankwand bis unter die Decke verbauen.

Die TETRIS-Falle

Küchenplaner sind oft wahre Stauraumoptimierer. Deren Arbeit ist ein bisschen, wie Tetris in anderer Leute Wohnungen zu spielen. Da wir alle unglaublich viel Geschirr, Behältnisse und Küchenwerkzeug angesammelt haben, sind wir ihnen für ihr unermüdliches Bemühen um perfekte Lösungen meist sehr dankbar. Gerne kommen sie vorbei und vermessen die Küche – nur leider endet ihr Laserstrahl an der Wandinnenseite, die Beschaffenheit einer Außenwand wird in der Regel nicht einkalkuliert. Das kann in manchen Fällen böse ausgehen. Warum? Ganz einfach: Verbaut man Außenwände bis auf den letzten Zentimeter mit Küchenschränken, ist die Luftzirkulation dahinter stark eingeschränkt. Und Küchen, so sie denn ausgiebig genutzt werden, sind nun mal Räume mit erhöhter Feuchteproduktion … Früher standen Küchenschränke einfach auf ihren Füßen in der

Gegend herum, so dass man darunter prima fegen und die Luft passabel zirkulieren konnte. Heutzutage ist es schick und gilt als planerische Meisterleistung, Küchen passgenau wie eine zweite Wand vor der eigentlichen Wand zu designen und zu verbauen. Nüchtern betrachtet ist das eine ungewollte Innendämmung, die die Wanderung der Wassermoleküle zur kühlen Außenwand aber mitnichten unterbindet. Bei gut gedämmten Außenwänden kein Beinbruch, bei ungedämmten Altbauten hingegen sorgen mitunter versteckte Schimmelkolonien hinter der Meisterküche für miese Luft. Küchenunterschränke müssten eigentlich 4 cm Abstand zur Wand haben, was heutzutage aber gerne mal unterschritten wird. Und selbst diese allgemein veranschlagten 4 cm bieten nicht in jedem Fall eine ausreichende Schimmelprophylaxe. Kritische Situationen vor ungedämmten Außenwänden sind aber vermeidbar, indem man nicht nur ausreichend Abstand zu den Wänden, sondern sowohl im Sockel als auch am hinteren Ende der Arbeitsplatte (über dem Luftraum hinter dem Schrank) Lüftungsgitter einbauen lässt – oder, wenn auch das nicht ausreicht, indem man einfach auf die hübschen Sockelblenden verzichtet. Bei ungedämmten Außenwänden, die mit Küchenschränken »zugebaut« werden sollen, kann zudem eine übertiefe Arbeitsplatte dafür sorgen, dass die Schränke nicht so nah an der Wand stehen und trotzdem alles perfekt geplant ausschaut.

Hinweis: Wände, die an ein ungeheiztes Treppenhaus grenzen, können im tiefsten Winter bei geöffneten Fenstern im Treppenhaus stark auskühlen und somit nahezu »Außenwandcharakter« bekommen.

Einrichtungs-Basics für potenzielle Problemräume

- große, massive Möbelstücke – insbesondere bei ungedämmten Außenwänden – möglichst an Innenwände platzieren
- wenn möglich etwas Luftraum zu Wänden, insbesondere Außenwänden lassen

- Möbelstücke mit Beinen favorisieren
- Gardinen, Vorhänge mit »Hochwasser« und Abstand zu Außenwänden aufhängen
- Abstandshalter für großformatige Bilder verwenden
- Luftzirkulation bei der Küchenplanung sicherstellen

Die Regulierungsbeauftragten

Schimmelprophylaxe durch die Vorgabe »Immer etwas Abstand von der Wand halten!« ist also eine prima Idee. Noch viel pfiffiger aber ist es, die Wand selbst mit einzubeziehen, indem dafür gesorgt wird, dass auf ihr schlechte Lebensbedingungen für Mikroorganismen herrschen. Nun lassen sich Mikroorganismen allerdings nicht von Terrortapeten mit grellen Farben oder kreischenden Mustern abschrecken, sondern konzentrieren sich unbeirrt auf die wesentlichen Randbedingungen: Feuchtigkeit, Futter und der vorherrschende pH-Wert.

Feuchtigkeitsspitzen in der Raumluft lassen sich nicht gänzlich vermeiden und verlangen manchmal tatkräftige Unterstützung durch mitarbeitende Materialien. Hat man so ein schwimmbeckenartig anmutendes Badezimmer – gekachelt bis unter die Decke – gibt es oft nur wenige Materialien, die als Feuchtigkeitspuffer fungieren können, weil die Kacheln selbst nicht sorptionsfähig sind. An mitwirkenden, also sorptionsfähigen, Oberflächen aber kann sich Feuchtigkeit in Form von Wasserdampf anlagern. Das Wasser aus der arg gebeutelten Raumluft wird also quasi »zwischengespeichert«. Besonders wenn man dafür Materialien verwendet, die Mikroorganismen unattraktiv finden, können im Bad gut und gerne alle Wandflächen, die keinem Spritzwasser ausgesetzt sind, nicht gefliest, sondern verputzt sein: Ein mineralischer Putz, zum Beispiel auf Kalk- oder Zementbasis, kann als Feuchtigkeitspuffer einen wichtigen Beitrag leisten. Das funktioniert aber nur dann bestens, wenn die Bewohner nach Feuchtefreisetzung nicht nur einmal, sondern im Abstand von einigen Stunden mehrmals lüften.

Tapetenträume, Tapetenschäume?

Die Hauptarbeit bei der Feuchteregulation bleibt unabhängig von der individuellen Einrichtung stets an den Wänden hängen. Wenn es um unsere Innenraumwände geht, haben wir vor allem Chic, Ästhetik und Gemütlichkeit im Sinn – leider weniger ihre bauphysikalische Funktionalität. Jahrhundertelang war die Papiertapete der Dauerbrenner an Innenwänden, doch mittlerweile gibt es ernstzunehmende Konkurrenz. Vor allem Vlies- und Vinyltapeten habe seit einigen Jahren Einzug in unsere Wohnungen gehalten und hübschen die kahlen Wände auf. Auch wandfüllende Fotodrucke aus dem letzten Südseeurlaub oder die Skyline der Lieblingsmetropole sind ebenso en vogue wie täuschend echt erscheinende Mauerwerksnachbildungen oder coole Strukturtapeten. Das Sortiment an Materialien, Formen und Farben wird stetig variantenreicher. Wer die Wahl hat, hat die Qual. »Wie trifft man denn da die richtige Entscheidung?« Wer ein gutes Raumklima im Sinn hat, sollte den Fokus auf die bauphysikalischen Aspekte richten, also auf Sorptionsfähigkeit, vor allem aber auf ausreichende Diffusionsoffenheit, weil der Putz dahinter der eigentliche Feuchteregulationsprofi ist. Dazu gleich mehr …

Der Klassiker, die *Papiertapete* (auch Raufaser), ist in Sachen Feuchteregulation ganz gut dabei. Die »Skyline von Manhattan«-Tapete ist nicht gerade als diffusionsoffen anzusehen, wenn als Farbschicht für das Foto Kunststoffdispersionsfarben verwendet wurden. Die allseits beliebte *Vliestapete* basiert meist auf Zellstoff und ist damit im Grunde klimaregulativ mitarbeitend. Bei ihr kommt es jedoch auf die Oberfläche an: Ist sie beispielsweise mit – oft aufgeschäumten – Kunststoffen versehen, kann darunter die notwendige Durchlässigkeit je nach Beschaffenheit deutlich leiden.

Vinyltapeten sind wegen der auf das Trägermaterial aufgebrachten Kunststoffschicht das Schlusslicht in dieser Hinsicht und daher für eine natürliche Feuchteregulation der Raumluft eher nicht zu empfehlen, ebenso wie Glasfasertapeten. Deren Gewebe basiert auf Fäden aus geschmolzenem Glas, das oftmals mit Kunstharzen auf dem Trägermaterial verklebt wird.

Da stellt sich doch wirklich die Frage, ob man unter Umständen gar auf diese dünnen Bahnen an den Wänden verzichten kann. Aus bauphysikalischer Sicht ist eine Tapete tatsächlich entbehrlich …

PUTZmunter!

Was findet sich hinter so ziemlich jeder Tapete? Putz! Lange Zeit galt diese Allzweck-Spachtelmasse eher als Steigbügelhalter für den großen Auftritt der Tapete. In erster Linie soll Putz Unebenheiten auf der Oberfläche ausgleichen, um die perfekte Grundlage fürs Tapeten-Topping zu schaffen. Den Putz jedoch hinter den Klebe-Wandbelägen zu verstecken ist bauphysikalisch betrachtet jammerschade, denn er kann viel mehr als nur den dünnen Bahnen den großen Bahnhof bereiten; er kann nämlich prima bei der Feuchteregulation helfen. Die üblichen Putzsorten, basierend auf ihren Namensgebern Kalk, Gips, Zement oder Lehm als Bindemittel, sind alle ziemlich gut sorptionsfähig.

Bekanntlich findet die Klimaregulation in Bauteilen zu einem sehr hohen Prozentsatz innerhalb der ersten Millimeter statt. Und wer erledigt diesen Job in den meisten Wohnungen und Häusern? Der gute alte Gipsputz. Als Klimaregulator ist er auch gar nicht mal so übel, kann er doch einigermaßen viel Feuchtigkeit aufnehmen und zeitversetzt wieder an die Raumluft abgeben. Gipsputz ist jedoch in der Lage, die Feuchtigkeit auch über längere Zeit zu speichern, so dass er, wenn es ganz dicke bzw. feucht kommt, zu einer Herberge für Mikroorganismen werden kann. Basis dafür sind die für Mikroorganismen sehr schmackhaften Substanzen, die Gipsputz bei zu lange vorherrschender hoher Feuchtigkeit auf der Oberfläche schimmelanfällig machen: Oft wird Gipsputz mit Kleisterverbindungen angereichert, damit er nicht so schnell abbindet und man ihn besser verarbeiten kann. Nun kann man beim Auftragen des Putzes zwar eine ruhigere Kugel schieben, doch genau diesen Kleister finden manche Mikroorganismen extrem lecker … Hinzu kommt der äußerst durchschnittliche pH-Wert von Gipsputz, der einer mikrobiellen Mission »Landnahme« leider auch nicht wirksam im Wege steht.

Back to the roots?

Den Spachtelmassen-Methusalem *Lehmputz* haben schon die ersten sesshaft gewordenen Menschen für ihre Behausungen verwendet. Er wurde zwischen oder auf die Gefache geschmiert, um Ritzen abzudichten und somit für etwas Behaglichkeit zu sorgen. Auch im späteren professionellen Holz-Fachwerkbau war Lehm eine wichtige Komponente: Dank seiner hohen kapillaren Leitfähigkeit und guten Wasseraufnahmefähigkeiten nahm er dem feuchteanfälligen Holzständerwerk zuverlässig die Feuchtigkeit ab. Derzeit erlebt Lehm eine wahre Renaissance; insbesondere bei der im Trend liegenden ökologischen Bauweise ist Lehm ein gern genommener Wohlfühlfaktor, da er als Garant für angenehmes Raumklima gilt. Das liegt unter anderem an seinen hervorragenden Feuchtepuffereigenschaften (Sorptionsfähigkeit). Von der Grundsubstanz her kann Lehm ein Vielfaches mehr an Feuchtigkeit zwischenspeichern als Gips und diese langsam wieder an die Raumluft zurückgeben. Wird Lehmputz im Bad an die Wände und gegebenenfalls an die Decke geschmiert, beschlagen keine Spiegel und Scheiben mehr. Super Sache? Doch Vorsicht: Lehmputze in Räumlichkeiten, die sich durch hohe Feuchtespitzen auszeichnen, können jene typischen Alarmsignale fürs »Lüften!« aushebeln und dazu führen, dass die Bewohner ihrer Lüftungspflicht nicht nachkommen, was die Gefahr von dauerhaft zu hohen Feuchtigkeitswerten und Schimmelbefall in der Hütte birgt. Bei Lehmputz und viel Feuchteproduktion im Raum sind regelmäßige Lüftungsintervalle und gezielte Blicke aufs Hygrometer vonnöten, denn der Putz muss die aufgenommene Feuchtigkeit aus der Raumluft auch immer wieder an diese zurückgeben können. Wie viel Feuchtigkeit er aufgenommen hat, merkt man ihm nämlich in der Regel gar nicht an …

An Lehmputz scheiden sich in der Fachwelt jedoch die Geister: tolles natürliches Raumgefühl und klimaregulatorisch der Klassenprimus – auf der anderen Seite gibt es offenbar immer mal wieder Probleme mit sichtbarer oder unsichtbarer mikrobieller Belastung (nach Einbau). Vor allem Beimengungen von pflanzlichen Zusatzstoffen im Zuge der Verarbeitung zum fertigen Putz (z. B. Stroh) bergen anscheinend eine latente Gefahr der mikrobiellen (Grund-)Besiedlung. Zudem erfordern Produktauswahl und Verarbeitung von Lehmputz viel Knowhow; so ist zum Beispiel auf die spezifischen Trocknungsbedingungen zu achten. Auch der im neutralen Bereich liegende pH-Wert des Lehmputzes ist für Mikroorganismen überhaupt keine Hürde; er macht ihre Kolonisierung unter guten Randbedingungen zu einer Art Home Run. Für regelmäßig mit hohen Feuchtigkeitsspitzen traktierte Räume wie Bäder gibt es deshalb passendere Lösungen.

Gut KALKuliert

Kennen Sie noch die altbewährte Tradition des »Kalkens«? Dabei handelt es sich um ein gängiges Procedere zum Abmurksen von unliebsamen Schmarotzern und eben der ganzen üblichen, uns mittlerweile gut bekannten Mikroorganismen-Garde in Tierställen. Dieses stark ätzende Zeugs, das dabei auf Oberflächen aufgetragen wird, bringt vermutlich alle Schädlinge um die Ecke und stellt die notwendige Hygiene im Stall wieder her. »Dann brauchen wir doch nur unsere Zimmerwände zu kalken – und das eklige Schimmelspektakel gehört ein für alle Mal der Vergangenheit an!« Nee, das lassen wir mal lieber bleiben. Abgesehen davon, dass die Riesensauerei »Kalken« Parasiten eindämmen soll und nicht für blitzsaubere Wohnzimmer konzipiert wurde, müssten wir das Kalken wie auch im Stall jährlich praktizieren. Denn tatsächlich passiert mit diesem Kalkanstrich genau wie mit einem für Wohnräume konzipierten Kalkputz an der Wand peu à peu Folgendes: Während des Aushärtens nimmt er Kohlenstoffdioxid aus der (Raum-)Luft auf, was seinen pH-Wert auf der Skala gehörig von stark alkalisch in Richtung moderat-alkalisch verschiebt. Schließlich ist CO_2 als klassisches Treibhausgas allenthalben für die Versauerung der Weltmeere bekannt. Etwas anders läuft das beim *hydraulischen Kalkputz*. Dieser enthält sogenannte Hydraulefaktoren (z. B. Eisenoxid, Silizium, Aluminium oder Tonerde) und härtet – je nach individueller Zusammensetzung – infolge der Hydratationsarbeit dieser Zuschlagstoffe etwas anders aus als der Luftkalkputz. Er verliert seinen hohen pH-Wert auf unseren Zimmerwänden nicht im gleichen Maße, weil er zum Aushärten – dank der Arbeit seiner hydraulischen Bindemittel – weniger CO_2 aus der Luft benötigt.

Allerdings weist der unter CO_2-Aufnahme aushärtende Kalkputz am Ende immer noch einen für die meisten Mikroorganismen unangenehm hohen pH-Wert auf. Darum wird

Kalkputz derzeit als Allroundtalent zur aktiven Mithilfe bei der Schimmelpilzprophylaxe in Innenräumen gehandelt und ist offenbar der letzte Schrei bei manchen Schimmelbekämpfern.

Das Mineral *Silikat* ähnelt in seinen Eigenschaften seinem Kollegen *Kalk*. Es hat ebenfalls einen hohen pH-Wert und gute Wasseraufnahmefähigkeiten. Silikat, genaugenommen Silicium-Sauerstoff-Verbindungen, braucht jedoch ebenfalls Kohlenstoffdioxid für seinen Erhärtungsprozess und landet somit am Ende des Erhärtungsvorgangs prinzipiell in mittelprächtigen alkalischen pH-Wert-Gefilden wie nicht hydraulische Kalkputze.

Verloren im Deklarations-Dschungel?

Hersteller fahnden weiterhin nach dem Putz-Optimum. Sie mischen und basteln und testen, bis die Wände wackeln. Mittlerweile sind die Regale der Malerfachbetriebe und Baumärkte entsprechend voll mit mineralischen Putzen in diversen Variationen. Alles wird in irgendwelchen Mischungsverhältnissen und oftmals mit sogenannten Additiven dargeboten. So stürmen seit einiger Zeit sogar *Feuchtigkeitsregulierungssysteme*, bestehend aus Unterputz und Oberputz und vielleicht noch Farbpigmen-

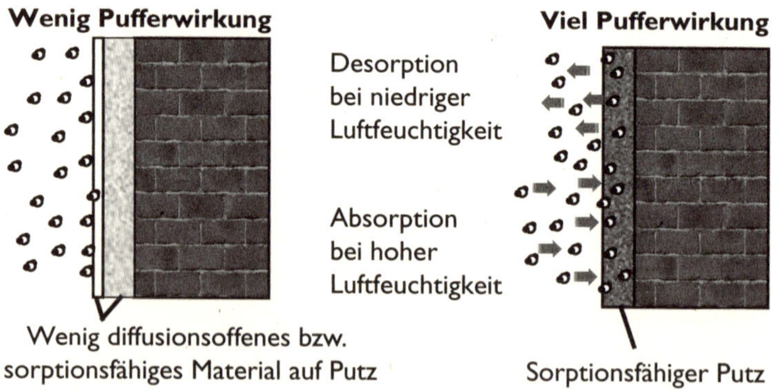

Feuchteregulation durch Materialien

ten oder einem Farbanstrich, den Markt und versprechen eine tolle Regulation der Luftfeuchtigkeit. Wie von Geisterhand? Nein, denn lüften – und den Wandbelägen die Feuchtigkeit auf diese Weise wieder abnehmen – müssen wir selbstverständlich weiterhin!

So gibt es die »Rein-Versionen« der nachweislich besten mineralischen Regulationshelfer Kalk-, Silikat- und Lehmputz mit ihren beschriebenen Eigenschaften. Und es gibt diverse Kombinationen und Systeme, an denen auch Gips und Zement beteiligt sein können, zum Beispiel Kalkgipsputz, Kalkzementputz, Lehm-Gipsputz und Kalk-Lehmputz. Manche Systeme vereinen die Eigenschaften ihrer Hauptbestandteile zu einem sinnvollen Endprodukt.

Bei der Auswahl ist auch darauf zu achten, ob chemische Zusätze (Lösemittel, Weichmacher, Konservierungsstoffe) oder organische Zusätze (Pflanzenfasern, Kunstharzprodukte), sprich Destruentenleibspeisen beigemengt sind. Ein prüfender Blick ist vor allem bei »mineralischen« Putzen geboten, weil »mineralisch« landläufig als Synonym für gut feuchteregulierende Produkte angesehen wird. Stimmt auch, doch diese Deklaration kann und darf auch für Erzeugnisse mit geringem Gehalt an mineralischen Inhaltsstoffen verwendet werden. Das ist leider ein bisschen wie beim Bäcker, denn da darf das »Leinsamenbrot«, »Hirsebrot« oder »Haferbrot« auch so heißen, obwohl es mitunter nur kleine Mengen des namensgebenden Getreides enthält. Wer genau wissen will, ob er es mit einem Reinputz eines favorisierten Minerals oder mit einem Mischmasch und womöglich ungewollten Additiven zu tun hat und welches Produkt oder System sich im Einzelfall am besten eignet, dem sei eine genaue Beratung (Fachhandel, Fachmann des Malerhandwerks, Nachfrage beim Hersteller) empfohlen (Inhaltsstoffe genau prüfen/erklären lassen). Die Sicherheitsdaten- oder Technischen Merkblätter geben häufig nicht preis, was sich hinter

Begriffen wie »Luftporenbildner« oder »die Verarbeitung verbessernde« Komponenten/Additive/Zusätze verbirgt. Das kann nämlich von feinstem Destruentenfutter bis zu unbekannten chemischen Zusätzen alles bedeuten.

Volle Farbenpracht

Eine weitere Möglichkeit, die eigene Hütte individuell und wohnlich zu gestalten, sind bekanntlich Farbanstriche auf dem Putz. Dabei gilt unsere Aufmerksamkeit natürlich wieder den bauphysikalischen Eigenschaften: Ein Anstrich, traditionell dünn aufgetragen, kann aufgrund seiner bescheidenen Schichtdicke grundsätzlich nicht besonders viel Feuchtigkeit aufnehmen. Daher sollte er auch so beschaffen sein, dass er Wasserdampf zum dahinterliegenden Putz durchlässt, also möglichst diffusionsoffen sein. In dieser Hinsicht sind selbstverständlich auch die mineralischen Produkte herausragend. Insofern sollten bei dem Wunsch nach einem Farbfirnis on top eines perfekt mitarbeitenden *Klimaregulatorischen Wandaufbaus* idealerweise mineralische Wandfarben, beispielsweise die Regulationsprofis *Kalkfarbe oder Silikatfarbe* am Start sein. Silikatfarbe für Innenräume wird häufig als Dispersionssilikatfarbe angeboten, deren geringe Kunststoffbeimischungen die guten regulatorischen Eigenschaften kaum beeinflussen. Diesbezüglich weniger hilfreich als diese Produkte ist der handelsübliche Standardanstrich für Putze und Tapeten: die Dispersionsfarbe. Dieser Anstrich heißt so, weil es sich nicht um eine Lösung in Wasser, sondern um feinste Verteilung (Dispersion) der Einzelkomponenten – Wasser, Bindemittel, Farbpigmente sowie eventuelle Additive – handelt. Basieren Dispersionsfarben auf Kunststoffen (Kunstharze oder sonstige Kunststoffe als Bindemittel), rangieren sie klar hinter den mineralischen Produkten im Mittelfeld: mittelprächtige Wasserdampfdurchlässigkeit, also beileibe kein Klassenprimus in dieser Hinsicht und ergo weniger dienstbeflissen bei der Innenraum-Klimaregulation.

Übrigens: Mit jedem Überstreichen einer alten Farbschicht wird die Diffusionsfähigkeit des gesamten Toppings ein kleines bisschen geringer, das heißt, fünf Farbanstriche auf einer Raufasertapete mit Kunstharz-Dispersionsfarbe dürften nahezu diffusionsdicht sein ... Im Ranking *regulatorisch mitarbeitend* bilden die »widerstandsfähigen« oder »abwaschbaren« Wandfarben, von denen einige Produkte nach wie vor als *Latexfarbe* angeboten werden, nahezu das traurige Schlusslicht. Heutzutage basieren viele dieser Produkte nicht mehr auf echtem Latex, sondern auf einer Dispersion mit speziellen Kunststoffbindemitteln. Viele abwaschbare Anstriche sind wenig wasserdampfdurchlässig, arbeiten klimaregulatorisch also kaum mit. Vor allem für Räume mit temporären, aber regelmäßigen Feuchtigkeitsspitzen wie Küche und Bad sind sie daher unter bauphysikalischen Aspekten eher nicht zu empfehlen. Und bei Neubauten ist zu beachten, dass die Material-Restfeuchte noch bis zu zwei Jahre lang aus Bauteilen entweichen muss, was durch derartige Anstriche stark behindert wird und mitunter zu unerwünschten Komplikationen wie mikrobiellem Befall führen kann.

Schimmel: Ex und hopp?

Absolute Schlauerle denken allerdings: »Was soll der ganze Zauber?«, und greifen zur Vorbeugung von Schimmel-Komplikationen lieber beherzt zur vermeintlichen Wunderwaffe: Anti-Schimmel. An diese werbewirksame Präfix-Substantiv-Konstellation lässt sich nicht nur »Spray« prima anfügen, sondern auch »Farbe« und »Putz«: Anti-Schimmel-Farbe, Anti-Schimmel-Putz etc. Das muss nicht grundsätzlich schlecht sein, doch ist es angeraten, sich bei dem favorisierten Produkt mal genauer mit dem jeweiligen Anti-Schimmel-Wirkungsprinzip zu beschäftigen – vor allem bei *Anti-Schimmel-Farbe* tut ein Röntgenblick offenbar Not. Eine genaue Inspektion der Inhaltsstoffe haben auch die Macher der Zeitschrift ÖKO-TEST durchgeführt. Beanstandet wurden neben teils sehr bedenklichen weiteren Inhaltsstoffen in manchen Produkten unter anderem einige enthaltene Biozide, bisweilen auch als Fungizide oder Konservierungsstoffe deklariert. Solche Pilzkiller mit so gefährlich klingenden Namen wie Dichloroctylisothiazolinon oder Octylisothiazolinon dünsten aus den Farbanstrichen nach und nach in die Raumluft aus und werden verdächtigt, nicht nur den Pilzen, sondern auch der menschlichen Gesundheit zu schaden. Abgesehen von der bedenklichen Langzeitbelastung für die Bewohner, ist eben diese Luftikusattitüde der Biozide das entscheidende Effektivitätsproblem: Da sie mit der Zeit ausgasen, sind sie auf der Wand irgendwann nicht mehr wirksam. So manche Anti-Schimmel-Farbe ist also nichts anderes als Dispersionsfarbe, die gehörig mit teils bedenklichen Bioziden angereichert wurde.

Wandaufbau-Basics für schimmelfeindliches Raumklima

- Mineralische Putze können viel Feuchtigkeit aus der Raumluft abnehmen, müssen diese aber auch wieder an die Raumluft abgeben können (Sorptionsprozesse). Dazu muss (abhängig von der Nutzung) regelmäßig gelüftet werden.
- Lehmputz kann sehr viel Feuchtigkeit aus der Raumluft aufnehmen, eignet sich aber nicht so gut zur Schimmelprophylaxe wie Kalkputz, Silikatputz oder auf Kalk basierende Mischputze (z.B. Kalkzementputz). Vor allem schaffen diese Putzarten mit ihren höheren pH-Werten ungünstigere Bedingungen für Mikroorganismen.
- Bei der Auswahl eines Putzes immer auf die genauen In-

haltsstoffe achten bzw. diese bei Bedarf beim Hersteller anfragen.
- Mineralische Wandfarben (z. B. Kalkfarbe und Silikatfarbe) eignen sich gut als Anstrich zur Klimaregulation.

Spezialtipps für Hygienemanager

Bettenmachen

Feuchtigkeit lässt nicht nur die Mikroorganismen-Bande, sondern auch noch eine andere ungebetene Mitbewohnerin vor Begeisterung Samba tanzen: die Hausstaubmilbe. Eine weibliche Milbe produziert im Laufe ihres zwei- bis dreimonatigen Lebens bis zu 80 Eier, sprich Nachkommen, und jede Hausstaubmilbe zusätzlich einen um das Vielfache des eigenen Körperausmaßes großen Haufen an Kotkügelchen – die Träger der eigentlichen Allergene. So eine kleine Milbe heißt eigentlich Dermatophagoides, aber das kann sich ja kein Mensch merken. Daher wird sie umgangssprachlich Hausstaubmilbe genannt, was jedoch ein bisschen kurz gegriffen ist, da längst nicht alle den Lebensraum »Hausstaub« favorisieren. Äußerst viele dieser kleinen Biester leben dauerhaft dort, wo wir sie gar nicht haben möchten: in unseren Betten. Anders als wir Menschen bleiben sie den ganzen Tag schön entspannt im Bett und müssen gar nicht erst zur Arbeit antreten. Menschliche Hautschuppen sind ihre Leibspeise und in unseren Betten massenhaft zu finden. Warum sich als Milbe also täglich aus dem Bett schälen, wenn man dort alles Lebensnotwendige vorfindet? Die Präferenz für feuchtwarmes Bettenklima teilen Hausstaubmilben übrigens mit Schimmelpilzen, ihren – jetzt kommt's! – »Vorverdauern«. Pur können Milben unsere Hautschuppen nämlich gar nicht gut verdauen und überlassen den Pilzen daher den ersten Gang. Diese sind schließlich auch zahlreich am Start, weil unsere Betten – dem nächtlichen Schwitzen und der Wärme seiner Benutzer sei Dank – auch für sie ein perfekter Lebensraum sind. Das unterstreicht eine Studie der Universität Manchester. Forscher wagten einen Blick durchs Mikroskop in die ekligen Untiefen unserer kuschelig weichen Kopfunterlagen. Sie testeten Kopfkissen aus Federn und synthetischen Fasern, die zwischen 1,5 und 20 Jahre in Gebrauch waren, auf Schimmelpilzbesiedlung und fanden in allen getesteten Kissen massenweise davon. Meist waren mehrere tausend Exemplare verschiedenster Pilzarten pro Gramm Füllmaterial am Start, was sich gegebenenfalls auf Millionen Pilzkollegen je Kopfkissen summiert. Darunter befand sich übrigens erstaunlich häufig der Aspergillus fumigatus, jener kleine Fiesling also, der als potenzieller Aspergilloseauslöser gilt. Außerdem bietet das untersuchte Synthetikmaterial dieser Studie zufolge offenbar das etwas bessere Klima für so ein Mini-Ökosystem, denn hier war im Vergleich zu den Federkissen die höhere Artenvielfalt vertreten.

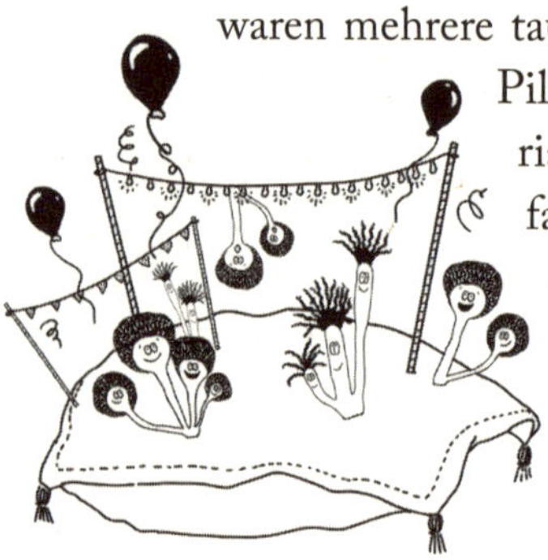

Fies, oder? Um mit dem unsichtbaren Mikrokosmos im Bett klarzukommen, helfen nur folgende Tipps:

1. Sich in Gleichmut üben, denn beide Winzlingstruppen bekommen wir nie ganz aus unseren Betten heraus.
2. Zumindest bei Kopfkissen und Oberbett eine waschbare Variante wählen und diese je nach Ausmaß des nächtlichen Schwitzens und der eigenen Sensibilität gegen die Hinterlassenschaften der Bett-Mitbewohner alle paar Wochen bis Monate bei 60 °C waschen oder in die Reinigung geben.
3. Milben und Pilzen den Aufenthalt so unangenehm wie möglich gestalten.

Keine Angst, für Punkt 3 müssen Sie Ihr Bett nicht abschaffen und auf dem Boden schlafen. Mit einer gehörigen Portion Faulheit kommt man auch schon weit. Gewöhnen Sie sich einfach das allmorgendliche Bettenmachen ab. Ja, ganz recht: Sofortiges Bettenmachen ist was für Mikroorganismen-Freunde. Alle, die mit möglichst wenigen Milben und Schimmelpilzen die Nacht verbringen möchten, lassen das einfach bleiben. Denn es ist so: Matratzen und Oberbetten haben in der Nacht mehr oder weniger viel Feuchtigkeit getankt und Wärme gespeichert, was sich beides wunderbar lange »konservieren« lässt, wenn man das Oberbett akkurat auf der Matratze drapiert. Die Bettenmachprofis unter uns werden so ungewollt zu echten Herbergsmüttern und -vätern. Denn wird die unscheinbare Feuchtigkeit dadurch Tag für Tag am Ausdiffundieren gehindert, reicht das alsbald aus, um den sich schnell entwickelten Mikrokosmos in unseren Betten quicklebendig zu halten. Entziehen wir den Mitbewohnern jedoch durch einfache Trocknungsmaßnahmen Feuchtigkeit, wirkt der Lebensraum »Bett« schon gleich etwas weniger paradiesisch: Schlägt man die Bettdecke einfach zurück, können deren Innenseite und die Liegefläche der Matratze über die nächsten Stunden viel besser abtrocknen. Wer nachts stark schwitzt, tut übrigens gut daran, seine Bettdecke tagsüber einige Zeit auf einen Wäscheständer zu legen, dann können diese und die Matratze perfekt trocknen. Bei den meisten Menschen sprechen wir hingegen nicht von nass geschwitzten Betten, sondern von einer moderaten Feuchtigkeitsmenge infolge menschlicher Körperausdünstungen – für uns gar nicht wahrnehmbar, für die winzigen Bettbewohner allerdings ein prima Klima …

Kochen

Wenn die Gegebenheiten es erlauben, ist die *Dunstabzugshaube* mit Abluftrohr die effektivste Methode, Feuchtigkeit, die beim Kochen in die Raumluft entfleucht, direkt nach draußen abzuführen. Bis zu 1 Liter Feuchtigkeit pro Kochvorgang und Topf muss die Raumluft aufnehmen, weshalb beim Kochen Frischluft zugeführt werden und die wasserdampfangereicherte »Kochluft« auf direktem Weg hinauskatapultiert werden sollte. Daneben gibt es Geräte, die erstaunlicherweise ebenfalls unter dem Begriff Dunstabzugshaube feilgeboten werden, die Luft aber keineswegs abziehen. Vielmehr sind Umluft-Dunstabzugshauben mit ihren eingebauten Filtern nur eine gute Möglichkeit, die Gerüche zu minimieren und die Fette abzuscheiden. Die Feuchtigkeit hingegen wandert frohgemut einmal quer durch die Innereien der Abzugshaube und zurück in die Raumluft. Nur ein geringfügiger Teil des ehemaligen Wassers verfängt sich in Ablagerungen auf den Filtern. Das bedeutet, dass die Raumluft all die Feuchtigkeit aufnehmen muss, und das »Herauslüften« des Wasserdampfs in der Raumluft bleibt weiterhin dringend notwendig. Abgesehen davon muss sich der Küchenbenutzer regelmäßig um Austausch oder Reinigung der Filter kümmern, wenn er keinen übermäßigen Besuch von Schimmelpilzen & Co. bekommen möchte. Staubpartikel und Fettablagerungen auf den Filtern reichen den findigen Mikroorganismen vollkommen als Nahrung aus und werden in regelmäßig wiederkehrenden Abständen mit Wasserdampf aus den Kochtöpfen versorgt. Ist der Kochvorgang abgeschlossen, kann eine moderate Nachlaufzeit helfen, die Innereien der Dunstabzugshaube durchzutrocknen und damit die Gefahr der Besiedlung zu verringern. Denn haben sich dort einmal mikrobielle Stinkstiefel angesiedelt, bläst man deren freigesetzte Stoffwechselprodukte bei einer Umluftvariante mit jedem erneuten Betrieb in die Raumluft.

Duschen und Baden

Die beste Prävention gegen Schimmelbefall ist – neben intensivem Lüften – wie immer Feuchtigkeitsentzug: die Fugen nach dem Duschen/Baden trockenwischen. Nicht nur die häufig befallenen Silikonfugen, auch Zementfugen freuen sich, wenn ein Trockentuch ihnen die Oberflächenfeuchtigkeit abnimmt und sie für Mikroorganismen viel unattraktiver werden. Wer darüber hinaus die Glasflächen der Duschkabine und die Kacheln mit einer Gummiflitsche abzieht sowie das eine oder andere nasse Handtuch in einem anderen Zimmer trocknet, hat schon viel der oft schadenbringenden Feuchtigkeit beseitigt.

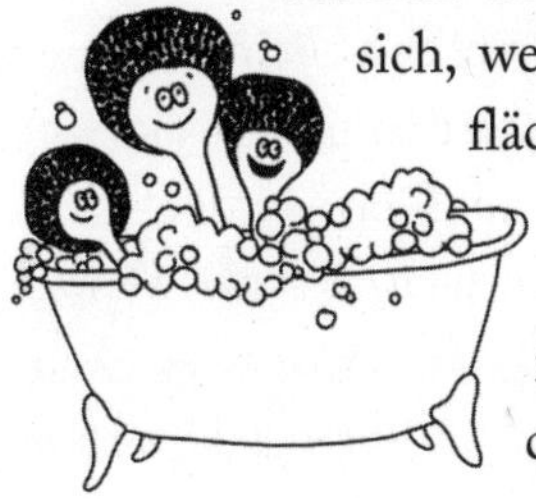

Staubsaugen

Vorsprung durch Technik! Männerdomäne? Mitnichten. Vielmehr ein äußerst nützlicher Helfer gegen Wollmäuse und Gespensterkacke. Vom Nur-Grobstaub-Bekämpfer bis zum Hightech-Saug-Filtersystem gibt der Markt alles her. Um auch die ultrafeinen Partikel effektiv zu beseitigen, ist ein Sauger mit Schwebstofffilter unentbehrlich. Diese werden (H)EPA- oder ULPA-Filter genannt ([High] Efficiency Particulate Air filter bzw. Ultra Low Penetration Air filter). Je nach Wirkungsgrad der Schwebstoffabscheidung sind die Filter bestimmten Kategorien zugeordnet. Bei Staubsaugern ist derzeit ein HEPA-13-Filter das Maß aller Dinge, denn er scheidet auch feinste Partikel ab und behält so im Mittel offenbar 99,95 % des Gesamtstaubes bei sich, was leider längst nicht alle Sauger von sich behaupten können. Ein Staubsauger mit HEPA-Filter ist daher eine ziemlich clevere Idee, da die angesaugte Luft den Bauch des Staubsaugers durchströmt und mit ihr *ohne* leistungsstarken Filter die kleinsten Bestandteile des Staubes hinten wieder herausgeblasen würden. Dazu zählen unter anderem Bakterien, Schimmelpilz(-sporen) und natürlich die zu Feinstaub zerfallenen Exkremente von Hausstaubmilben. Ohne diese kleine, aber feine Ausstattung wird der Staubsauger also zum effektiven Mikroorganismen-Gebläse, zumal in dem Mikrokosmos »Staubsaugerbeutel« so einige Mikrozwerge leben, wachsen und gedeihen und hier munter Stoffwechselprodukte produzieren. Das Mikroklima im Staubsaugerbeutel ist für Milben, Schimmelpilze und Bakterien ein wahres Fest. Vor allem wenn die Staubsaugerbenutzer manchmal über die eine oder andere winzige Pfütze hinweg- oder den frisch mit den Schuhen hereingetragenen Dreck augenblicklich aufsaugen. Auf diese Weise dem Staubsaugerbeutel Feuchtigkeit zuzuführen perfektioniert die Lebensbedingungen für Staubsaugerbeutelbewohner geradezu. Nicht mal die äußerst steife Brise bei Inbetriebnahme bedeutet eine nennenswerte Störung im Beutel-Paradies. Das merkt man daran, dass ein Staubsaugerbeutel bei zu langem Verbleib im Bauch des Saugers einen sehr speziellen »Eigengeruch« entwickelt, der bei Einschalten des Geräts riechbar wird. Marschiert ein Allergiker hinter dem Staubsauger ohne HEPA-Filter her, braucht er sich nicht über einen ausgeprägten allergischen Anfall zu wundern. Das nennt man dann wohl eine »steife Allergenbrise«. Trotz guter Filter ist das regelmäßige Wechseln des Staubsaugerbeutels sinnvoll. Dabei ist weniger der Füllgrad entscheidend als die Zeitspanne, die Sie den Mikroorganismen für ihre Stoffwechselaktivität im Beutel gönnen.

Apropos steife Allergenbrise: Laubbläser, diese beliebten Höllenmaschinen zum Laubsammeln, pusten schimmelndes Laub durch die Gegend und verteilen damit den ganzen mikrobiellen Unrat in der Luft. »Dreck und Staub täglich vom Gehweg auf die Straße pusten« wie ein Hobby betreibend, rauben Hinz und Kunz nicht nur uns dort entlanglaufenden Allergikern den Atem, denn dabei werden oft erhebliche Mengen an gesundheitlich bedenklichen Substanzen durch die Gegend geschleudert, unter anderem pulverisierte Tierkotreste. Pfui Teufel!

Wäschewaschen

Das Wäschewaschen wird heutzutage von Hightech-Apparillos im Alleingang erledigt und ist auch gar kein Problem, sofern ein paar Regeln beachtet werden.

1. Das Waschmittelfach und die Gummidichtungen der Trommel nach dem Waschen trockenwischen, sonst bildet sich darauf – im Fall der Türmanschette darin – unter Umständen früher oder später ein fieser glitschiger Biofilm, die Schleimspur mancher Mikroorganismen.
2. Weist das Waschmittelfach der Maschine bereits einen glitschig-schleimigen Film auf, muss grundgereinigt werden, zum Beispiel durch einen Ausflug in die Spülmaschine (60 °C). Ansonsten flutschen die Mikroorganismen mit Vergnügen in die Trommel und vermehren sich prächtig im feuchten Milieu der Wäsche – vor allem wenn diese noch Stunden in ihrem eigenen »Saft« schmort, bevor sie entnommen und getrocknet wird.
3. Wichtigste Maßnahmen gegen muffige Wäsche: Regelmäßiges Trockenwischen und gutes Durchlüften der ganzen Apparatur, solange die Waschmaschine auf den nächsten Einsatz wartet. Also Waschmittelfach und Trommel offen stehen lassen, damit die Restfeuchte darin gut abtrocknen kann!
4. Gönnen Sie Ihrer Waschmaschine regelmäßig einen Kochwaschgang (mindestens 60 °C), um so – und unter Beachtung der sonstigen Hygienemaßnahmen – zu vermeiden, dass die Mikroorganismen in der Waschmaschine das Kommando übernehmen.

Hinweis: Einige Modelle erreichen in den Energiesparprogrammen bei weitem nicht die angegebene Wassertemperatur. Der Negativrekord in einem Test der »Stiftung Warentest« betrug statt der für das Waschprogramm versprochenen 60 °C nur knapp über 35 °C.

Wäschetrocknen

Das häufige Trocknen der Wäsche in der Wohnung kann unter raumklimatischen Gesichtspunkten kritisch werden. Bei einer durchschnittlichen Waschmaschinenfüllung, normal geschleudert, entweichen aus der Wäsche während des Trocknens im Schnitt etwa 1 bis 2 Liter Feuchtigkeit, die von der Raumluft aufgenommen werden müssen. Das trägt je nach Raumgröße zu einer deutlichen Erhöhung der relativen Raumluftfeuchtigkeit bei und kann bei falschem Handling dauerhaft zu einer erhöhten Oberflächenfeuchtigkeit an (kühlen ungedämmten) Außenbauteilen führen. Muss die Wäsche nun aber in der Wohnung getrocknet werden, sollte der entsprechende Raum möglichst geheizt werden, denn warme Luft nimmt mehr Feuchtigkeit auf als kalte, und die Trocknung vollzieht sich entsprechend schneller. Ein Hygrometer hilft enorm, die relative Luftfeuchtigkeit derweil in moderaten Maßen zu halten, indem man es im Blick behält und in regelmäßigen Intervallen gut durchlüftet. Mittlerweile gibt es ja »mitdenkende« Hygrometer, die bei Erreichen kritischer relativer Luftfeuchtigkeitswerte Alarm schlagen. Das mag auf Dauer etwas nervig sein, beim kritischen Wäschetrocknen kann es sich allerdings als sehr wertvoll erweisen. Die nasse Wäsche abends aufzuhängen und morgens getrocknet vorzufinden ist zwar bequem, aber sehr schlecht für das Raumklima und klappt auch nicht immer wie am Schnürchen: Ächzt die Raumluft bereits unter sehr viel Feuchtigkeit, nimmt sie nur noch sehr langsam Feuchtigkeit auf. Die Wäsche bleibt infolgedessen lange feucht oder klamm, und morgens wundert man sich, dass die Wäsche über Nacht nicht trockengezaubert wurde.

Kräftiges Stoßlüften mit komplettem Luftaustausch alle zwei bis drei Stunden ist beim Wäschetrocknen in den eigenen vier Wänden wichtig. Etwas anders sieht es aus, wenn die Wohnung über einen »Beatmungsschlauch« verfügt: Wird die Raumluft kontinuierlich über eine Lüftungsanlage ausgetauscht, wird der Wasserdampf kontinuierlich abgeführt, so dass in der Regel gar keine extrem hohen Wasserdampfkonzentrationen in der Raumluft entstehen. Allerdings ist zu beachten, dass die für den Normalgebrauch eingestellte Luftwechselrate bei Lüftungsanlagen für eine intensive Wäschetrocknung unter Umständen nicht ausreicht und somit durch Stoßlüften unterstützt werden sollte. Auch in diesem Fall bieten sich »mitdenkende« Hygrometer an. Eine Dauerbelüftung während des Trocknens kann man bei milden Außentemperaturen auch über ein dauergekipptes Fenster herstellen; im kalten Winter hingegen kühlen die Fensterlaibungen dadurch unter Umständen so stark aus, dass sich dort schlimmstenfalls Schimmel bilden kann.

Wenn es nicht möglich ist, die Wäsche draußen an der frischen Luft zu trocken, ist ein Wäschetrockner heutzutage eine passable Alternative. Aufgepasst allerdings bei Kondensationstrocknern: Nicht die gesamte, der Wäsche entzogene Feuchtigkeit landet im Wasserbehälter; bis zu einem Fünftel der Wassermenge entschwindet in die Raumluft und muss entsprechend herausgelüftet werden.

Bügeln

Wer seine Wäsche mit dem Dampfbügeleisen in Form bringt, sollte ebenfalls auf eine gute Raumbelüftung achten. Bügeleisen erzeugen einen heißen Wasserdunst, der viel Feuchtigkeit in die

Raumluft einträgt. Besonders kritisch wird es, wenn das Bügeln in ansonsten ungeheizten und wenig gelüfteten Räumen oder im kühlen Schlafzimmer verrichtet wird. Im Winter trifft dabei sehr feuchte und ziemlich warme Luft aus dem Gerät auf kalte Oberflächen. Unschöne Folgen – gerade bei ungedämmten Außenwänden und ausgedehnten Bügelorgien – können viel zu hohe Feuchtigkeitswerte auf den Außenbauteil-Oberflächen respektive Schimmelbefall sein, bevorzugt versteckt hinter großen Möbelstücken oder in den hintersten Wandecken.

Unter Umständen kann auch Vorsicht geboten sein, wenn in einem Raum mit abgehängter Decke lange gebügelt wird. So sind beispielsweise Holzdecken, insbesondere mit unfachmännisch eingebauten Halogenspots, eher nicht »dampfdicht«: Intensiv freigesetzter heißer Wasserdampf »krabbelt« hinter die abgehängte Konstruktion ins Verborgene, strandet dort auf der möglicherweise deutlich kühleren Geschossdecke und lädt Mikroorganismen förmlich dazu ein, sich ebenfalls dort niederzulassen. Klassischer Fall von verstecktem Schimmel …

Problemfall Keller

Die meisten Häuser haben einen Keller, in dem neben den eingelagerten Kartoffeln auch eine ganze Menge Gedöns auf seinen Einsatz wartet. Keller beherbergen zudem reihenweise Vorräte mit der Aufschrift »Kühl und trocken lagern!«. Kühl ist im Keller nicht besonders schwierig, trocken hingegen häufig umso mehr. Kritisch wird die Kellergeschichte nicht nur bei Undichtigkeiten der Kellerkonstruktion, sondern auch, wenn im Sommer feuchtheiße Luft in die kühlen Kellerräume strömt. Bei tropischen Bedingungen führt die Luft extrem viel Wasserdampf mit sich, der an den kühlen Kellerinnenwänden mitunter auskondensiert. Ergebnis ist das berüchtigte »Sommerkondensat« und womöglich Schimmelbefall. Vom sich ausbreitenden

Schimmelbefall können prinzipiell auch herumstehende (Einrichtungs-)Gegenstände betroffen sein. Ab einer Außentemperatur von 20 °C sollte die Feuchteproduktion im Keller stark eingeschränkt werden. Bei Bilderbuchwetter also besser raus mit der Wäsche in den Garten oder auf den Balkon, wo sie ruckzuck trocken wird. Spätestens ab 25 °C Außentemperatur sollten die Fenster im Keller tagsüber möglichst ganz geschlossen bleiben, dann lieber über Nacht durchlüften, solange keine tropischen Nächte vorherrschen … Auch ist darauf zu achten, dass bei sehr warmen Außentemperaturen möglichst keine warmfeuchte Luft über den Hausflur in den Keller gelangt.

Keine gute Idee ist der Vorschlag mancher Zeitgenossen, im Hochsommer kühle Kellerluft in die überhitze Wohnung strömen zu lassen – womöglich noch als Dauerbelüftung, was eine Daueröffnung der Kellerfenster bedingt. Das mag für die Wohnung gefühlte Linderung bringen, allerdings wird auf diese Weise oftmals der Untermietvertrag mit spitzbübischen Mikroorganismen im Keller besiegelt – denn dort kommt es durch die feuchtwarme Luft zu paradiesischen Mikrokosmos-Bedingungen an den kühlen Außenwänden.

Herrschen draußen kühlere Temperaturen, ist das Lüften im Keller hingegen sehr vernünftig. Besonders im Winter taugt die kalte, wenig Feuchtigkeit führende Luft zum Entfeuchten der Räume, weshalb tägliches Stoßlüften sinnvoll ist. Bei mittleren Außentemperaturen und wiederkehrendem Feuchteanfall im Keller durch Wäschetrocknen oder den Betrieb von Wäschetrocknern schadet in der Regel auch die Dauerkippstellung der Fenster nicht, wobei gegebenenfalls Feuchtespitzen durch zusätzliches Stoßlüften abgefangen werden sollten. Im knackig kalten Winter ist die Dauerkippstellung der Fenster allerdings wegen zu starker Abkühlung der Räume, vor allem der Fensterlaibungen, weniger ratsam.

Natürlich ist auch im Keller die richtige Einrichtung eine

wichtige Stellschraube im Kampf gegen Schimmelbefall. Ausreichender Abstand aller Gegenstände zu den Wänden, insbesondere den Außenwänden, lässt eine bessere Luftzirkulation zu. Da auch der Kellerboden (insbesondere in Altbauten ohne Dämmung der Bodenplatte) oft recht kühl ist, sollte dieser ebenfalls von guter Luftzirkulation profitieren. Bunkert man in seinem Keller viel Plunder, empfiehlt es sich daher, Regale oder Schränke auf Füßen aufzustellen und alles darin einzuräumen. Stehen die noch nicht ausgeräumten Umzugskisten hingegen direkt auf kühlem Boden, muss man sich nicht wundern, wenn diese eventuell Feuchtigkeit ziehen und irgendwann fiesen »Schimmelpelz« aufweisen.

Auch die Nutzungsänderung von Kellern kann gegebenenfalls gefährlich, weil schadensträchtig sein. Was in außengedämmten und gut abgedichteten (also theoretisch allen modernen) Kellern bei angemessener Nutzung kein Problem darstellen sollte, kann bei (älteren) ungedämmten oder undichten Kellern zum Fiasko werden. Ein nicht zur Wohnnutzung erbauter Keller, der plötzlich von dem zum Teenager gereiften Nachwuchs »bewohnt« wird, kommt mit der neuen Nutzung möglicherweise nicht klar, wenn er dafür bauphysikalisch nicht geplant und ausgelegt worden ist (das besagen die Planungsunterlagen). Schimmelschäden können die bittere Folge sein.

Zum guten Schluss

Was ist eigentlich ein guter Schluss? Ganz einfach: Schluss mit dem Schimmel!

Realistisch betrachtet ist diese Mission zwar noch längst nicht zu Ende, doch trägt dieses Buch hoffentlich dazu bei, die miesen Machenschaften der skrupellosen Mikroorganismen in unseren vier Wänden zukünftig stark einzudämmen.

Wir haben nun viel Wissen rund um die unliebsamen mikrobiellen Stinkstiefel »aufgesogen« – und Wissen ist bekanntlich Macht! Schon Goethe sagte: »Die Macht soll handeln, nicht reden!« Also schärfen wir unsere Sinne für Bedingungen, die es Schimmelschurken allzu leicht machen, für ihre dezenten Anwesenheitsnotizen und für die üblichen Schadensquellen. Denken wir um die Ecke, und nutzen wir unser Wissen über die kleinen Biester, damit sie sich gar nicht erst bei uns daheim häuslich einrichten. Gehen wir bei Verdacht auf versteckten Schimmel – immer der Nase nach – wie auch bei der Suche nach Expertenhilfe neue Wege, und lassen wir uns nicht von schimmelleugnenden Illusionisten beirren.

Sollte Sie der Schimmel doch überlistet und sich bei Ihnen daheim breitgemacht haben … dann helfen Ekel, Scham und Scheu nicht weiter. Schimmel, häufig ein bauliches Dilemma, erfordert konsequentes Handeln: gesunden Aktionismus von der nüchternen Ursachensuche bis zur fachgerechten Sanierung und schlimmstenfalls (z. B. bei Rechtsstreitigkeiten) einen langen Atem. Also Kopf hoch, Telefonhörer in die Hand und die schlagkräftige Armada aus versierten Rettern in der Not herbeitelefoniert, um die Sauerei möglichst schnell in den Griff zu bekommen. Schließlich sind Häuser *unser* Zuhause und nicht als All-Inclusive-Hotels für mikrobielle Stubenhocker gedacht …

Dank

Mein erster Dank geht an die nervtötenden Schimmel-Schurken. Ich habe zwar tausend Gründe, euch allen die Mikrobenpest an die mickrigen Hälse zu wünschen, aber ich verdanke euch auch die Idee, meine Erfahrungen mit euch für andere Betroffene aufzubereiten. Wird dadurch nur einem Schimmelleidgeplagten geholfen, dann hatten die ganzen Scherereien auch eine gute Seite.

Danke an meine Familie für Humor, Verständnis und Rückenwind, was mich nicht nur durch dieses Projekt, sondern vor allem auch durch die schweren Zeiten zuvor manövriert hat.

Den Fachleuten, Bescheidwissern und Beratern, die mir in ihrem jeweiligen Fach- oder Einsatzgebiet so zahlreich all meine Fragen beantwortet und mir so vieles erklärt haben, gebührt ein großer Dank.

Ich bin sehr dankbar dafür, dass der Verlag an dieses Buchprojekt geglaubt und es umgesetzt hat: Danke allen beteiligten Mitarbeitern! Danken möchte ich auch meiner Agentin Swantje Steinbrink, die dieses Werk mit viel Enthusiasmus auf die Zielgerade gebracht und als Lektorin geduldig ins Ziel begleitet hat. Vielen Dank an Mira Schmidt für ihre witzigen Illustrationen.

Ein herzlicher Dank geht an Lutz Engelmeier, Dr. Egmont Neubauer und Henrik Thiel für ihren Ritt mit dem Rotstift durch die entsprechenden Kapitel.

Dr. Christian Janzen gebührt ein großes Dankeschön für seine mannigfaltige Unterstützung bei diesem Projekt.

Mein ganz besonderer Dank gilt zwei ausgewiesenen Experten: Birgit Kolek und Dr. Wolfgang Lorenz. Danke euch für so viele Erklärungen, fürs Korrekturlesen, für eure abfärbende Begeisterung und für eure vielfältige Hilfe beim Erstellen dieses Buches.

Stichwortregister

Literaturverzeichnis

Adam, T.: Ein Modell zur Beschreibung der Hydratation von Beton in Abhängigkeit vom Feuchtegehalt – Dissertation, Institut für Massivbau, Fachbereich Bauingenieurwesen, TU Darmstadt, 2006

Adams, T. H., Wieser, J. K. & Yu, J. H.: Asexual sporulation in Aspergillus nidulans, in: Microbiol Mol Biol Rev 62, P. 35–54, 1998

Adan, O. C. G.: On the fungal defacement of interior finishes, Dissertation, Technische Unversiteit Eindhoven, 1994

Agarwal, R., Gupta, D.: Severe asthma and funghi: current evidence, Department of Pulmonary Medicine, Postgraduate Institute of Education and Research, Chandigarh, India, in: Medical Mycology, April 2011, p. 150–157

American Industrial Hygiene Association: Position Statement on Mold and Dampness in the Built Environment, 2013

Andersen, I. B., Lundqvist, G. R., Proctor, D. F.: Human nasal mucosal function under four controlled humidities, in: American Review of Respiratory Disease, Vol. 106 (1972)

Andrews, L., Whitehead J. (Eds.): Fungal Contamination in Public Buildings: Health Effects and Investigation Methods; Health Canada 2004

Aschenbrenner, H.: Der »Schimmel-Gutachter« und seine Haftung, Vortrag im Rahmen des der 5. Würzburger Schimmelpilz-Forums, Würzburg, 20./21.03.2015

Atkinson, R. W., Strachan, D. P., Anderson H. R., et al: Temporal associations between daily counts of fungal spores and asthma exacerbations, in: Occupational and Environmental Medicine 9/2006; 63 (9): 580–590

Aust, Adriane: Nutzen von Schimmelpilzanalysen, in: Der Bausachverständige 6/2012, S. 38–40

Baehr, V. von: Schimmelpilzallergien – Pathogenese, systemische Auswirkungen und Labordiagnostik, Institut für Medizinische Diagnostik Berlin, Online-Fortbildung, 2012, Berlin

Baltes, W., Matissek, R.: Lebensmittelchemie, Springer-Lehrbuch, 6. Auflage, Springer-Verlag Berlin Heidelberg, 2007

Barberán, A., Dunn, R. R., Reich, B. J., Pacifici, K., Laber, E. B., Menninger, H. L., Morton, J. M., Henley, J. B., Leff, J. W. , Miller, S. L., Fierer, N.: The ecology of microscopic life in household dust, in: Proceedings of the Royal Society, DOI: 10.1098/rspb.2015.1139, 2015

Barcelo, L., Clavaud, B., Saucier, F.: Beton, in: Spektrum der Wissenschaft 11/1998

Bardehle, D.: Die Projektsteuerung der Sanierung: Tätigkeitsfeld und Aufgaben, Vortrag im Rahmen des 4. Würzburger Schimmelpilz-Forums, Würzburg, 21./22.03.2014

Barthel, J.: Untersuchung umweltbedingter Erkrankungen in Abhängigkeit von erfassten Schadstoffdaten in Innenräumen, Dissertation, Institut für Allgemeinmedizin, Universität zu Lübeck, 2014

Bartram, F., Bauer, A., v. Baehr, V., Bückendorf, C.-H., Donate, H.-P., Engelhardt, V., Huber, W., Klehmert, M., Müller, K., Ohnsorge, P., Mai, C., Träder, J.-M.: Handlungsorientierte umweltmedizinische Praxisleitlinie – Leitlinienreport, Deutscher Berufsverband der Umweltmediziner e.V. (Hrsg.), Berlin, 2011

Bartram, F.: Schimmelpilzexpositionen in Innenräumen als (Mit-)Ursache umweltmedizinischer Erkrankungen, in: umwelt-medizin-gesellschaft, Nr. 23, 3/2010

Bascom, R.: The Upper Respiratory Tract: Mucous Membrane Irritation, in: Environmental Health Perspectives, Vol. 95, pp. 39–44, 1991

Bauherren-Schutzbund e.V. (Hrsg.): Verbraucherfeindliche Klauseln in Bauverträgen, Berlin, 2014

Bauherren-Schutzbund e.V. (Hrsg.): Ratgeber aktuell Nr. 1 (2011), Nr. 2 (2014), Nr. 3 (2014), Nr. 4 (2012), Nr. 8 (2015), Nr. 14 (2017), Nr. 20 (2010), Nr. 24 (2012), Nr. 43 (2016), Nr. 49 (2017), Berlin

Bayerisches Landesamt für Gesundheit und Lebensmittelsicherheit (Hrsg.): Materialien zur

Umweltmedizin: Aktuelle umweltmedizinische Probleme in Innenräumen, Teil 2, Band 15 der Schriftenreihe, Erlangen, 2007
Bayrische Landesanstalt für Landwirtschaft (Hrsg.): Tagungsband zum 26. Mykotoxin-Workshop in Herrsching, 17.–19.5.2004, Freising, 2004
Beck, J.: Woronin Körper von Aspergillus fumigatus, ihre Verankerungen im Hyphen-Septum und Bedeutung für die Stressresistenz und Virulenz dieses pathogenen Schimmelpilzes, Dissertation, Medizinische Fakultät, Ludwig-Maximilian-Universität München, 2013
Becker, N.: Mikrobiologische Belastung von Baustoffen vor/oder kurz nach deren Einbau, in: Schützen & Erhalten (Deutscher Holz- und Bautenschutz e.V.), 3/2012
Becker, N.: Der Schimmelpilz Aspergillus fumigatus, in: Schützen & Erhalten (Deutscher Holz- und Bautenschutz e.V.), 4/2009
Becker, N.: Der Schimmelpilz Aspergillus flavus, in: Schützen & Erhalten (Deutscher Holz- und Bautenschutz e.V.), 4/2009
Becker, N.: Aspergillus versicolor und niger, in: Schützen & Erhalten (Deutscher Holz- und Bautenschutz e.V.), 1/2010
Becker, N.: Rückbau bei Schimmelpilzschäden – muss das sein?, in: Schützen & Erhalten (Deutscher Holz- und Bautenschutz e.V.), 4/2010
Becker, N.: Schimmelpilze im Dachstuhl – was tun?, in: Schützen & Erhalten (Deutscher Holz- und Bautenschutz e.V.), 2/2012
Becker, N.: Calciumsilikatplatten – Fehlerquellen bei der Verarbeitung, in: Schützen & Erhalten (Deutscher Holz- und Bautenschutz e.V.), 1/2008
Berger, M.; Rapp, M.: Mykotoxine – Giftige Stoffwechselprodukte von Schimmelpilzen, Bayrisches Landesamt für Gesundheit und Lebensmittelsicherheit
Berufsverband Deutscher Baubiologen VDB e. V.: Tagungsband zur 15. VDB-Pilztagung des Berufsverbandes Deutscher Baubiologen VDB e. V. und des Bundesverbandes Schimmelpilzsanierung e. V. am 20./21.6.2011 in Bad Staffelstein
Berufsverband Deutscher Baubiologen VDB e. V.: Tagungsband zur 16. VDB-Pilztagung des Berufsverbandes Deutscher Baubiologen VDB e. V. und des Bundesverbandes Schimmelpilzsanierung e. V. am 18.–20.6.2012 in Dessau-Roßlau
Berufsverband Deutscher Baubiologen VDB e. V.: Tagungsband zur 17. VDB-Pilztagung des Berufsverbandes Deutscher Baubiologen VDB e. V. und des Bundesverbandes Schimmelpilzsanierung e. V. am 2./3.7.2013 in Bonn
Berufsverband Deutscher Baubiologen VDB e. V.: Tagungsband zur 18. VDB-Pilztagung des Berufsverbandes Deutscher Baubiologen VDB e. V. und des Bundesverbandes Schimmelpilzsanierung e. V. am 1./2.7.2014 in Bonn
Berufsverband Deutscher Baubiologen VDB e. V.: Tagungsband zur 19. VDB-Pilztagung des Berufsverbandes Deutscher Baubiologen VDB e. V. und des Bundesverbandes Schimmelpilzsanierung e. V. am 23./24.6.2015 in Bonn
Berufsverband Deutscher Baubiologen VDB e. V.: Tagungsband zur 20. VDB-Pilztagung des Berufsverbandes Deutscher Baubiologen VDB e. V. und des Bundesverbandes Schimmelpilzsanierung e. V. am 14./15.6.2016 in Bonn
Berufsverband Deutscher Baubiologen VDB e. V.: Tagungsband zur 21. VDB-Pilztagung des Berufsverbandes Deutscher Baubiologen VDB e. V. und des Bundesverbandes Schimmelpilzsanierung e. V. am 20./21.6.2017 in Wiesbaden-Niedernhausen
Betz, M. M.: Antimikrobielle Wirksamkeit von Bleichmitteln und Bleichsystemen, Dissertation, Fachgebiet Haushalts- und Betriebshygiene, Wissenschaftszentrum Weihenstephan für Ernährung, Landnutzung und Umwelt der Technischen Universität München, 2001
Biedermann, T., Heppt, W., Renz, H., Röcken, M. (Hrsg.): Allergologie, 2. Ausgabe, Springer Verlag, Berlin-Heidelberg, 2016
Biermaier, B.: Untersuchungen zum Vorkommen und zur Toxizität von Stachybotrys chartarum in getrockneten Kräutern, Dissertation, Veterinärwissenschaftliches Department der Tierärztlichen Fakultät der Ludwig-Maximilian-Universität München, München, 2013

Binder, A., Zirkelbach, D., Künzel, H., Fitz, C.: Praxisgerechte Beurteilung und Quantifizierung der Kapillaraktivität von Innendämmmaterialien, IPB-Mitteilung 514, Fraunhofer Institut für Bauphysik, 2011
Bläsi, W.: Bauphysik, 10. Auflage, Verlag Europa-Lehrmittel, Haan-Gruiten, 2016
Blei, M.: Dämmstoffe und deren Sanierungsfähigkeit nach Feuchteschäden, Vortrag im Rahmen des Fließestrich-Forums 2016, Langenburg
Bluyssen, P. M., Oliveira Fernandes, E., Groes, L., Clausen, G., Fanger, P. O., Valbjørn, O., Bernhard, C. A., Roulet, C. A.: European Indoor Air Quality Audit Project in 56 Office Buildings. Indoor Air, 6: 221–238 (1996)
Böge, K.-P., Bauer, A., Alsen-Hinrichs, C.: Beurteilung versteckter Schimmelpilzschäden: Methodenvergleich anhand von zehn Fällen, in: Zeitschrift für Umweltmedizin, 1/2003
Bolle, R.: »Alle« Feuchtigkeitsquellen erkennen und sanieren, Vortrag im Rahmen des 4. Würzburger Schimmelpilz-Forums, Würzburg, 21./22.03.2014
Brattig, C.-B.: Produktion von leichtflüchtigen organischen Substanzen (MVOC) durch Schimmelpilze, Dissertation, Medizinische Fakultät, Charité – Universitätsmedizin Berlin, Berlin
Braun, R., Hamann, M.: Sinn und Unsinn von Raumluftmessungen bei Schimmelpilzproblemen, Vortrag auf dem Schimmel-Aktionstag 2011 des Netzwerkes Schimmelberatung Hamburg, 2011
Breitkreuz, F.: Schmerzensgeld bei Schimmelpilz?, in: Die Naturheilkunde 2/2015, S. 43–44
Brenner, T., Melder, M.: Kümmerliche Keim-Killer – über die Sinnhaftigkeit antimikrobieller Anstriche, in: Farbe und Lack Nr. 116 (6/2010), S. 25–28
Buchter A., Ecker C., Jablonsky M., Staab J.: Innenraumbelastung und Sick Building Syndrom (Indoor air pollution and sick building syndrome), Institut und Poliklinik für Arbeitsmedizin der Universität des Saarlandes, Homburg/Saar, 2002
Bumann, M. G.: Sorption – Eine Betrachtung zum Thema »Feuchte im Bauteil Außenwand«, 3. Auflage, DIMaGB, Berlin, 2009
Bundesamt für Verbraucherschutz und Lebensmittelsicherheit (BVL) (Hrsg.): Berichter zur Lebensmittelsicherheit, Monitoring 2015 – BVL-Report 11.3, Berlin, 2016
Bundesinstitut für Risikobewertung: Mykotoxine in Lebens- und Futtermitteln, Berlin
Bundesinstitut für Risikobewertung: Gesundheitliche Bewertung von Kissen mit Getreidespelzfüllungen, Stellungnahme des BfR, Berlin, 2003
Bundesverband Schimmelpilzsanierung e.V.: Ratgeber Wasserschaden – Was Gebäudeeigentümer, Pächter und Mieter wissen sollten, Düsseldorf
Bush, R. K., Portnoy, J. M., Saxon, A., Terr, A. I., Wood, R. A.: The medical effects of mold exposure, American Academy of Allergy, Asthma and Immunology, Position paper, 2006
Cacir, A.: Über das Sick-Building-Syndrome, Ergonomic Institut für Arbeits- und Sozialforschung Forschungsgesellschaft mbH, Berlin
Canova, C. et al.: The influence of sensitisation to pollens and moulds on seasonal variations in asthma attacks, in: The European respiratory journal vol. 42,4 (2013): 935–45.
Carl, M., Biehler, M. J.: Langzeitverhalten von Filtern in Lüftungsanlagen, in: tab 1/1998, S. 47–52
Carmeliet, J., Roels, S.: Determination of the moisture capacity of porous building materials, Department of Civil Engineering Laboratory of Building Physics, Catholic University of Leuven, Herverlee, 2001
Carmeliet, J., Roels, S.: Determination of the Isothermal Moisture Transport Properties of Porous Building Materials, Department of Civil Engineering Laboratory of Building Physics, Catholic University of Leuven, Herverlee, 2000
CEC-Commission of the European Communities: Sick Building Syndrome. COST Project 613: Report No. 4; 1989, Brussels
Claeson, A.-S.: Volatile organic compounds from microorganisms – identification and health effects, Dissertation, Department of Public Health and Clinical Medicine, Occupational Medicine, Umeå, Sweden, 2006
Clemens-Ströwer, M.: Gerüche in Innenräumen – Stoffwechselprodukte von Schimmelpilzen am Beispiel des Barackengeruchs, 21. Asbestforum, 8.11.2012

Cooley, J. D., Wong, W. C., Jumper, C. A., Straus, D. C.: Correlation between the prevalence of certain fungi and sick building syndrome, Occupational and Environmental Medicine, No. 55, P.579–584, 1998
Cremer, Christoph: Mikroskopie und Mikroben, in: Viren und andere Mikroben: Heil oder Plage? Zum 100. Todestag von Robert Koch, S. 99–135, Universitätsverlag Winter, Heidelberg, 2011
Curtis, L., Lieberman, A., Stark, M., Rea, W., Vetter, M.: Adverse Health Effects of Indoor Moulds, in: Journal of Australasian College of Nutritional & Enviromental Medicine, Vol 23, No. 1, April 2004, p 3–8
Dales, R. E. et al.: Influence of outdoor aeroallergens on hospitalization for asthma in Canada, in: Journal of Allergy and Clinical Immunology, Volume 113, Issue 2, p. 303–306, 2004
Davis, P. J.: Molds, Toxic Molds, and Indoor Air Quality, California Research Bureau, California State Library, CRB Note Vol. 8, No. 1, 2001
Dekra Real Estate Expertise GmbH: Zweiter DEKRA-Bericht zu Baumängeln an Wohngebäuden, Saarbrücken, 2008
Denning, D. W., Pashley, C., Hartl, D., Wardlaw, A., Godet, C., Del Giacco, S., Delhaes, L., Sergejeva, S.: Fungal allergy in asthma – state of the art and research needs, in: Clinical and Translational Allergy, published 15. April 2014
Denning, D. W., Driscoll, B. R., Hogaboam, C. M., Bowyer, P., Niven, R. M.: The link between fungi and severe asthma: a summary of the evidence, in: European Respiratory Journal, Vol. 27 No. 3, p. 615–626, 2005
De Oliviera Fernandes, E., Gamiero da Silva, M., Rosado Pinto, J. (Hrsg.): Indoor Air Quality (IAQ), building related deseases and human response, HB 2006 (healthy buildings), Lisboa, 04.–08.06.2006
Desinfektionsmittel-Kommission im VAH (Verbund für Angewandte Hygiene e.V., Institut für Hygiene und Öffentliche Gesundheit der Universität Bonn) (Hrsg.): Fragen und Antworten zu Maßnahmen der Antiseptik und der chemischen Desinfektion, Bonn, 2012
Deutscher Apotheker Verlag (Hrsg.): Deutsches Arzneibuch 2015, 5. Auflage, 2015
Deutscher Mieterbund (Hrsg.): Das Mieterlexikon – Ausgabe 2015/2016, 1. Auflage, Wilhelm Goldmann Verlag, München, 2015
Diehr, U.: Der merkantile Minderwert im Lichte der Baurechtsprechung, in: Wohnmedizin Bd. 52, 2/2014
Dimanski, H.-M. et al: Die Abnahme – Dreh- und Angelpunkt im Baurecht, in: sbz 24/2009, S. 48–53
Drusche, V.: Wohnraumschimmel – Ursachenanalyse, Vermeidung, Sanierung, 2. Auflage, Fraunhofer IRB-Verlag, Stuttgart, 2017
Duzia, T., Bogusch, N.: Basiswissen Bauphysik, 2. Auflage, Fraunhofer IRB Verlag, 2014, Nachdruck 2015
Eicke-Hennig, W.: Kleine Geschichte der Dämmstoffe, in: Zeitschrift für Wärme-, Kälte-, Schall- und Brandschutz, 65/66/2011
Eicke-Hennig, W.: Wohnungslüftung, Feuchte und Schimmel in Wohnungen – ein neues Problem? Darmstadt, 1999
Eicke-Hennig, W.: Der Taupunkt ist kein Wandersmann – Wasserdampfdiffusion richtig verstanden, Darmstadt
Engelhart, S., Loock, A., Skutlarek, D., Sagunski, H., Lommel, A., Färber, H., Exner, M.: Occurrence of Toxigenic Aspergillus versicolor Isolates and Sterigmatocystin in Carpet Dust from Damp Indoor Environments, in: Applied and environmental microbiology, 08/2002, p. 3886–3890
Erhorn, H.: Schäden durch Schimmelpilzbildung im modernisierten Mietwohnungsbau, Umfang, Analyse und Abhilfemaßnahmen, in: Bauphysik 10/1988
Ernig, O.: Austrocknungsverhalten von Zementestrichen unter der Verwendung von Zusatzmitteln mit beschleunigender Wirkung – Anspruch und Wirklichkeit, in: Fußbodenbau, III (Mai/Juni)/2002

Ernig, O.: Im Untergrund lauern die Gefahren – Technik mit Tiefgang – Gut geprüft ist halb gewonnen, in: boden wand decke, 03/2008

Ernig, O.: Mehr als 56 Tage bis zur Belegreife, Interview in: Fliesen & Platten, 05/2009

Ernig, O.: Schnell, schneller – oder doch nicht? – Schnellestriche und Trocknungsbeschleuniger – Feuchtebestimmungsmethoden; sinnvolle Forderungen an die Hersteller, in: boden wand decke, 06–07/2004

Ernig, O., Limp, W.: So messen Sie die Restfeuchte – CM-Messung, in: Fliesen & Platten, 08/2007

Ernig, O., Kunert, P.: Praxisgerechte Messung der Belegreife von Estrichen – Luftfeuchtemessung im Bohrloch kann CM-Messung nicht ersetzen, in: Fußbodentechnik, 04/2006

Europäische Gesellschaft für gesundes Bauen und Innenraumhygiene (Hrsg.): Zellulose als Dämmstoff, Stand 4.7.2017, Abensberg

Fachagentur Nachwachsende Rohstoffe e. V. (Hrsg.): Marktübersicht Dämmstoffe aus nachwachsenden Rohstoffen – Naturbaustoffe, Gülzow-Prützen, 2014

Feist, W.: Ist Wärmespeichern wichtiger als Wärmedämmen?, Institut Wohnen und Umwelt GmbH, Darmstadt, 1997

Fenner, T.: Labordiagnostische Möglichkeiten bei Schimmelexposition, in: umwelt-medizin-gesellschaft 23, 3/2010, S. 191–194

Fenske, J. D., Paulson, S. E.: Human Breath Emissions of VOCs, Journal of the Air & Waste Management Association, 49:5, 594–598, DOI: 10.1080/10473289.1999.10463831

Ferrante, M. Sciacca, S., Oliveri Conti, G.: Carcinogen Role of Food by Mycotoxins and Knowledge Gap, University of Catania, Department »G. F. Ingrassia« Hygiene and Public Health, Italy, 2012, DOI: 10.5772/46123

Fischer-Uhlig, H.: Raumklima & Lüftung der Wohnung, E. Blottner Verlag, Taunusstein, 2002

Fleischmann, S.: Ursachen, begünstigende Faktoren, Auswirklungen und Prophylaxe von Feuchtigkeit und Schimmelpilzbildung in Wohnräumen, Dissertation, Friedrich-Schiller-Universität Jena, 2003

Flückinger, B.: Beurteilung der mikrobiellen Exposition in Wohnungen und Lüftungsanlagen, Dissertation, Eidgenössische Technische Hochschule Zürich, 1999

Foitzik, E.: Studie: Schimmel im Neubau – Wahrscheinlichkeit und Vermeidung, Vortrag im Rahmen des 4. Würzburger Schimmelpilz-Forums, Würzburg, 21./22.03.2014

Fuchs, G. (Hrsg.): Allgemeine Mikrobiologie, 9. Auflage, Georg Thieme Verlag, Stuttgart

Fuchs, H.-D.: Schimmelschäden und Desinfektion: Pragmatische Ansätze und Gewährleistung, Vortrag im Rahmen des 4. Würzburger Schimmelpilz-Forums, Würzburg, 21./22.03.2014

Führer, G.: Neues zu Wasserschäden und den Schimmelfolgen, in: Wohnung & Haus 1/2017, S. 5–7

Führer, G.: Schimmelsanierung – Anspruch und Wirklichkeit, Vortrag im Rahmen des 4. Würzburger Schimmelpilz-Forums, Würzburg, 21./22.03.2014

Führer, G: Schimmelschäden – gesundheitliche und wirtschaftliche Folgen, Vortrag im Rahmen des 5. Würzburger Schimmelpilz-Forums, Würzburg, 20./21.03.2015

Führer, G.: Schimmel in Fußbodenkonstruktionen erkennen und richtig sanieren, in: umwelt-medizin-gesellschaft, 03/2010, S. 207–211

Führer, G.: Vertretbare Alternativen zum Komplettrückbau der Fußbodenkonstruktion, Vortrag im Rahmen des 6. Würzburger Schimmelpilz-Forums, Würzburg, 11./12.03.2016

Führer, G., Kober, B.: Schimmel und andere Schadfaktoren am Bau, Bundesanzeiger Verlag, Köln, 2018

Gabrio, T., Trautmann, C: Standardisierung von Nachweismethoden für Schimmelpilze in Innenräumen zur Vorbereitung von bundesweiten Ringversuchen, im Auftrag des Umweltbundesamtes, Referat 14, Landesgesundheitsamt Baden-Württemberg, Stuttgart, 2003

Gabrio, T., Trautmann, C., Münzenberg, U.: VDB-Ringversuch zur Ermittlung der Gesamtsporen – Erkenntnisse und Schlussfolgerungen für den Sachverständigen, Vortrag auf der 22. Pilztagung 19./20.6.2018, Wiesbaden-Niedernhausen

Garbe-Emden, J.: Nachteile von Schiedsverfahren, in: BauR (Zeitschrift für Baurecht) 7/2012, S. 1035–1039
Gärtner, G.: Schimmelschäden und Feuchtigkeit, Weka Media GmbH & Co. KG, 2016
Gasser, G.: Nachstoßende Restfeuchte aus Betondecken – Märchen oder Wahrheit?, Referat, Fachtagung der Fachgruppe Estrich und Belag, Berlin und Brandenburg, 12.11.1998
Gebauer, R.: Mikrobielle Eskalation in Estrichdämmschichten. Beproben? Trocknen? Oder besser vermeiden!, Vortrag im Rahmen des 7. Würzburger Schimmelpilz-Forums, Würzburg, 31.03./01.04.2017
Gebbers, J.-O., Glück, U.: »Sick building«-Syndrom, in: Schweizerisches Medizin-Forum (Swiss Medical Forum) Nr. 5/2003, Muttenz
Gehring, U., Heinrich, J., Hoek, G., Giovannangelo, M., Nordling, E., Bellander, T., Gerritsen, J., de Jongste, J. C., Smit, H. A., Wichmann, H-E., Wickman, M., Brunekreef, B.: Bacteria and mould components in house dust and children's allergic sensitisation, in: European Respiratory Journal 2007 29: p. 1144–1153, DOI: 10.1183/09031936.00118806
Geißler, A., Hauser, G.: Abschätzung des Risikopotenzials infolge konvektiven Feuchtetransports, Abschlussbericht AiF-Forschungsvorhaben 12746, Fachgebiet Bauphysik, Universität Kassel, 2002
Gesellschaft für Pädiatrische Allergologie und Umweltmedizin e.V. (Hrsg.): Pädiatrische Allergologie in Klinik und Praxis, Nr. 1/2006 (9. Jg.)
Gesundheitsamt Bremen (Hrsg.): Um Schimmels Willen – Feuchteschäden in Wohnräumen und Soziale Lage, 2007
Giesau, J.: Arbeiterwohnen im 19. Jahrhundert mit Beispielen aus Berlin zwischen 1850 und 1914, Humboldt Universität zu Berlin Fürstenwalde, Philosophische Fakultät III Institut für Sozialwissenschaften, SS 1997, Fürstenwalde, 1998
Goddemeier, Christof: Alexander Fleming (1881–1955): Penicillin, in: Deutsches Ärzteblatt, Jahrgang 103, Nr. 36, 2006, S. A2286
Görg, M.: Der Wasserschadensanierer oder unser täglicher K(r)ampf mit der Spore! Vortrag auf der 5. Impulsveranstaltung Netzwerk Schimmel, 15.9.2017, Augsburg
Gottschalk, C., Bauer, J., Meyer, K.: Detection of Satratoxin G and H in Indoor Air from a Water-Damaged Building, in: Mycopathalogica 166 (2/2008), p. 103–107
Gow, N. A. R., Latge, J.-P., Munro, C. A.: The Fungal Cell Wall: Structure, Biosynthesis and Function, in: Microbiology Spectrum 5(3): vol. 5 no. 3, doi:10.1128/microbiolspec. FUNK-0035-2016.
Graßl, M.: Ermittlung des Dekontaminationserfolgs von Aspergillus versicolor durch antimikrobiell wirkende Substanzen, Bachelorarbeit, Hochschule Niederrhein Krefeld, Düsseldorf/Duisburg, 2012
Großkinsky, T., Gottschling, H., Sedlbauer, K., Leimer, H.-P.: Durchfeuchtungsgefahr bei nicht ausgebauten Dachgeschossen, IPB-Mitteilung 379, Fraunhofer Institut für Bauphysik, 2000
Grün, G., Urlaub, S.: Mould and dampness in European homes and their impact on health, Fraunhofer-Institut für Bauphysik IBP, Stuttgart/Holzkirchen, 2016
Grüner, C., Haberditzl, T., Gabrio, T., Härtig, E., Henkel-Hancok, C., Horras-Hun, G., Roth, A., Wagner, H., Weidner, U., Zöllner, I.: Belastung und Beanspruchung von Beschäftigten in Archiven und Bibliotheken durch Schimmelpilze und Milben, in: Gefahrstoffe – Reinhaltung der Luft, 9/2006, S. 373–377
Gutzeit, V. C.: Wenn Häuser krank machen – biologische Luftschadstoffe, Vortrag auf dem Feuchtetag '99, Oktober 1999, Berlin
Häckle, H.: Meteorologie, 7. Auflage, Eugen Ulmer Verlag, Stuttgart
Hahn, H.: Die Last mit dem Lüftungskonzept, in: SBZ 19/2014, S. 22–27
Hahn, N. von: »Trockene Luft« und ihre Auswirkungen auf die Gesundheit – Ergebnisse einer Literaturstudie, in: Gefahrstoffe – Reinhaltung der Luft, Nr. 67 (3/2007)
Hankammer, G.: Schimmelpilze in Gebäuden, 3. Auflage, Rudolf Müller Verlag, Köln, 2016
Hankammer, G.; Lorenz, W.: Schimmelpilze und Bakterien in Gebäuden, 2. Auflage, Rudolf Müller Verlag, Köln, 2007

Hanus, C.: Die Sanierung der Sanierung aus Sicht eines Architekten, Vortrag im Rahmen des 4. Würzburger Schimmelpilz-Forums, Würzburg, 21./22.03.2014

Haun, P.: Prävention von Schimmelschäden: Feuchtemanagement in der Bauphase – Teil 1, in: Schützen & Erhalten, 1/2017

Haun, P.: Prävention von Schimmelschäden: Feuchtemanagement in der Bauphase – Teil 2, in: Schützen & Erhalten, 2/2017

Health Care Ministry International (HCMI): Fungus/Mold/Yeast/Mycotoxin/Prion – Complete list and description, 2011

Hedayati, M. T., Pasqualotto, A. C., Warn, P. A., Bowyer, P., Denning, D. W: Aspergillus flavus: human pathogen, allergen and mycotoxin producer, in: Microbiology No. 153 (2007), p. 1677–1692

Heinlein, M.: Bauexperte im Einsatz, Linde Verlag, Wien, 2014

Heller, D.; Köllner, B.: Bioaerosole im Umfeld von Tierhaltungsanlagen – Untersuchungsergebnisse aus Nordrhein-Westfalen; Landesamt für Natur, Umwelt und Verbraucherschutz NRW, Recklinghausen

Hernberg, S., Sripaiboonkji, P., Quansah, R., Jaakkola, J. J. K., Jaakkola, M. S.: Indoor mold and lung function in healthy adults, in: Respiratory Medicine Vol. 108, 2014, p. 677–684, 2014

Hessisches Ministerium für Umwelt, Energie, Landwirtschaft und Verbraucherschutz: Bauen mit nachwachsenden Rohstoffen – Entwurf, Konstruktion, Bauprodukte; Fachbeiträge zu der Veranstaltung des Hessischen Ministeriums für Umwelt, Energie, Landwirtschaft und Verbraucherschutz, 29.10.2008, Darmstadt

Higgelke, D.: Der Zwang zur Lüftung: die neue Norm DIN 1946–6, Vortrag auf der 3. Kölner Schimmelpilz-Konferenz, 4./5.12.2009, Köln

Hildebrand, M.: Resistente Baustoffe für Neubau und Sanierung, Saint-Gobain Weber GmbH, Vortrag auf der 3. Kölner Schimmelpilz-Konferenz, 4./5.12.2009, Köln

Hildebrand, R.: »Praxisrelevante Themen im Baurecht«, Fachvortrag, Rockwool Seminar »Alles was Recht ist«, 27.9.2013

Hödl, I.: Lebensbedingungen der Schimmelpilze, in: Bestandserhaltung. Herausforderung und Chancen (Hrsg.: Hartmut Weber), Stuttgart 1997, S. 247–258

Hof, H.: Medizinische Relevanz der Mykotoxine, in: Deutsche medizinische Wochenschrift, 2008; 133(20), S. 1084–1088, Georg Thieme Verlag, Stuttgart, 2014

Hofbauer, W., Breuer, K., Sedlbauer, K.: Schimmelpilze hinter dem Schrank – Eurotium rubrum, ein bemerkenswerter Fall, IPB-Mitteilung 430, Fraunhofer Institut für Bauphysik, 2003

Hoffmann, A.: Schimmelpilz aus der Sicht der Bundespolitik unter Beleuchtung der Aspekte des Verbraucherschutzes, Vortrag im Rahmen des 6. Würzburger Schimmelpilz-Forums, Würzburg, 11./12.03.2016

Hofmann, R., Beck, E.-M., Böhm, R., Danneberg, G., Gerbl-Rieger, S., Göttlich, E., Koch, A., Kühner, M., Kummer, V., Liebl, K., Martens, W., Missel, T., Neef, A., Palmgren, U., Rabe, R., Schilling, B., Tilkes, F., Wieser, P.: Erfassung von luftgetragenen kultivierbaren Mikroorganismen aus Kompostierungsanlagen – Emission und Immission –, Schriftenreihe Kommission Reinhaltung der Luft im VDI und DIN, Band 30, 1999, S. 245–320

Hofrichter, R.: Das geheimnisvolle Leben der Pilze, 1. Auflage, Gütersloher Verlagshaus, Gütersloh, 2017

Holm, A., Künzel, H. M.: Trocknung von Mauerwerk mit Wärmedämmverbundsystem und Einfluss auf den Wärmedurchgang, Fraunhofer Institut für Bauphysik IBP, 1999

Horner, W. E., Helbling, A., Salvaggio, J. E., Lehrer, S. B.: Fungal Allergens, Section of Clinical Immunology and Allergy, Department of Medicine, Tulane University Medical Center, New Orleans, 1995

Hutter, H.-P., Moshammer, H., Wallner, P., Tappler, P., Twrdik, F, Ganglberger, E., Geissler, S., Wenisch, A.: Auswirkungen energiesparender Maßnahmen im Wohnbau auf die Innenraumluftqualität und Gesundheit, Endbericht zum Forschungsvorhaben F1469, 2005

Illner, M.: »Wasserloses« Bauen mit Holz – Vor- und Nachteile unter mikrobiologischen Gesichtspunkten, Vortrag im Rahmen des 4. Würzburger Schimmelpilz-Forums, Würzburg, 21./22.03.2014
Imming, P.: Wie macht der Pilz das Penicillin? Aktuelle Forschung, Trends bei β-Lactam-Antibiotika. Biosynthese der Penicilline und Cephalosporine. In: Pharmazie in unserer Zeit, Band 18, Nr. 1, 1989, S. 20–24, doi:10.1002/pauz.19890180104
Institut für Bauforschung e.V. (Hrsg.): Bauqualität beim Neubau von Ein- und Zweifamilienhäusern, »Analyse baubegleitender Qualitätskontrollen unabhängiger Bauherrenberater des BSB«, Gemeinsame Untersuchung vom Institut für Bauforschung e.V. und Bauherren-Schutzbund e.V., Hannover/Berlin, 2015
Institut für Schadensverhütung und Schadensforschung der öffentlichen Versicherer e. V. (Hrsg.): IFS-Ursachenstatistik Leitungswasserschäden 2016, Kiel
Jacob, B., Ritz, B., Gehring, U., Koch, A., Bischof, W., Wichmann, H. E., Heinrich, J.: Indoor Exposure to Molds and Allergic Sensitization, in: Environ Health Perspect110:647–653 (2002)
Jägersberger, U.: »Ich schnüffle – also bin ich« – Faszination Hundenase, Abschlussarbeit zum 2. ganzheitlich orientierten Hundeverhaltenstrainerlehrgang (THL), Biedersdorf
Janke, Tobias: Molekularbiologische Untersuchungen zur Pilzdiversität in Stall- und Hausstaubproben mittels PCR-SSCP und Parallelsequenzierung, Dissertation, Lehrstuhl für Tierhygiene, Technische Universität München, München, 2013
Jorde, W. (Hrsg.): Schimmelpilzallergie – Ökologie der Schimmelpilze, Extraktherstellung, Innenraumproblematik, Diagnostik, Therapie, Nahrungsmittelallergie. Dustri-Verlag Dr. Karl Feistle, München-Deisenhofen (2000)
Kapellmann und Partner Rechtsanwälte mbB (Hrsg.): Die Reform des Bauvertragsrechts, 2017
Kastner, C.: Regulation der Sporenkeimung und des Sekundärmetabolismus durch Licht in Aspergillus nidulans, Dissertation, Fakultät für Chemie und Biowissenschaften, Karlsruher Institut für Technologie (KIT), Universität Karlsruhe, 2010
Kastner, C., Weide, M. R., Bolte, A., Schöttmer, B., Breves, R.: Alternative Wege zu schimmelresistenten Materialien, in: BIOSpektrum 4/2012, S. 444–446
Kayser, F. H., Böttger, E. C., Zinkernagel, R. M.: Taschenlehrbuch medizinische Mikrobiologie, 13. Auflage, Georg Thieme Verlag, Stuttgart
Kehrer, M., Künzel, H. M., Sedlbauer, K.: Dämmstoffe aus nachwachsenden Rohstoffen – ist der Feuchtezuschlag für die Wärmeleitfähigkeit gerechtfertigt?, IPB-Mitteilung 390, Fraunhofer Institut für Bauphysik, 2001
Keller, R.: Microbial volatile organic compounds (MVOCs) in Innenräumen: Entwicklung einer Methode zur Detektion von MVOCs aus Schimmelpilzen, Dissertation, Fachgebiet Hygiene der Fakultät III – Prozesswissenschaften, Technische Universität Berlin, 2001
Kespohl, S., Maryska, S., Bünger, J., Hagemeyer, O., Jakob, T., Joest, M., Knecht, R., Koschel, D., Kotschy-Lang, N., Merget, Mülleneisen, N. K., Rabe, U., Röseler, S., Sander, I., Stollewerk, D., Straube, H., Ulmer, H. M., van Kampen, V., Walusiak-Skorupa, J., Wiszniewska, M., Wurpts, G., Brüning, T., Raulf, M.: How to diagnose mould allergy? Comparison of skin prick test with specific IgE results, in: Clinical & Experimental Allergy, 2016, 1–11
Kettering, M., Weber, D., Sterner, O., Anke, T.: Sekundärmetabolite aus Pilzen – Funktionen und Anwendungen, in: BIOSpektrum 2/2004, S. 147–149
Kleefisch, A.: Schimmel vor Gericht – Neues aus dem Bau-, Architekten-, Miet- und Prozessrecht, Vortrag auf der 3. Kölner Schimmelpilz-Konferenz, 4./5.12.2009, Köln
Kleine-Tebbe, J., Jakob, T.: Molekulare Allergiediagnostik, Springer Verlag, Berlin-Heidelberg, 2015
Klein-Vehne, A.: Hygienische Anforderungen an Lüftungsanlagen: Notwendigkeit – Bedeutung – Richtlinien, in: Der Bausachverständige 3/2012, S. 36–37
Knoll, A.: Entwicklung schneller Verfahren zur DANN-gestützten Detektion von Fusarien und Analyse ihrer Mykotoxinbildung, Dissertation, Lehrstuhl für technische Mikrobiologie, Technische Universität München, 2002

Kober, B.: Was bedeutet Schimmel im Fußboden für die Rechtsprechung?, Vortrag auf dem 6. Würzburger Schimmelpilz-Forum, Würzburg, 11./12.03.2016

Kompetenzzentrum »Kostengünstig qualitätsbewusst Bauen« im Institut für Erhaltung und Modernisierung von Bauwerken e.V. an der TU Berlin (Hrsg.): Feuchte im Bauwerk – Ein Leitfaden zur Schadensvermeidung, Berlin, 2007

Königstein, T.: Ratgeber energiesparendes Bauen und Sanieren, 6. Auflage, E. Blottner Verlag Taunusstein, 2014/ Nachdruck 2017

Kopf, M.: Evaluationsstudie zu Schimmelpilzschäden in Wohnräumen, Dissertation, Fakultät für Gesundheitswissenschaften, Universität Bielefeld, Bielefeld, 2008

Kotz, A.: Die Bedeutung von Glycokonjugaten für die Pathogenität und das Wachstum des humanpathogenen Schimmelpilzes *Aspergillus fumigatus*, Dissertation, Max von Pettenkofer-Institut für Hygiene und Medizinische Mikrobiologie, Ludwig-Maximilians-Universität München, 2010

Krämer, P.: Simulation Schimmelwachstum Fußboden, Vortrag im Rahmen des 6. Würzburger Schimmelpilz-Forums, Würzburg, 11./12.03.2016

Krus, M: Bestimmung der Feuchtespeicherfunktion, IPB-Mitteilung 292, Fraunhofer Institut für Bauphysik, 1996

Krus, M.: Feuchtetransport- und Speicherkoeffizienten poröser mineralischer Baustoffe. Theoretische Grundlagen und neue Messtechniken, Dissertation, Fakultät für Bauingenieur- und Vermessungswesen, Universität Stuttgart, 1995

Krus, M., Eberl, M., Sinnesbichler, H., Bergmann, M., Heusinger, P.: Funkbasierter Taupunktschalter zur Schimmelpilzvermeidung, IPB-Mitteilung 545, Fraunhofer Institut für Bauphysik, 2016

Krus, M., Holm, A., Sedlbauer, K., Künzel, H.: Bauphysikalische Ursachen für Schimmelpilzwachstum und rechnerische Beurteilung der erforderlichen Lüftung am Beispiel einer Altbausanierung, Fachbeitrag zur XI. Lübecker Fachtagung für Umwelthygiene 2007

Krus, M.; Ruf, M.: Tauwasser an Fensterscheiben, in: Der Bausachverständige 3/2010, S. 9–14

Krus, M.; Sedlbauer, K., Künzel, H.: Innendämmung aus bauphysikalischer Sicht, Vortrag gehalten auf der Fachtagung »Innendämmung – eine bauphysikalische Herausforderung«, Münster, 21.04.2005

Krus, M., Sedlbauer, K.: Innendämmung und Schimmelpilzproblematik, in: Grunewald, J. (Hrsg.); TU Dresden, Institut für Bauklimatik: 1. Internationaler Innendämmkongress 2011, pp.53–64

Krus, M.; Sedlbauer, K.: Vorteile und Einsatzgrenzen von Dämmstoffen aus nachwachsenden Rohstoffen, in Gänßmantel, J.: Ökonomie und Ökologie in der Bauwerkserhaltung: Sonderheft zur Denkmal 2004; Tagung/Kongress zur Denkmal 2004, 27–30.10.2004, Leipzig

Krus, M., Sedlbauer, K., Fitz, C.: Mehrbedarf an Lüftung und Heizenergie bei vorhandener Baufeuchte, in: Künzel (Hrsg.): Wohnungslüftung und Raumklima, 2009, S. 7–25

Krus, M., Sedlbauer, K., Fitz, C., Rößler, D.: Mikrobieller Bewuchs an und in Gebäuden verursacht durch Energieeinsparmaßnahmen?, Fraunhofer Institut für Bauphysik, 2014

Krus, M., Sedlbauer, K., Sinnesbichler, H.: Neuartige und einfache Lüftungssteuerung zur Schimmelpilzvermeidung, IPB-Mitteilung 437, Fraunhofer Institut für Bauphysik, 2004

Kück, U., Nowrousian, M., Hoff, B., Engh, I.: Schimmelpilze – Lebensweise, Nutzen, Schaden, Bekämpfung, 3. Auflage, Springer-Verlag Berlin Heidelberg, 2009

Künzel, H.: Feuchteschutz durch Wandtemperierung, IPB-Mitteilung 339, Fraunhofer Institut für Bauphysik, 1998

Künzel, H.: Schadensdiagnose durch hygrothermische Simulation, in: Der Bausachverständige 3/2012, S. 23–29

Künzel, H.: Schadensursache bei alten Gebäuden: Aufsteigende Feuchte, hygroskopische Feuchte oder Tauwasser? IPB-Mitteilung 337, Fraunhofer Institut für Bauphysik, 1998

Künzel, H., Riedl, G., Kießl, K.: Praxisbewährung von Wärmedämmverbundsystemen, IPB-Mitteilung 316, Fraunhofer Institut für Bauphysik, 1977

Künzel, H., Künzel, H. M., Sedlbauer, K.: Langzeitverhalten von Wärmedämmverbundsystemen, IPB-Mitteilung 461, Fraunhofer Institut für Bauphysik, 2005

Künzel, H. M: Austrocknung von Wandkonstruktionen mit Wärmedämm-Verbundsystemen, in: Bauphysik Vol. 20 1/1998, S. 18–23
Künzel, H. M.: Dampfdiffusionsberechnung nach Glaser – quo vadis?, IPB-Mitteilung 355, Fraunhofer Institut für Bauphysik, 1999
Künzel, H. M.: Feuchtigkeitsschäden aus technischer Sicht, Beitrag zum 15. Mietgerichtstag, 2013
Künzel, H. M: Kann bei voll gedämmten, nach außen diffusionsoffenen Steildachkonstruktionen auf eine Dampfsperre verzichtet werden?, in: Bauphysik, Heft 1/1996, S. 7–10
Künzel, H. M.: Problemlösungen für schwierige bauphysikalische Sanierungen: Variable Dampfbremse – Fallbeispiele, Fraunhofer Institut für Bauphysik, Vortrag zur 10. e u [z] Baufachtagung 18./19. Oktober 2001 in Hannover
Künzel, H. M.: Raumluftfeuchteverhältnisse in Wohnräumen, IPB-Mitteilung 314, Fraunhofer Institut für Bauphysik, 1997
Künzel, H. M.: Richtiger Einsatz von Dampfbremsen bei der Altbausanierung, in: WTA-Journal 01/2003, Fraunhofer Institut für Bauphysik, 2003
Künzel, H. M.: Verfahren zur ein- und zweidimensionalen Berechnung des gekoppelten Wärme- und Feuchtetransports in Bauteilen mit einfachen Kennwerten, Dissertation, Lehrstuhl für Konstruktive Bauphysik, Fakultät Bauingenieur- und Vermessungswesen, Universität Stuttgart, 1994
Künzel, H. M.: Vorsicht bei nachträglicher Steildachdämmung, IPB-Mitteilung 269, Fraunhofer Institut für Bauphysik, 1995
Künzel, H. M., Gertis, K.: Plattenbausanierung durch Außendämmung – wie wichtig ist die Dampfdurchlässigkeit des Dämmsystems?, IPB-Mitteilung 305, Fraunhofer Institut für Bauphysik, 1996
Künzel, H. M., Holm, A., Kaufmann, A.: Raumluftbedingungen für die Feuchteschutzbeurteilung von Wohngebäuden, IPB-Mitteilung 427, Fraunhofer Institut für Bauphysik, 2003
Künzel, H. M., Zirkelbach, D.: Feuchteverhalten von Holzständerkonstruktionen mit WDVS – Sind die Erfahrungen aus amerikanischen Schadensfällen auf Europa übertragbar? Zeitschrift für Wärme- Kälte, Schall- und Brandschutz (WKSB) 50 (2007), S. 50–58
Künzel, H. M., Zirkelbach, D., Schafarczek, B.: Berücksichtigung der Wasserdampfkonvektion bei der Feuchteschutzbeurteilung von Holzkonstruktionen, in: Zeitschrift für Wärme- Kälte-, Schall- und Brandschutz (WKSB) 63, 2010, S. 25–34
Kuhn, D. M., Ghannoum, M. A.: Indoor Mold, Toxigenic Fungi, and Stachybortys chartarum: Infections Disease Perspective, in: Clinical Microbiology Reviews, Jan. 2003, p. 144–172, DOI: 10.1128/CMR.16.1.144–172.2003
Kupke, C.: Feuchteschäden durch Oberflächenkondensation in Schlafzimmern, IPB-Mitteilung 57, Fraunhofer Institut für Bauphysik, 1980
Kuske, M., Romain, A.-C., Nicolas, J.: Microbial volatile organic compounds as indicators of fungi. Can an electronic nose detect fungi in indoor environments? Départements des Sciences et Gestion de l'Environment, Université de Liège, Arlon, 2004
Küsters, D.: Schimmelpilze und Bakterien in baubiologischen Produkten, in: Umwelt, Gebäude und Gesundheit, 7. AGÖF Fachkonferenz 2004
Landesgesundheitsamt Baden-Württemberg (Hrsg.): Zusammenhang zwischen biologischen Innenraumbelastungen und Allergien bzw. Atemwegserkrankungen, Studie 1997/1998, Heft 3/2000
Landesgesundheitsamt Baden-Württemberg (Hrsg.): Maßnahmen zur Erfolgskontrolle einer fachgerechten Schimmelpilzsanierung, Stuttgart, 2016
Landesgesundheitsamt Baden-Württemberg (Hrsg.): Sanierung bei Schimmelpilzbefall: Was muss ich beachten?, Stuttgart, 2016
Landesgesundheitsamt Baden-Württemberg (Hrsg.): Schimmelpilze in Innenräumen – Nachweis, Bewertung, Qualitätsmanagement, Abgestimmte Arbeitsergebnisse des Arbeitskreises »Qualitätssicherung – Schimmelpilze in Innenräumen am Landesgesundheitsamt Baden-Württemberg«, Stuttgart, 2001
Landesgesundheitsamt Baden-Württemberg (Hrsg.): Netzwerk Schimmelpilzberatung Baden-Württemberg, 6. Auflage, Stuttgart, 2016

Landesgesundheitsamt Baden-Württemberg (Hrsg.): Gesundheitliche Bewertung von Schimmelpilzen in Innenräumen, Stuttgart, 2016

Layher, P.: Schimmelpilze im Verborgenen – ein Risiko für sensibilisierte Menschen, in: Umwelt-medizin-gesellschaft, Nr. 23 (03/2010), S. 200–206

Leupertz S., Hettler, A.: Der Bausachverständige vor Gericht, 2. Auflage, Fraunhofer IRB Verlag/Bundesanzeiger Verlag, 2013

Liesener, K.: Untersuchung zum Nachweis und zum Vorkommen von Mykotoxinen in Futtermitteln für Pferde, Dissertation, Fachbereich Veterinärmedizin, Justus-Liebig-Universität Gießen, 2012

Lin W.-R., , Chen, Y.-H., Lee, M.-F., Hsu L.-Y., Tien, C.-J., Shin, F.-M.,Hsiao, S.-C., Wang, P.-H.: Does Spore Count matter in Fungal Allergy?: The Role of Allergenic Fungal Species, in: Allergy Asthma Immunol Res. 2016 Sep;8(5): 404–11, doi: 10.4168/aair.2016.8.5.404

Loeschcke, A., Thies, S.: Pseudomonas putida — a versatile host for the production of natural products, in: Applied Microbiology and Biotechnology 2015; 99(15): 6197–6214, doi: 10.1007/s00253-015-6745-4

Løkke, M. M., Edelenbos, M., Larsen, E., Feilberg, A.: Investigation of volatiles emitted from freshly cut onions (Allium cepa L.) by real time proton-transfer reaction-mass spectrometry (PTR-MS), in: Sensors 12/2012, p. 16060–16076, doi:10.3390/s12126060

Lorenz, W.: Fachgerechte Sanierung von Schimmelschäden auf der Grundlage von Richtlinien und Erfahrungen, Vortrag auf der 4. Impulsveranstaltung des Netzwerk Schimmel e.V. »Sanierung von Schimmelpilzschäden – richtliniengerecht und/oder praxisnah?«, 16.09.2016, Münster

Lorenz W: Schimmelpilze im Gebäude – Schäden erkennen, bewerten und richtig handeln. Vortragsreihe: Schnittstelle Baustelle, München, Nürnberg, Stuttgart, Frankfurt, Hannover, Hamburg, Düsseldorf, Berlin 01–02/2014

Lorenz, W.; Betz, S.: Praxis-Handbuch Schimmelpilzschäden, 2. Auflage, Rudolf Müller Verlag, Köln, 2016

Lorenz W., Diederich T.: How to find hidden microbial growth with a mould dog, Proceedings of the Indoor Air Quality 2001, Ashrae Conference, San Francisco, 2001

Lorenz W, Diederich T., Conrad M.: Practical experiences with MVOC as an indicator for microbial growth, Proceedings of the 9th International Conference on Indoor Air Quality and Climate – Indoor Air 2002, Monterey, USA: Indoor Air 2002, Vol.4, pp 341–346

Luther, K.: Interaktionen des humanpathogenen Schimmelpilzes *Aspergillus fumigatus* mit Wirtszellen, Dissertation, Fakultät für Biologie, Ludwig-Maximilians-Universität München, 2007

Lutz, P., Jenisch, R., Kopfer, H., Freymuth, H., Krampf, L., Petzold, K.: Lehrbuch der Bauphysik, 3. Auflage, Springer Fachmedien Wiesbaden GmbH, Wiesbaden, 1994

Maas, A.: Auf den Spuren der Sporen: bauphysikalische Fragen, Vortrag auf der 3. Kölner Schimmelpilz-Konferenz, 4./5.12.2009, Köln

Martin, E., Kämpfer, P., Jäckel, U.: Erfassung der bakteriellen Diversität in der Innenraumluft, in: Gefahrstoffe – Reinhaltung der Luft Nr. 69, 3/2009, S. 97–101

Mayer, S., Engelhardt, S., Kolk, A.: Bedeutung von Mykotoxinen im Rahmen der arbeitsplatzbezogenen Gefährdungsbeurteilung, in: Gefahrstoffe – Reinhaltung der Luft 67 (2007), Nr. 10, S. 407–417

Mazur, L. J., Kim, J.: Spectrum of Noninfectious Health Effects from Molds, in: Pediatrics Dec 2006, 118 (6) e1909-e1926; DOI: 10.1542/peds.2006–2829

Meider, J.: Grenzen und Möglichkeiten beim Einsatz von Desinfektionsmitteln bzw. Bioziden bei Schimmelpilzschäden, Labor Urbanus, Vortrag auf dem 1. Deutschen Schimmelpilztag, Neuss, 2014

Meider, J.: Untersuchung der Wirksamkeit von Desinfektionsmitteln auf die Biomasse und die Keimfähigkeit von Schimmelpilzen, Vortrag im Rahmen des 4. Würzburger Schimmelpilz-Forums, Würzburg, 21./22.03.2014

Meider, J.: Schimmelpilzanalytik, Rudolf Müller Verlag, Köln, 2016

Meier, C.: Die Irrtümer der DIN 4108 bei der Schimmelvermeidung und -sanierung, Vortrag im Rahmen des 4. Würzburger Schimmelpilz-Forums, Würzburg, 21./22.03.2014
Meier, C.: Schimmelpilze auf Papier – Fungizide Wirkung von Isopropanol und Ethanol, in: PapierRestaurierung No. 1 Vol. 7, 2006
Metzger, B.: Praxishandbuch Bauteil- und Baustoffkunde, 1. Auflage, Haufe-Lexware GmbH & Co. KG, Freiburg, 2017
Metzger, B., Aschenbrenner, H., Hopfensperger, G., Onischke, S.: Baumängel und Bauschäden erkennen und erfolgreich reklamieren, 4. Auflage, Haufe-Lexware GmbH & Co. KG, Freiburg, 2015
Michaluk, S.: Untersuchungen zur Richtwertermittlung in einer innenraumspezifischen Fußbodenkonstruktion – Polysterol und Zementestrich – bezüglich mikrobiellen Wachstums, Bachelorarbeit, Fachbereich Medizintechnik und Biotechnologie, Fachhochschule Jena, 2009
Ministerium für Infrastruktur und Landesplanung des Landes Brandenburg (Hrsg.): Der Weg zum gesunden Bauprodukt, Potsdam, 2016
Mülleneisen, N. K.: Die Rolle der Schimmelpilze … Allergologen brauchen detektivisches Gespür, in: Allergie, Asthma, Immunologie 27, Patientenzeitschrift zum Deutschen Allergie Kongress, Heft 1/2015
Messal, C.: Bakterien – eine andere Welt?, in: Schützen & Erhalten (Deutscher Holz- und Bautenschutz e.V.), 1/2017
Messal, C.: Das Imperium schlägt zurück, in: Schützen & Erhalten (Deutscher Holz- und Bautenschutz e.V.), 2/2015
Messal, C: Klein aber clever, in: Malerblatt 78 (4/2007)
Messal, C.: Masterfaktor Wasser, in: Der Bausachverständige 10 (2014)
Messal, C.: Schimmel in Innenräumen – Erkennen, Bewerten und Sanieren, Fraunhofer IRB Verlag, Stuttgart, 2018
Messal, C.: Schimmelresistente Baustoffe, in: Schützen & Erhalten (Deutscher Holz- und Bautenschutz e.V.), 4/2017
Messal, C.: Sonderfälle der Sanierung – Teil 1, in: Schützen & Erhalten (Deutscher Holz- und Bautenschutz e.V.), 1/2014
Messal, C.: Task Force Schimmelpilze: die neuen Seminare sind da!, in: Schützen & Erhalten (Deutscher Holz- und Bautenschutz e.V.), 1/2013
Messal, C.: Wenn es müffelt und in den Augen brennt, Teil 1, in: B+B Bauen im Bestand Nr. 37, (05/2014)
Messal, C, Resch, M.: Trocknen Sie bitte vorsichtig! Trocknungsmaßnahmen nach Havarie- und Fäkalschäden, in: B+B Bauen im Bestand Nr. 38 (1/2015)
Müller, B.: Das Überlebensverhalten von Mikroorganismen auf Luftfiltern raumlufttechnischer Anlagen unter besonderer Berücksichtigung des Artenspektrums von Pilzen, Dissertation, Institut für Hygiene, Umweltmedizin und Arbeitsmedizin des Fachbereichs Humanmedizin und Institut für Fleischhygiene und –technologie des Fachbereichs Veterinärmedizin der Freien Universität Berlin, Berlin 1999
Müller, E.: Untersuchungen zur Ausgleichsfeuchte unbeheizter Zementestriche (Technische Information Nr. 02/2013-A), Institut für Baustoffprüfung und Fußbodenforschung, Troisdorf, 2013
Munk, K. (Hrsg.): Mikrobiologie, Taschenlehrbuch Biologie, 1. Auflage, Georg Thieme Verlag, Stuttgart
Münzenberg, U., Weithaas, T., Thumulla, J.: Luftwechsel im Gebäudebestand – natürliche Fensterlüftung und die Notwendigkeit von Lüftungskonzepten, 7. Pilztagung des VDB, Stuttgart, 06/2003
Nadler, N.: Lüftungskomponenten nach DIN 1946-6, in: tab 5/2011, S. 48–57
Niedersächsisches Landesgesundheitsamt in Zusammenarbeit mit dem Fachausschuss Infektionsschutz des Landesverbandes Niedersachsen der Ärztinnen und Ärzte des öffentlichen Gesundheitsdienstes e.V.: Rahmen-Hygieneplan gem. § 36 Infektionsschutzgesetz für Kindereinrichtungen (Kinderkrippen, -gärten, -tagesstätten, auch integrativ, und Kinderhorte), Hannover, 2002

Nielsen, K. F., Frisvad, J. C.: Mycotoxins on building materials, Technical University of Denmark, Lyngby, 2011, DOI: 10.3920/978-90-8686-722-6_9
Nielsen, K. F., Gravesen, S., Nielsen, P. A., Andersen, B., Thrane, U., Frisvad, J. C.: Production of mycotoxins on artificially and naturally infested building materials, in: Mycopathologia, Vol. 145 (1999), Iss. 1, p. 43–56
Niens, C.: Mykotoxine und Kindergesundheit, elterliche Risikowahrnehmung und neue Ansätze für das Risikomanagement, Dissertation, Georg-August-Universität Göttingen, Göttingen, 2013
O'Hehir, R. E., Holgate, S. T., Sheikh, A. (Eds.): Middleton's Allergy Essentials, 1st Edition, Elsevier, 2016
Ökotest Verlag GmbH (Hrsg.): Test Antischimmelfarben, *Ökotest* Ausgabe 03/2018
Ökotest Verlag GmbH (Hrsg.): Test Dachdämmstoffe, *Ökotest* Ausgabe 08/2017
Oster, N., Bredemeyer, J.: Sachgerechte Beurteilung eines Schimmelpilzschadens im Rahmen einer mietrechtlichen Auseinandersetzung, in: Der Bausachverständige 2/2008, S. 24–27
Oswald, R.: Angemessene Antworten auf das komplexe Problem der Schimmelursachen? Stellungnahme zum DIN-Fachbericht 4108-8 *Vermeidung von Schimmelwachstum in Wohngebäuden*, in: Der Bausachverständige 01/2011, S. 32–37
Ozdemir, Oner: Mold Allergy, Its Prevention and Therapy – Part 2, Department of Pediatrics, Research and Training Hospital of Sakarya University, Turkey, in: MedCrave Online, published October 30, 2015
Pape, H.-C., Klinke, R.; Silbernagl, S.; Kurtz, A.: Physiologie, 6. Auflage, Thieme Verlagsgruppe, Stuttgart, New York, Delhi, Rio, 2010
Pestka, J. J., Yike, I., Dearborn, D. G., Ward, M. D. W., Harkema, J. R.: Stachybotrys chartarum, Trichothecene Mycotoxins and Damp Buildings-Related Illness: New Insights into a Public Health Enigma, in: Toxicological Sciences, Vol. 104, Iss. 1 (2008), p. 4–26, doi:10.1093/toxsci/kfm284
Pilz, A.: Reine Luft: Sorptive Materialien verbessern das Klima, in: applica 06/2012, S. 4–6
Pilz, A., Kaiser, C.: Kondensation minimiert, Raumklima verbessert, in: applica 01/2016, S. 24–26
Portnoy, J. M., Barnes, C. S., Kennedy, K.: Importance of mold allergy in asthma, in: Current Allergy and Asthma Reports, 2008 (1) p. 71–78
Portnoy, J. M., Jara, D.: Mold allergy revisited, in: Ann Allergy Asthma Immunol 114 (2015) 83–89, DOI: https://doi.org/10.1016/j.anai.2014.10.004
Prieler, M., Leeb, M., Reiter, T.: Alternative Wege zum Nullenergiehaus – Endbericht zum Forschungsprojekt, FH Salzburg – Energieeffiziente Gebäudetechnik und Nachhaltiges Bauen und Kooperationspartner, Kuchl, 2017
Pringle, A.: Asthma and the Diversity of Fungal Spores in Air, in: PLoS Pathog 9(6): e1003371. https://doi.org/10.1371/journal.ppat.1003371
Quansah, R., Jaakkola, M. S., Hugg, T. T., Heikkinen, S. A. M., Jaakkola, J. J. K.: Residential Dampness and Molds and the Risk of Developing Asthma: A Systematic Review and Meta-Analysis, in: PLoS One. 2012;7(11):e47526, doi: 10.1371/journal.pone.0047526.
Rahn, A., Friedrich, M., Rieger, S.: Feuchtetransport in Bauteilen aus wasserundurchlässigem Beton, in: Bauphysik Vol. 27, 6/2005, S. 331–335
Roedel, W.: Physik unserer Umwelt: Die Atmosphäre, 3. Auflage, Springer Verlag Berlin Heidelberg, 2000
Raphoz, M., Goldberg, M. S., Garneau, M., Héguy, L., Valois, M.-F., Guay, F.: Associations Between Atmospheric Concentrations of Spores and Emergency Department Visits for Asthma Among Children Living in Montreal, in: Archives of Environmental & Occupational Health, 65:4, 201–210, DOI: 10.1080/19338241003730937
Rasch, C.: Optische Spektroskopie zum Nachweis von Schimmelpilzen und deren Mykotoxine, Dissertation, Mathematisch-Naturwissenschaftliche Fakultät der Universität Potsdam, Potsdam, 2010
Rauch, P.: Schimmelpilze in Wohngebäuden: Ursachen, Vermeidung und Sanierung, 2. Auflage, 2007
Rauch, P.: Tauwasser und Feuchtigkeit im Mauerwerk, 2014

Raulf, M.: Schimmelpilzdiagnostik – was ist leitliniengerecht?, Vortrag im Rahmen der XI. Potsdamer B-K-Tage, 2016

Raulf, M.: Analyse organischer Staubkomponenten auf Entzündungsmediatoren mittels Vollblutassay, Vortrag auf der 22. Pilztagung 19./20.6.2018, Niedernhausen

Reinthaler, F. F., Pichler-Semmelrock, F. P., Buzina, W. (Hrsg.): Pilze im Innenraum – medizinische Aspekte, Diagnostik und Bewertung, Prävention und Sanierung, Tagungsband zum Symposium Raiffeiseinhof, 24.–25.3.2006

Reis, J.: Schimmelpilzbefall in der Wohnung ist keine Lappalie, in: Der Bausachverständige, 5/2010

Resch, M.: Mehr als nur Trockner aufstellen, in: B+B (Bauen im Bestand), 07/2015

Richter, W., Hartmann, T., Kremonke, A., Reichel, D.: Gewährleistung einer guten Raumluftqualität bei weiterer Senkung der Lüftungswärmeverluste, Kurzbericht, Institut für Thermodynamik und Technische Gebäudeausrüstung, TU Dresden, 1999

Rieche, G. Ziegler, D.: Belegereife von Estrichen – Grenzwerte für die Hygrometische Feuchtemessung, in: 7. Kolloquium Industrieböden, 14.–16.12.2010, Esslingen

Riedl, B.: Erkennen und Sanieren von Schimmel im Dach, Vortrag im Rahmen des 4. Würzburger Schimmelpilz-Forums, Würzburg, 21./22.03.2014

Riedl, B.: Sinnvoll oder unsinnig? Feuchtemessungen bei Schimmelschäden in Fußbodenkonstruktionen, Vortrag im Rahmen des 6. Würzburger Schimmelpilz-Forums, Würzburg, 11./12.03.2016

Ring, J.: Allergy in Practice, Springer-Verlag Berlin Heidelberg, 2005

Robert-Koch-Institut: Schimmelpilzbelastung in Innenräumen – Befunderhebung, gesundheitliche Bewertung und Maßnahmen, Mitteilung der Kommission »Methoden und Qualitätssicherung in der Umweltmedizin«, Bundesgesundheitsblatt – Gesundheitsforschung – Gesundheitsschutz 10/2007, S. 1308–1323

Robinson, T. X., Cardin, D. B., Casteel, C.: Canister Sampling of MVOC's for Rapid Mold Screening, Entech Instruments, Inc, Simi Valley

Rode, C., Hens, H., Janssen, H. (Eds.) (2008). IEA Annex 41 whole building heat, air, moisture response: Closing seminar, Nordic Building Physics Conference. Byg Rapport, No. R-191

Röhlen, U., Ziegert, C.: Lehmbau-Praxis – Planung und Ausführung, 2. Auflage, Beuth Verlag GmbH, Berlin, 2014

Röhlen, U.: Mikrobielle Aspekte im Lehmbau, in: Wohnen + Gesundheit (Institut für Baubiologie + Nachhaltigkeit (Hrsg.), Nr. 168 (9/2018)

Roper, M. et al: Dispersal of fungal spores on a cooperatively generated wind, PNAS 107 (41) 17474–17479 (10/2010), doi:10.1073/pnas.1003577107

Rosenblum Lichtenstein, J. H., Hsu, Y.-H., Gavin I. M., Donaghey T. C., Molina R. M., Thompson K. J., et al. (2015): Environmental Mold and Mycotoxin Exposures Elicit Specific Cytokine and Chemokine Responses. PLoS ONE 10(5): e0126926.doi:10.1371/journal.pone.012692

Rudert, A., Portnoy, J. (2017): Mold allergy: is it real and what do we do about it?, Expert Review of Clinical Immunology, 13:8, 823–835, DOI: 10.1080/1744666X.2017.1324298

Rutala, W. A., Weber, D. J.: Disinfection and Sterilization in Health Care Facilities: What Clinicians Need to Know, Clinical Infectious Diseases, Volume 39, Issue 5, 1 September 2004, Pages 702–709, DOI: 10.1086/423182

Samson, R. A., Varga, J., Frisvad, J. C. (Eds.) (2011). Taxonomic studies on the genus Aspergillus. CBS-KNAW Fungal Biodiversity Centre. Studies in Mycology 69, 06/2011

Schafaczek, B., Zirkelbach, D.: Feuchtetechnische Beurteilung von Innendämmsystemen mit Faserdämmstoffen, in: Zeitschrift für Wärme- Kälte-, Schall- und Brandschutz (WKSB) 67 (2012), S. 51–58

Schafaczek, B., Zirkelbach, D., Künzel, H.: Feuchteverhalten von Innendämmungen mit Faserdämmstoffen, IPB-Mitteilung 520, Fraunhofer Institut für Bauphysik, 2012

Schäfer, J., Trautmann, C., Dill, I., Fischer, G., Gabrio, T., Groth, I., Jäckel, U., Lorenz, W., Martin, K., Miljanic, T., Szewzyk, R., Weidner, U., Kämpfer, P.: Vorkommen von Actinomyceten in Innenräumen, Gefahrstoffe – Reinhaltung der Luft, Nr. 69 (9/2009), S. 335–341

Schäfer, J.: Untersuchungen zur Diversität von Actinobacteria in Innenräumen, Dissertation, Fachbereich Agarwissenschaften, Ökotrophologie und Umweltmanagement, Justus-Liebig Universität, Gießen, 2011
Scharf, A.: Klimapuffer – Innenputze regeln Feuchte und Wärme im Raum, in: db deutsche bauzeitung, 03/2015
Scharf, C.: Expertenbefragung bestätigt: Jeder 2. Neubau mit Schimmel belastet – Bundesweit 10 Milliarden Sachschaden?, in: Wohnungswirtschaft heute, Ausgabe 44, 05/2012, S. 15–17
Schenke, S.: Erfassung und Bewertung von mikrobiellen volatilen organischen Substanzen (MVOC) in schimmelpilzfreien Innenräumen im Rahmen der Gießener Innenraumallergenstudie (GINA-Studie), Inauguraldissertation, Justus-Liebig-Universität Gießen, 2009
Schleibinger, H., Marchl, D., Laußmann, D., Braun, P., Brattig, C., Mangler, M., Eis, D., Nickelmann, A., Rüden, H.: MVOC – zum Nachweis von Schimmel ungeeignet?, 7. AGÖF-Fachkongress, München, 2004
Schleibinger, H., Brattig, C., Mangler, M., Samwer, H., Laußmann, D., Eis, D., Braun, P., Marchl, D., Nickelmann, A., Rüden, H.: Microbial volatile organic compounds (MVOC) as indicators for fungal damage, Proc Indoor Air 2002. 4. 707–712
Scholzen, G., Eßer, M.; Gies, C., Patocka, F. W.: Leitungswasserschäden: Vermeidung – Sanierung – Haftung, 3. Auflage, Expert-Verlag, 2008
Schrader, J. B.: Bestandserneuerung: (verdeckten) Schimmel erkannt oder überbaut?, Vortrag im Rahmen des 5. Würzburger Schimmelpilz-Forums, Würzburg, 20./21.03.2015
Schulz, J.: Architektur der Bauschäden, 3. Auflage, Springer Vieweg/Springer Fachmedien Wiesbaden, 2015
Schürger, U.: Feuchtemessung zur Beurteilung eines Schimmelpilzrisikos, Bewertung erhöhter Feuchtegehalte, Vortrag 39. Aachener Bausachverständigentage,15./16.4.2013
Schwab, R., Mayer, E., Holm, A.: Hybride Lüftungsverfahren für die bedarfsgerechte Lüftung von Bürogebäuden, IPB-Mitteilung 443, Fraunhofer Institut für Bauphysik, 2004
Schwienbacher, M. A.: Identifizierung und Charakterisierung von Proteinen des humanpathogenen Schimmelpilzes Aspergillus fumigatus, die während der Auskeimung differentiell exprimiert werden, Dissertation, Technische Universität München – Wissenschaftszentrum für Ernährung, Landnutzung und Umwelt Lehrstuhl für Pflanzenphysiologie, München, 2005
Sedlbauer, K.: Schimmelpilz aus bauphysikalischer Sicht – Beurteilung durch aw-Werte oder Isoplethensysteme?, Fraunhofer-Institut für Bauphysik IBP, 2003
Sedlbauer, K.: Vorhersage von Schimmelpilzbildung auf und in Bauteilen, Dissertation, Lehrstuhl für Bauphysik, Fakultät Bauingenieur- und Vermessungswesen der Universität Stuttgart, 2001
Sedlbauer, K., Gabrio, T.: Schimmelpilze und Beurteilungsklassen zur Gesundheitsgefährdung, IPB-Mitteilung 401, Fraunhofer Institut für Bauphysik, 2002
Sedlbauer, K., Kießl, K.: Neue Erkenntnisse zur Beurteilung von Schimmelpilzen und Stand der Normenbearbeitung, Fraunhofer-Institut für Bauphysik/Bauhaus-Universität Weimar, 2002
Sedlbauer, K., Krus, M.: Außendämmung als Problemlösung bei Schimmelpilzbildung, Fraunhofer-Institut für Bauphysik IBP
Sedlbauer, K., Krus, M., Kalisch, A.: Verhindern Einzelfeuerstätten in Wohnräumen Schimmelpilzwachstum?, IPB-Mitteilung 475, Fraunhofer Institut für Bauphysik, 2006
Sedlbauer, K., Krus, M., Zillig, W.: Schimmelpilzbildung in dampfdichten Steildächern – ein biohygrothermisches Modell, IPB-Mitteilung 385, Fraunhofer Institut für Bauphysik, 2001
Sedlbauer, K., Zillig, W., Holm, A.: Schimmelpilzbildung und Lüftung, IPB-Mitteilung 422, Fraunhofer Institut für Bauphysik, 2002
Seltzer, J. M., Fedoruk, M. J.: Health Effects of Mold in Children, in: Pediatric Clinics of North America, Vol. 54, 2007, p. 309–333
Senk, W.-R.: Was bedeutet Schimmel im Fußboden für die Versicherungswirtschaft?, Vortrag im Rahmen des 6. Würzburger Schimmelpilz-Forums, Würzburg, 11./12.3.2016

Sennekamp, J., Müller-Wening, D., Amthor M., Baur, X., Bergmann, K.-C., Costabel, U., Kirsten, D., Koschel, D., Kroidl, R., Liebetrau, G., Nowak, D., Schreiber, J., Vogelmeier, C.: Empfehlungen zur Diagnostik der exogen-allergischen Alveolitis, in: Pneumologie 2007; 61, 52–56, DOI10.1055/s-2006-944326
Silberhorn, M.: Nutzereinfluss auf die Schimmelpilzbildung in Gebäuden unter realitätsnahen Bedingungen, Masterarbeit, Fraunhofer-Institut für Bauphysik IBP, Lehrstuhl für Bauphysik, Universität Stuttgart, 2014
Simon-Nobbe, B., Denk, U., Pöll, V., Rid. R., Breitenbach, M.: The Spectrum of Fungal Allergy, in: Int Arch Allergy Immunol 2008;145:58–86, DOI: 10.1159/000107578
Sonneborn, T.: Mietrechtliche Konsequenzen von Feuchtigkeitsschäden im Wohnbereich, Rechtsanwälte Löber & Sonneborn, Lüdenscheid
Sprengard, C., Treml, S., Holm, A. H.: Technologien und Techniken zur Verbesserung der Energieeffizienz von Gebäuden durch Wärmedämmstoffe, Forschungsbericht, Bauaufsichtlich anerkannte Prüf-, Überwachungs-, und Zertifizierungsstelle von Baustoffen und Baustoffteilen, Gräfeling, 2013
Staab, J., Jablonski, M., Ecker, C., Buchter, A.: Innenraumbelastungen und Sick Building Syndrom, Institut und Poliklinik für Arbeitsmedizin der Universität des Saarlandes, Homburg/Saar, 2002
Staaden, S.: The role of fungal secondary metabolites in Collembola – fungi interactions, Dissertation, Fachbereich Biologie der Technischen Universität Darmstadt, Darmstadt, 2010
Stahl, S.: Vom verdeckten zum sichtbaren Schimmelschaden mit Staubläusen, Silberfischchen & Co, Vortrag im Rahmen des 6. Würzburger Schimmelpilz-Forums, Würzburg, 11./12.03.2016
Stahl, S.: Erkennen von verdeckten Schimmelschäden unter Einbezug von Schimmelspürhunden: Vorgehen vor Ort und praktische Erfahrungen, Vortrag im Rahmen des 4. Würzburger Schimmelpilz-Forums, Würzburg, 21./22.03.2014
Stangl, A.: Häufige Fragen im Baurecht, Cham, 2013
Stangl, A.: Rechtssicher bauen und modernisieren, Verlag C. H. Beck, 2018
Steinbeck, R.: Versicherungsrecht in der Praxis – Ein juristischer Leitfaden für Versicherungsnehmer, Münster, 2005
Steiß, J.-O.: Asthma bronchiale und Schimmelpilzexposition im Kindes- und Jugendalter, in: Umweltmedizin in Forschung und Praxis 16 (2011), S. 89–94
Stephan, U.: Macht Schimmel krank?, Vortrag auf der 3. Kölner Schimmelpilz-Konferenz, 4./5.12.2009, Köln
Stierhof, G.: Führen energetische Sanierungen zu einer Verschärfung der Schimmelproblematik?, Vortrag im Rahmen des 6. Würzburger Schimmelpilz-Forums, Würzburg, 11./12.03.2016
Stiftung Warentest (Hrsg.): Baupfusch – Erkennen, Reklamieren, Sanieren, Berlin, 2015
Stürzer, R., Koch, M.: Mietrecht für Vermieter von A-Z, 5. Auflage, Haufe-Lexware GmbH & Co. KG, Freiburg, 2016
Suerbaum, S.; Burchard, G.-D.; Kaufmann, S. H. E., Schulz, T. F. (Hrsg.): Medizinische Mikrobiologie und Infektiologie, 8. Auflage, Springer-Verlag, Berlin, 2016
Swensson, N.: Nutzerunabhängige Wohnungslüftung nach DIN 1946-6: 2009-05 – Sinn oder Unsinn?, in: db deutsche bauzeitung, 12/2013
Szewzyk, R., Lorenz, W.: Was gilt denn nun – Regelwerke für die Schimmelpilzsanierung, in: B+B Spezial (Sanierung von Feuchteschäden), Köln, 2013
Tappler, P.: Anwendung der Handlungsempfehlung zur Beurteilung von Feuchte- und Schimmelschäden in Fußböden des UBA in der Praxis, Vortrag auf der 22. Pilztagung 19./20.6.2018, Wiesbaden-Niedernhausen
Tewinkel, S.: Feuchtigkeits- und Schimmelschäden, Leitfaden für Eigentümer und Vermieter, 1. Auflage, Haufe-Lexware GmbH & Co. KG, Freiburg, 2016
Tewinkel, S.: Nach dem Hochwasser – Untersuchung von Heizölschäden in der Bausubstanz, in: Der Bausachverständige 5/2014, S. 24–28
Thiesen, M.: Sanierung konkret – Fachgerechte Schimmelsanierung, Vortrag im Rahmen des 5. Würzburger Schimmelpilz-Forums, Würzburg, 20./21.03.2015

Toepfer, I.: Nachweismethoden für Schimmelpilze und deren Metabolite in Innenräumen, Dissertation, Fakultät für Mathematik und Naturwissenschaften, Carl von Ossietzky Universität Oldenburg, Oldenburg, 2010
Toepfer, I., Leimer, H.-P.: Pilzbelastung der Raumluft hochgedämmter Häuser – baubiologische Aspekte, Abschlussbericht zum Projekt F. A.-Nr. 2002.483, Hochschule für angewandte Wissenschaft und Kunst, Hildesheim
Trautmann, C.: Erkennen von versteckten Schimmelschäden: Laboranalytik, Hundeausbildung, Leitfäden, …, Vortrag im Rahmen des 4. Würzburger Schimmelpilz-Forums, Würzburg, 21./22.03.2014
Trautmann, C., Gabrio, T., Dill, I., Weidner, U.: Hintergrundkonzentrationen von Schimmelpilzen in Hausstaub, in: Bundesgesundheitsblatt (48) 2005, S. 29–35
Trautmann, C., Herrnstedt, C., Krauß, K.: Helfer mit feiner Nase, in: B+B Bauen im Bestand 6/2015, S. 58–61
Twaroch, T. E., Curin, M., Valenta, R., Swoboda, I.: Mold allergens in respiratory allergy: from structure to therapy, in: Allergy Asthma Immunol Res. 2015;7(3):205–220, DOI: 10.4168/aair.2015.7.3.205
Ulrich, J.: Die rechtlichen Aspekte der Sanierung, Vortrag auf der Impulsveranstaltung des Netzwerkes Schimmel e. V. »Sanierung von Schimmelpilzschäden – richtliniengerecht und/oder praxisnah?« – 16.9.2016, Münster
Ulrich, S.-U.: Charakterisierung ausgewählter Isolate von Stachybotrys spp. anhand kulturmorphologischer, molekularbiologischer und massenspektrometrischer Verfahren, Dissertation, Tierärztliche Fakultät der Ludwig-Maximilians-Universität München, 2016
Umpfenbach, U., Oberloer, M., Lob-Corzilius, T.: Wasserschaden und was dann? – Eine umweltmedizinische Kasuistik über mögliche Fallstricke der Schimmelpilzsanierung, in: Pädiatrische Allergologie, Nr. 14, 4/2011
Umweltbundesamt (Hrsg.): Gesund und umweltfreundlich renovieren, Dessau-Roßlau, 2012
Umweltbundesamt (Hrsg.): Kinder-Umwelt-Survey 2003/06: Sensibilisierung gegenüber Innenraumschimmelpilzen, Schriftenreihe Umwelt & Gesundheit 5/2011, Dessau-Roßlau/Berlin
Umweltbundesamt (Hrsg.): Kinder-Umwelt-Survey 2003/06: Innenraumluft – Flüchtige organische Verbindungen in der der Innenraumluft in Haushalten mit Kindern in Deutschland, Schriftenreihe Umwelt & Gesundheit 3/2010, Dessau-Roßlau/Berlin
Umweltbundesamt (Hrsg.): Kinder-Umwelt-Survey 2003/06: Hausstaub – Stoffgehalte im Hausstaub aus Haushalten mit Kindern in Deutschland, WaBoLu-Hefte – Nr. 2/2008, Dessau-Roßlau, 2008
Umweltbundesamt (Hrsg.): Schimmel im Haus – Ursachen, Wirkungen, Abhilfe, Umweltbundesamt, Fachgebiet II 1.3 »Innenraumhygiene« und Fachgebiet II 1.4 »Mikrobiologie«, Dessau-Roßlau, 2014
Umweltbundesamt (Hrsg.): Verbesserung der Umwelteigenschaften von Wärmedämmverbundsystemen (WDVS) – Evaluierung der Einsatzmöglichkeiten biozidfreier Komponenten und Beschichtungen, Studie durchgeführt vom Fraunhofer-Institut für Bauphysik IBP, Dessau-Roßlau, 2016
Umweltbundesamt (Hrsg.): Untersuchung zum Vorkommen und zur gesundheitlichen Relevanz von Bakterien in Innenräumen, Forschungsbericht, Dessau-Roßlau, 2009
Umweltbundesamt, Bundesamt für Strahlenschutz, Bundesinstitut für Risikobewertung (Hrsg.): Broschüre »Gesünder wohnen – aber wie?«, Dessau-Roßlau/Berlin/Salzgitter, 2005
Verband privater Bauherren (Hrsg.): Schimmel im Neubau – Gefahr für Ihre Gesundheit?, Berlin, 2012
Verband privater Bauherren (Hrsg.): Vorsicht bei der Bauabnahme!, Berlin, 2016
Verband öffentlicher Versicherer (Hrsg.): Neue Rohre – neue Schäden? Schäden durch Außenkorrosion innerhalb von Gebäuden, in: Schadensprisma – Zeitschrift für Schadensverhütung und Schadensforschung der öffentlichen Versicherer, 2/2002
Verband öffentlicher Versicherer (Hrsg.): Leitungswasserschäden im Einfamilienhaus – die

unterschätzte Gefahr, in: Schadensprisma – Zeitschrift für Schadensverhütung und Schadensforschung der öffentlichen Versicherer, 4/2012
Verband öffentlicher Versicherer (Hrsg.): Leitungswasserschäden – Probleme ohne Ende?, in: Schadensprisma – Zeitschrift für Schadensverhütung und Schadensforschung der öffentlichen Versicherer, 3/2010
Verbraucherzentrale NRW (Hrsg.): Versicherungsschäden. Was tun? 1. Auflage (2012)
Verbraucherzentrale NRW (Hrsg.): Feuchtigkeit und Schimmelbildung – Erkennen, beseitigen, vorbeugen, 1. Auflage 2016
Verbund für Angewandte Hygiene (Hrsg.): Zur Frage der Pilzwirksamkeit von Desinfektionsmitteln, Mitteilung Nr. 1/2012 der Desinfektions-Kommission, Bonn, 2012
Vogel, O.: Rechtsprechungsübersicht privates Baurecht, Vortrag auf der 12. Pantaenius Immobilientagung, 12.07.2012, München
Wallner, J.: Schimmelspürhund und Laboranalytik: Eine vergleichende Zuverlässigkeitsuntersuchung, Vdf Hochschulverlag AG, Zürich, 2013
Warscheid, T.: Mikrobiologische Untersuchungsverfahren – Aussagekraft, Grenzen und Verfügbarkeit in der Praxis, Vortrag auf der 3. Kölner Schimmelpilz-Konferenz, 4./5.12.2009, Köln
Warscheid, T.: Risiko! Wie werden mikrobielle Belastungen in Innenräumen analysiert und bewertet?, Vortrag auf der 3. Kölner Schimmelpilz-Konferenz, 4./5.12.2009, Köln
Weiß, C.: Mykotoxine, in: ErnährungsUmschau 6/2010, S. 316–324
Westdeutscher Rundfunk Köln (Hrsg.): Kampf dem Schmutz, Quarks Skript zur WDR-Sendereihe »Quarks & Co.«, Köln, 1999
Wetzel, H.-H.: Der vergessene Anschluss, in: Der Bausachverständige, 6/2013, S. 27–32
Wiesmüller, G. A.: Gesundheitliche Aspekte bei der Erkennung und Bewertung von Schimmelpilzschäden, Vortrag auf der 4. Impulsveranstaltung des Netzwerk Schimmel e.V. »Sanierung von Schimmelpilzschäden – richtliniengerecht und/oder praxisnah?«, 16.09.2016, Münster
Wiesmüller, G. A., Heinzow, B., Herr, C. E. W. (Hrsg.): Gesundheitsrisiko Schimmelpilze im Innenraum, ecomed-Verlag, Heidelberg, München, Landsberg, Frechen, Hamburg, 2011
Wirth, A., Pfisterer, C., Schmidt, A.: Privates Baurecht praxisnah: Basiswissen mit Fallbeispielen, Viehweg+Teubner Verlag, 2011
Wolf, S. M.: Untersuchungen zum Nachweis und Vorkommen von Mykotoxinen in verschimmeltem Brot und Käse, Dissertation, Fachbereich Veterinärmedizin, Justus-Liebig-Universität Gießen, 2016
Wolff, R.: Grundzüge des Schiedsverfahrensrechts, in: JuS 2/2008, S. 108–113
Woodcock, A. A., Steel, N., Moore C. B., Howard, S. J., Custovic, A., Denning, D. W.: Fungal contamination of bedding, in: Allergy. 2006 Jan; 61(1), p.140–142
Yafetto, L. et al: The Fastest Flights in Nature: High-Speed Spore Discharge Mechanism among Funghi. In: PLoS ONE 3(9):e3237, 2/2008, DOI: 10.1371/journal.pone.0003237
Yu, S., He, L., Guohui, F. (2016). Review of Identification Methods for Indoor Pollutant Sources. Procedia Engineering. 146. p. 303–309
Zeitbild Verlag und Agentur für Kommunikation GmbH (Hrsg.): Nachwachsende Rohstoffe, Fachmodul Dämmen und Dämmstoffe, Berlin, 2016
Zeller, J.: Abschätzung der Infiltration nach DIN 1946-6 »Lüftung von Wohnungen« – Vergleich mit anderen Verfahren und Würdigung der Ergebnisse, 8. Internationales BUILDAIR-Symposium, 07./08.06.2013, Hannover
Zillig, W., Fitz, C., Sedlbauer, K.: Austrocknungsverhalten einer Fachwerkwand im Schadensfall, IPB-Mitteilung 410, Fraunhofer Institut für Bauphysik, 2002
Zipelius, J. U.: Planen und Bauen mit bewährten anorganischen Baustoffen. Qualitätssicherung in der Planungsphase zur Schimmelvermeidung, Vortrag im Rahmen des 5. Würzburger Schimmelpilz-Forums, Würzburg, 20./21.03.2015
Zirkelbach, D.: Hygrothermische Simulation – Anwendungsmöglichkeiten für Planer und Sachverständige, Vortrag im Rahmen der 12. Internationalen Baufach- und Sachverständigentagung, 11./12.10.2013, Regensburg

Zirkelbach, D., Holm, A.: Trocknungsverhalten von monolithischen Wänden, IPB-Mitteilung 389, Fraunhofer Institut für Bauphysik, 2001
Zwiener, G., Lange, F.-M. (Hrsg.): Handbuch Gebäude-Schadstoffe und Gesunde Innenraumluft, Erich Schmidt Verlag, Berlin, 2012

Wichtige DIN-Normen (erschienen im Beuth Verlag, Berlin)

DIN 18534-01: Abdichtung von Innenräumen – Teil 1: Anforderungen, Planungs- und Ausführungsgrundsätze (07/2017)
DIN 4108-2: Wärmeschutz und Energie-Einsparung in Gebäuden – Teil 2: Mindestanforderungen an den Wärmeschutz (2/2013)
DIN 4108-3: Wärmeschutz und Energie-Einsparung in Gebäuden – Teil 3: Klimabedingter Feuchteschutz – Anforderungen, Berechnungsverfahren und Hinweise für Planung und Ausführung (10/2018)
DIN 4108-7: Wärmeschutz und Energie-Einsparung in Gebäuden – Teil 7: Luftdichtheit von Gebäuden – Anforderungen, Planungs- und Ausführungsempfehlungen sowie -beispiele (1/2011)
DIN-Fachbericht 4108-8: Wärmeschutz und Energie-Einsparung in Gebäuden – Teil 8: Vermeidung von Schimmelwachstum in Wohngebäuden (09/2010)
DIN 1946-6: Raumlufttechnik – Teil 6: Lüftung von Wohnungen – Allgemeine Anforderungen, Anforderungen zur Bemessung, Ausführung und Kennzeichnung, Übergabe/Übernahme (Abnahme) und Instandhaltung (5/2009)
DIN 1946-6 – Entwurf 2018: Raumlufttechnik – Teil 6: Lüftung von Wohnungen – Allgemeine Anforderungen, Anforderungen an die Auslegung, Ausführung Inbetriebnahme und Übergabe sowie Instandhaltung (Entwurf 01/2018)

Richtlinien, Leitfäden, Merkblätter, Verordnungen

Arbeitsgemeinschaft der Wissenschaftlichen Medizinischen Fachgesellschaften (AWMF): Schimmelpilz-Leitlinie: Medizinisch klinische Diagnostik bei Schimmelpilzexposition in Innenräumen, AWMF-Register-Nr. 161/001, 2016
Bauverlag BV GmbH (Hrsg.): Leitfaden Innendämmung, Gütersloh, 2013
Berufsgenossenschaft der Bauwirtschaft (Hrsg.): DGUV Information 201-028: Handlungsanleitung Gesundheitsgefährdung durch biologische Arbeitsstoffe bei der Gebäudesanierung, 2006
Bundesverband der Gipsindustrie e.V., Industriegruppe Gipsplatten: Merkblatt 5: Bäder und Feuchträume im Holz- und Trockenbau, Berlin, 2014
Bundesverband Naturschutzbund Deutschland e.V. (NABU) (Hrsg.): Leitfaden ökologische Dämmstoffe, Bonn, 2001
Bundesverband öffentlich bestellter und vereidigter sowie qualifizierter Sachverständiger e. V. (Hrsg.): Richtlinie zum sachgerechten Umgang mit Schimmelpilzschäden in Gebäuden, 2. Überarbeitete Fassung, 2014
Bundesverband Schimmelpilzsanierung e.V.: Richtlinie des Bundesverbandes Schimmelpilzsanierung e.V. zur Prüfung von Schimmelpilzspürhunden, Stand 2017
Deutscher Ausschuss für Stahlbeton (Der Vorsitzende): Positionspapier des Deutschen Ausschusses für Stahlbeton zur DAfStb-Richtlinie »Wasserundurchlässige Bauwerke aus Beton« – Feuchtetransport durch WU-Konstruktionen, Berlin, 2006
Deutscher Ausschuss für Stahlbeton: DAfStb-Richtlinie »Wasserundurchlässige Bauwerke aus Beton«, Gelbdruckentwurf, Stand 13.10.2016
Europäische Union (EU): Verordnung (EG) Nr. 1881/2006 DER KOMMISSION vom 19. Dezember 2006 zur Festsetzung der Höchstgehalte für bestimmte Kontaminanten in Lebensmitteln, 2006
Europäische Union (EU): Verordnung (EG) Nr. 401/2006 der Kommission vom 23. Februar 2006 zur Festlegung der Probenahmeverfahren und Analysemethoden für die amtliche Kontrolle des Mykotoxingehalts von Lebensmitteln, 2006
Gesamtverband der Deutschen Versicherungswirtschaft e.V.: Richtlinien zur Schimmelpilzsanierung nach Leitungswasserschäden, 2014

Gesetz über die Durchführung von Maßnahmen des Arbeitsschutzes zur Verbesserung der Sicherheit und des Gesundheitsschutzes der Beschäftigten bei der Arbeit (Arbeitsschutzgesetz), 7.8.1996, zuletzt geändert: 2015 (Artikel 427 der Verordnung vom 31.8.2015)

Schimmelpilz-Arbeitsgruppe der Kommission »Methoden und Qualitätssicherung in der Umweltmedizin«: Schimmelpilzbelastung in Innenräumen – Befunderhebung, gesundheitliche Bewertung und Maßnahmen, in: Bundesgesundheitsblatt – Gesundheitsforschung – Gesundheitsschutz 10/2007

Schulgesetz (SchulG NRW) für das Land Nordrhein-Westfalen (2/2005)

Technisches Merkblatt für die Bewertung von feuchtegeschädigten Dämmstoffen im Hochbau, Mario Blei in Zusammenarbeit mit der Gesellschaft für Wohnmedizin, Bauhygiene und Innenraumtoxikologie e.V.

TRBA 460 – Technische Regeln für Biologische Arbeitsstoffe 460: »Einstufung von Pilzen in Risikogruppen«, 2016

TRBA 466 – Technische Regeln für Biologische Arbeitsstoffe 466: »Einstufung von Prokaryonten (Bacteria und Archaea) in Risikogruppen«, 2015

TRBA 500 – Technische Regeln für Biologische Arbeitsstoffe 500: Grundlegende Maßnahmen bei Tätigkeiten mit biologischen Arbeitsstoffen, 2012

TRBA/TRGS 406 – Technische Regel für Biologische Arbeitsstoffe / Technische Regel für Gefahrstoffe: Sensibilisierende Stoffe für die Atemwege, 2008

Umweltbundesamt (Hrsg.): Leitfaden zur Vorbeugung, Erfassung und Sanierung von Schimmelbefall in Gebäuden, Dessau-Roßlau/Berlin, 2017

Umweltbundesamt (Hrsg.): Leitfaden für die Innenraumhygiene in Schulgebäuden, Dessau-Roßlau/Berlin, 2008

Verordnung über Arbeitsstätten (Arbeitsstättenverordnung), 08/2004, zuletzt geändert 10/2017

Verordnung über energiesparenden Wärmeschutz und energiesparende Anlagentechnik bei Gebäuden (Energieeinsparverordnung – EnEV), in der Fassung vom 18.11.2013 »Zweite Verordnung zur Änderung der Energieeinsparverordnung«, zuletzt geändert 01/2016

Verordnung über Sicherheit und Gesundheitsschutz bei Tätigkeiten mit biologischen Arbeitsstoffen (Biostoffverordnung – BioStoffV), 07/2013, zuletzt geändert 03/2017

Verordnung zum Schutz vor Gefahrstoffen (Gefahrstoffverordnung – GefStoffV), 26.11.2010, zuletzt geändert 04/2017

Verordnung zur Begrenzung von Kontaminanten in Lebensmitteln (Kontaminanten-Verordnung – KmV), 2010, zuletzt geändert 2016

World Health Organisation (WHO), Regional Office for Europe: WHO guidelines for indoor air quality: dampness and mould, Copenhagen, 2009

World Health Organisation (WHO), Regional Office for Europe: Enviromental burden of disease associated with inadequate housing, a method guide to the quantification of health effects of selected housing risks in the WHO European Region, edited by Braubach, Jacobs, Ormandy, Copenhagen, 2011

Online-Quellen

Baunetz Wissen, Restfeuchte und Belegreife, https://www.baunetzwissen.de/boden/fachwissen/_estriche/restfeuchte-und-belegreife-996715, abgerufen 08/2017

Bayerisches Landesamt für Gesundheit und Lebensmittelsicherheit: Schimmelpilzgifte (Mykotoxine), http://www.lgl.bayern.de/lebensmittel/chemie/schimmelpilzgifte/index.htm, abgerufen 04/2018

Berufsverband Deutscher Baubiologen VDB e.V., Ausbildung Baubiologin IBN / Baubiologe IBN, https://www.baubiologie.net/termine/baubiologische-ausbildung/lehrgang-ibn.html, abgerufen 02/2019

Berufsverband Deutscher Baubiologen VDB e.V., Qualitätssicherung im VDB, https://www.baubiologie.net/qualitaet.html, abgerufen 02/2019

Bremer Netzwerk Schimmelberatung, http://www.bremer-netzwerk-schimmelberatung.de/, abgerufen 07/2018

Bundesinstitut für Risikobewertung: Fragen und Antworten zu Nutzen und Risiken von

Desinfektionsmitteln im Privathaushalt, 22.5.2014, http://www.bfr.bund.de/de/fragen_und_antworten_zu_nutzen_und_risiken_von_desinfektionsmitteln_im_privathaushalt-190275.html, abgerufen 03/2018
Bundesrepublik Deutschland, vertreten durch die Bundesministerin der Justiz und für Verbraucherschutz, Bürgerliches Gesetzbuch, http://www.gesetze-im-internet.de/bgb/, abgerufen 03/2018
Bundesverband Schimmelpilz Sanierung e.V., Expertensuche, https://www.bss-schimmelpilz.de/experten/?no_cache=1, abgerufen 09/2018
Bundesverband Schimmelpilz Sanierung e.V., Die Lehrgänge des Bundesverband Schimmelpilz Sanierung e.V., https://www.bss-schimmelpilz.de/weiterbildung/uebersicht-der-lehrgaenge-des-bss/, abgerufen 02/2019
Bundesverband Schimmelpilz Sanierung e.V., Schimmelpilzspürhunde, https://www.schimmelpilzspuerhund.com/startseite/, abgerufen 07/2017
Bundesverband Schimmelpilz Sanierung e.V., Schlichtungsstelle, https://www.bss-schimmelpilz.de/schlichtungsstelle/, abgerufen 07/2018
Chemie.de: Luftfeuchtigkeit, http://www.chemie.de/lexikon/Luftfeuchtigkeit.html, abgerufen 04/2017
conjus GmbH (Baurecht-Ratgeber), Mangelansprüche vor Abnahme gem. § 4 Nr. 7 VOB/B, http://www.baurecht-ratgeber.de/baurecht/gewaehr/content_05_02.html, abgerufen 02/2019
conjus GmbH (Baurecht-Ratgeber), Gewährleistungsrechte des Auftraggebers bei einem BGB-Vertrag, http://www.baurecht-ratgeber.de/baurecht/gewaehr/content_02_01.html, abgerufen 02/2019
dejure.org Rechtsinformationssysteme GmbH, Vergabe- und Vertragsordnung für Bauleistungen Teil B: Allgemeine Vertragsbedingungen für die Ausführung von Bauleistungen, https://dejure.org/gesetze/VOB-B, abgerufen 02/2018
dejure.org Rechtsinformationssysteme GmbH, Versicherungsvertragsgesetz, https://dejure.org/gesetze/VVG, abgerufen 02/2018
Dekra Certification, Sachverständiger für Schimmelpilzbewertung, https://www.dekra-personenzertifizierung.de/bau-und-gebaeudeschadensbewertung/sachverstaendiger-schimmelpilzbewertung.html, abgerufen 02/2019
Deutsche Handwerks Zeitung, Gewährleistung: Was im Handwerk gilt, 15.06.2016, https://www.deutsche-handwerks-zeitung.de/welche-gewaehrleistungsfristen-im-handwerk-gelten/150/3098/202143, abgerufen 08/2018
Deutscher Holz- und Bautenschutzverband e.V., Qualifikationen im Holzschutz und Bautenschutz, https://www.dhbv.de/bautenschutz-weiterbildung-1-247/qualifikationen/qualifikationen-im-holzschutz-und-bautenschutz.html, abgerufen 02/2019
DIHK Service GmbH (Weiterbildungs-Informations-System), Lehrgang Sachverständige für Schäden an Gebäuden, https://wis.ihk.de/seminar-kurs/lehrgang-sachverstaendige-fuer-schaeden-an-gebaeuden.html, abgerufen 02/2019
DIN e.V.: Rechtsverbindlichkeit von Normen, http://www.din.de/de/ueber-normen-und-standards/normen-und-recht/rechtsverbindlichkeit-durch-normen, abgerufen 07/2018
Forschungsgruppe Weltanschauungen in Deutschland, Kindertagesstätten öffentlicher und freier Träger 2017, https://fowid.de/meldung/kindertagesstaetten-oeffentlicher-und-freier-traeger-2017, abgerufen 06/2018
Institut für Baubiologie + Nachhaltigkeit IBN, Fortbildung Fernlehrgang Baubiologie IBN, https://baubiologie.world/?gclid=EAIaIQobChMIq_rs9rCd4QIVQeR3Ch1StQzvEAAYASAAEgK_CvD_BwE, abgerufen 02/2019
Internetservice Kummer + Oster, Rechner für die Luftfeuchtigkeit, https://rechneronline.de/barometer/luftfeuchtigkeit.php, abgerufen 03/2019
Landesgesundheitsamt Baden-Württemberg, Netzwerk Schimmelpilzberatung Baden-Württemberg, https://www.gesundheitsamt-bw.de/lga/DE/Kompetenzzentren_Netzwerke/Schimmelpilzberatung/Seiten/default.aspx, abgerufen 07/2018
Landesnetzwerk Schimmelberatung NRW, https://www.schimmelnetz.nrw/sn-nrw-home, abgerufen 07/2018

Landesnetzwerk Schimmelberatung NRW, Lokale und regionale Netzwerke, https://www.schimmelnetz.nrw/lns-lokale-und-regionale-netzwerke, abgerufen 07/2018
Leinen & Derichs Anwaltsozietät, Gibt es Mängelrechte vor Abnahme?, https://www.leinen-derichs.de/news/gibt-es-m%C3%A4ngelrechte-vor-abnahme, abgerufen 03/2019
Malteser Lungen und Allergiezentrum Bonn, Antigenkatalog der Antigene der exogen-allergischen Alveolitis (EAA)mit den EAA-Krankheitsbildern und den EAA-Risikoberufen, https://www.malteser-lunge-allergie.de/fileadmin/Files_sites/Kliniken/Lunge_Allergie_Bonn/Downloads_Labor/Antigenkatalog__2018_25118.pdf, abgerufen 08/2018
marketeam creativ GmbH (Energie-Fachberater.de): Rechtsprechung: Wer ist schuld am Schimmel im Haus?, http://www.energie-fachberater.de/beratung-foerdermittel/gesetzliche-vorgaben/rechtsprechung-wer-ist-schuld-am-schimmel-im-haus.php, abgerufen 07/2018
Max Rubner-Institut Bundesforschungsinstitut für Ernährung und Lebensmittel, Vermeidungsstrategie für Mykotoxine, https://www.mri.bund.de/de/institute/sicherheit-und-qualitaet-bei-obst-und-gemuese/forschungsprojekte/mykotoxine/, abgerufen 03/2018
Mein Allergie-Portal: Allergie auf Schimmelpilze: Was erschwert die Schimmelpilzallergie-Diagnose?, http://www.mein-allergie-portal.com/allergie-gegen-hausstaubmilben-und-schimmelpilze/979-allergie-auf-schimmelpilze-was-erschwert-die-schimmelpilzallergie-diagnose.html, abgerufen 07/2017
Ochs/Geiger: Luftfeuchtigkeitsrechner, https://www.wetterochs.de/wetter/, abgerufen 03/2019
Öko-Zentrum NRW GmbH, Fernlehrgang Baubiologie und Aspekte von Innenraumbelastungen, http://www.baubiologie-24.de/baubiologie-24/lehrgang.html, abgerufen 02/2019
Öko-Zentrum NRW GmbH, Fernlehrgang feuchteschimmel24, http://www.feuchteschimmel24.de/lehrgang.html, abgerufen 02/2019
Planungsbüro Schilling, Luftfeuchte-Rechner, http://www.pb-schilling.de/baubiologie/luftfeuchte-rechner/, abgerufen 03/2019
QM-Akademie, Ausbildung Sachverständiger für die Erkennung und Bewertung von Schimmelpilzschäden (TÜV), https://www.qm-akademie.eu/sachverstaendigen-ausbildung/tuv_schimmelpilzschaeden.html, abgerufen 02/2019
Regionalverband Umweltberatung Nord e.V. (R.U.N.), Netzwerk Schimmelberatung Hamburg, https://www.netzwerk-schimmelberatung-hamburg.de/, abgerufen 07/2018
Sachverständigen Akademie Aachen, Lehrgänge, https://www.sv-akademie.de/lehrgaenge, abgerufen 02/2019
Sachverständigenbetreuung und Weiterbildungs GmbH, Schimmel Sachverständiger Ausbildung, https://www.sbwgmbh.de/gutachter-werden/bausachverstaendiger-ausbildung.php?id=Schimmel+Sachverst%C3%A4ndiger+Ausbildung, abgerufen 02/2019
ScienceDaily: Pillows: A Hot Bed Of Fungal Spores, 15 October 2005, www.sciencedaily.com/releases/2005/10/051015093046.htm, abgerufen 04/2017
Scinexx, Blaues Licht gegen Pilzgift, https://www.scinexx.de/news/technik/blaues-licht-gegen-pilzgift/, abgerufen 03/2018
Stadt Köln, Schimmelpilznetzwerk Köln, https://www.stadt-koeln.de/leben-in-koeln/gesundheit/umwelthygiene/schimmelpilznetzwerk-koeln, abgerufen 07/2018
Stadt Münster, Schimmelnetzwerk Münster, https://www.stadt-muenster.de/umwelt/schimmelnetzwerk.html, abgerufen 07/2018
Stiftung Warentest, Waschmaschinen im Test, 26.10.2018, https://www.test.de/Waschmaschinen-im-Test-4296800-0/, abgerufen 12/2018
Süddeutsche Zeitung: Folter im Vorgarten, 16.11.2015, https://www.sueddeutsche.de/wissen/laubblaeser-folter-im-vorgarten-1.2736578, abgerufen 01/2018
Testnachrichten: Waschmaschinen-Test 2013: Sparprogramme sparen wenig, http://www.testnachrichten.de/waschmaschinen-test-2013/, erschienen 28.10.2013, abgerufen 08/2018
TÜV Rheinland Akademie: Sanierung von Schimmelpilzschäden in Innenräumen, https://akademie.tuv.com/page/bau-gebaeude/bauschadstoffe-schimmel-asbest, abgerufen 02/2019

Umweltbundesamt, Häufige Fragen bei Schimmelbefall, https://www.umweltbundesamt.de/themen/gesundheit/umwelteinfluesse-auf-den-menschen/schimmel/haeufige-fragen-bei-schimmelbefall#textpart-1, abgerufen 09/2017
Umweltbundesamt, Netzwerk Schimmelpilzberatung https://www.umweltbundesamt.de/themen/gesundheit/umwelteinfluesse-auf-den-menschen/schimmel/netzwerk-schimmelpilzberatung, abgerufen 02/2019
Umweltbundesamt, Umweltmedizinische Beratungsstellen, https://www.umweltbundesamt.de/themen/gesundheit/umweltmedizin/umweltmedizinische-beratungsstellen, abgerufen 05/2018
VC/O GmbH – Viessmann Group (Heizung.de): Geschichte der Heizung – Der Weg vom Feuer zur Heizungsanlage, https://heizung.de/heizung/wissen/geschichte-der-heizung-der-weg-vom-feuer-zur-heizungsanlage/, abgerufen 02/2019
Wilkosz C. (Hygrometer Ratgeber), Haarhygrometer – Funktion, Aufbau, Kalibrierung und Modelle, http://www.hygrometer-ratgeber.de/haarhygrometer-funktion-aufbau-kalibrierung/, abgerufen 03/2019
Zeit online: Das Universum der Wollmäuse, 5.4.2011, http://www.zeit.de/zeit-wissen/2011/03/Galerie-Staub, abgerufen 08/2017